ADAM SCHERSTEN
MIT CHRIS KLIMEK

DAS Esquire PROGRAMM ENDLICH AUF DEUTSCH

CALISTHENICS

DAS BODYWEIGHT-TRAINING

FÜR EINSTEIGER UND PROFIS

BOOKS4SUCCESS

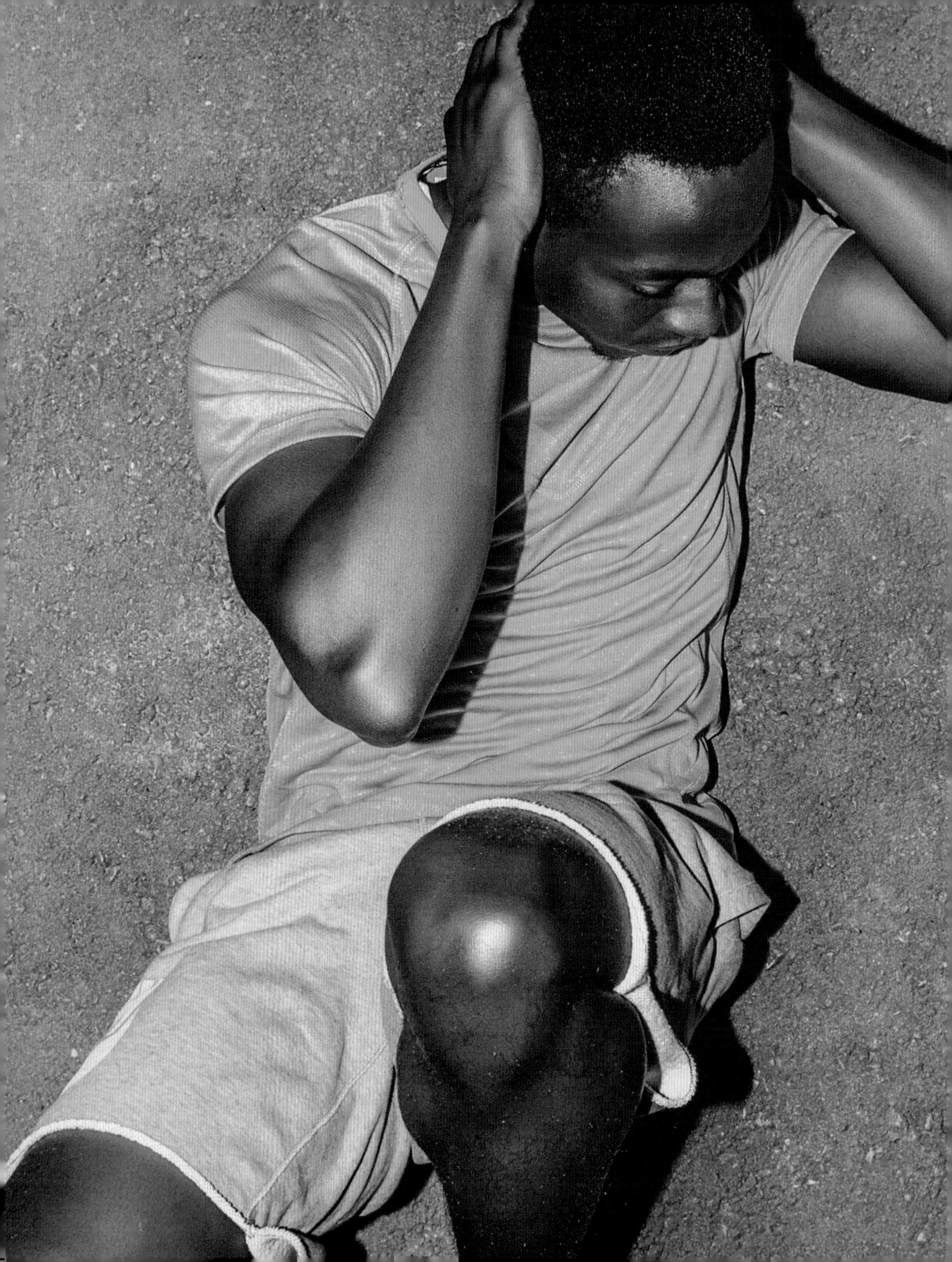

CALISTHENICS – DAS ULTIMATIVE TRAINING MIT DEM EIGENEN KÖRPERGEWICHT

EIN Esquire LEITFADEN

FITNESS-ÜBUNGEN FÜR OPTIMALES AUSSEHEN UND WOHLGEFÜHL

VOM BESPRECHUNGSZIMMER BIS ZUM SCHLAFZIMMER

ADAM SCHERSTEN MIT CHRIS KLIMEK

Die Originalausgabe erschien unter dem Titel
The Esquire Guide to Bodyweight Training – Calisthenics to look and feel your best from the Boardroom to the Bedroom
ISBN 978-1-62315-702-9

Umschlagfoto vorne: PeopleImages.com/Ghetty
Umschlagfoto hinten: Studio Firma Stocksy
Foto des Autors: Philip Bell
Illustrationen: © Christian Papazoglakis

Fotos innen: Studio Firma/Stocksy, S. 2; BONNINSTUDIO/Stocksy, S. 6; BONNINSTUDIO/Stocksy, S. 12; AP, S. 21; MOSUNO/Stocksy, S. 22; Rob & Julia Campbell/Stocksy, S. 84; Image Source/Alamy, S. 126; BONNINSTUDIO/Stocksy, S. 160; Cultura Creative/Alamy, S. 202; Jovana Rikalo/Stocksy, S. 244. Alle anderen Fotos von Shutterstock.com

3. Auflage 2024

Übersetzung: Martin Rometsch
Covergestaltung: Johanna Wack
Herstellung: Martina Köhler
Buchsatz: Bernd Sabat, VBS-Verlagsservice
Lektorat: Karla Seedorf
Druck: Florjančič Tisk d.o.o., Slowenien

ISBN 978-3-86470-524-3

Bibliografische Information der Deutschen Nationalbibliothek:
Die Deutsche Nationalbibliothek verzeichnet diese Publikation in der Deutschen Nationalbibliografie; detaillierte bibliografische Daten sind im Internet über <http://dnb.d-nb.de> abrufbar.

BÖRSEN MEDIEN
AKTIENGESELLSCHAFT

Postfach 1449 • 95305 Kulmbach
Tel: +49 9221 9051-0 • Fax: +49 9221 9051-4444
E-Mail: buecher@boersenmedien.de
www.books4success.de
www.facebook.com/plassenverlag
www.instagram.com/plassen_buchverlage

FÜR MEINE KUNDEN,
DIE MICH IMMER AUF TRAB HALTEN.

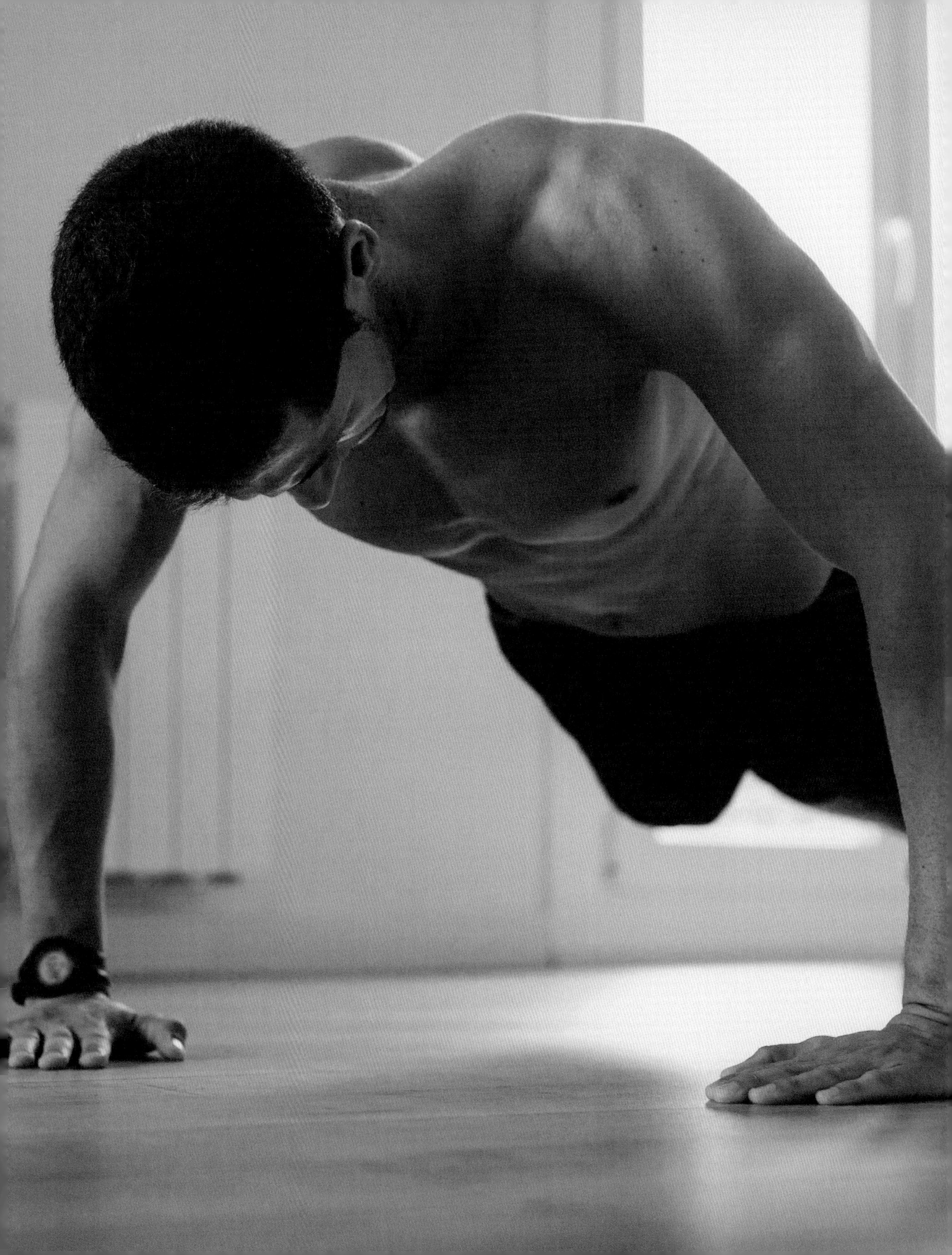

INHALT

ROHE KRAFT

Fakten über die Fittesten

Männer zwischen 22 und 26 Jahren müssen in der US-Armee

2 MEILEN (3,218 KM) IN 16.30

Minuten laufen

und

40 LIEGESTÜTZE

und

50 RUMPFBEUGEN

schaffen,
jeweils in weniger als 2 Minuten

....

ANGUS MACASKILL, DER STÄRKSTE MANN ALLER ZEITEN,

war 2,235 Meter groß, wog rund 225 Kilo und konnte angeblich einen 1260 Kilo schweren Schiffsanker bis an die Brust hochheben.

Der Kampfsportler und Schauspieler

BRUCE LEE

war für seine Liegestütze mit

ZWEI FINGERN

bekannt.

....

Ashrita Furman, der laut dem Guinness-Buch der Rekorde 121 Weltrekorde hält – auch das ist einzigartig –, begann seine Rekordjagd mit

27 000

HAMPELMÄNNERN OHNE PAUSE

im Jahr 1979.

....

Ein Durchschnittsmann in guter Form schafft 1 bis 12 Klimmzüge.

GUY SCHOTT,

DER GUINNESS-WELTREKORDHALTER,

SCHAFFT 57 – IN EINER MINUTE.

EINS

Laut einer weltweiten Umfrage des American College of Sports Medicine zu Fitnesstrends war das Eigengewichttraining im Jahr 2015 der wichtigste Trend. Für die Fitnesswelt ist es nicht neu, sondern nur ein anderes Wort für eine intensive Gymnastik, die das eigene Körpergewicht nutzt, um Widerstand zu erzeugen und Muskeln aufzubauen.

FIT FÜR ALLES

Laut einer weltweiten Umfrage des American College of Sports Medicine zu Fitnesstrends war das Eigengewichttraining im Jahr 2015 der wichtigste Trend. Für die Fitnesswelt ist es nicht neu, sondern nur ein anderes Wort für eine intensive Gymnastik, die das eigene Körpergewicht nutzt, um Widerstand zu erzeugen und Muskeln aufzubauen.

DER NUTZEN DES EIGENGEWICHTS

Eigengewicht- oder Fitnessübungen – beide Worte werden hier mehr oder weniger synonym benutzt – erleben zurzeit eine Renaissance, weil sie leicht in den Tagesablauf zu integrieren und wirksam sind. Man kann sie allein oder zusammen mit anderen Gewichts- und Cardioprogrammen anwenden und mühelos der zunehmenden Fitness anpassen. Und man braucht dafür weder Gewichte noch Geräte. Hier sind die wichtigsten Gründe dafür, dass ich sie meinen Kunden empfehle.

WORKOUT FÜR DEN GANZEN KÖRPER

Das Eigengewichttraining fordert mehrere Muskelgruppen und führt daher schneller zu Ergebnissen als alle anderen Fitnessübungen. Mit schnellen Cardiobewegungen, zum Beispiel Liegestützsprüngen und Hampelmännern zwischen Kraftübungen wie Liegestützen und Klimmzügen bekommen Sie Kraft-, Cardio- und Core-Training in einem. Die kürzeren Pausen führen zu einer höheren Herzfrequenz, die das Herz und den Kreislauf stärkt und den Aufbau von fettarmer Muskelmasse fördert.

ÜBERALL TRAINIEREN

Eigengewichttraining ist überall möglich und eignet sich daher wunderbar für vielbeschäftigte Manager, Reisende und jeden, der die Szene im Fitnesscenter nicht leiden kann. Einige meiner Lieblingsplätze sind der Strand, ein Park oder sogar ein Spielplatz, wo ich ein Klettergerüst für meinen Workout nutzen kann. Das Training im Freien hat zudem den Vorteil, dass es den Geist beruhigt. Wenn ich reise, ist es mir egal, ob das Hotel ein Laufband oder Kraftmaschinen besitzt, solange ich in meinem Zimmer oder draußen genügend Platz für meine Fitnessübungen habe.

EINE ÜBUNG, VIELE VARIANTEN

Geräte können sich Ihrem Fitnessniveau nur begrenzt anpassen; aber Eigengewichtübungen sind für Sie maßgeschneidert, einerlei, ob Sie ein blutiger Anfänger oder unglaublich fit sind und nach größeren Herausforderungen suchen. Ein Liegestütz hat zum Beispiel viele Schwierigkeitsgrade. Sie können sich anfangs von den Knien bis zu den Füßen hochheben und später eine Stabilitätsübung hineinpacken oder ihn mit Bewegungen dynamisieren. Und Sie können die Zahl der Wiederholungen steigern, schneller oder sehr langsam üben und die Ruhepausen variieren. So verhindern Sie Langeweile.

WAS ICH GEHÖRT HABE

Ich war nicht sehr schnell und nicht sehr stark. Manche Kerle legen einfach los und man denkt nur: Wow. Darum schlug ich sie mit meinem Geist und meiner Technik.

—LARRY BIRD

FIT IN DER REALEN WELT

Eigengewichtübungen helfen Ihnen, sich in der realen Welt zu bewegen, nicht nur auf einer Beinpresse. Wenn Sie mit Gewichten trainieren, schränken Sie den Bewegungsspielraum der Muskeln womöglich ein. Sie liegen auf einer Bank oder sitzen auf einem Gerät im Studio und bewegen die Arme oder Beine, während die Körpermitte untätig bleibt. Sind Sie ein Ass beim Kreuzheben? Dann spielen Sie mal eine Stunde Tennis. Am nächsten Tag werden Sie einen schlimmen Muskelkater haben. Warum? Weil Ihre Muskeln zwar stark, aber nur an die Bewegungen gewöhnt sind, die Sie im Fitnessstudio machen. Um sich in der realen Welt zu bewegen, muss Ihr ganzer Körper fit sein. Das garantieren die folgenden Übungen.

VERLETZUNGEN VORBEUGEN

Das Training soll den Körper weniger verletzungsanfällig machen, nicht mehr. Trotzdem sind Verletzungen im Fitnesscenter alltäglich, vor allem beim Gewichttraining, weil dabei manche Muskeln zu stark und andere zu schwach beansprucht werden. Die Folge sind einseitig ausgeprägte Muskulatur und verletzungsgefährdete Gelenke. Da das Eigengewichttraining den ganzen Körper kräftigt, werden alle Muskeln stark und bewegen oder spannen sich im Einklang. Das ist besonders wichtig für die Stabilisatoren, die Ihr kostbarstes Gut schützen: die Wirbelsäule.

Sie können sich allerdings auch bei Eigengewichtübungen verletzen. Viele Menschen sind schon verletzt und nur

ACHTUNG!

EIGENGEWICHTTRAINING FÜR DAS BESTE GOLFSPIEL IHRES LEBENS

Mit Eigengewichttraining fühlen Sie sich besser und sehen besser aus. Auch Ihr Golfspiel profitiert davon.

„Du kannst beim Golf kraftvoller schlagen, wenn du beweglicher wirst", sagt Andrew Losik. Er muss es wissen, denn er war fünf Jahre lang Golfprofi, bevor er Personal Trainer bei AXIS in Menlo Park, Kalifornien, wurde. „Der Golfschwung ist eine Bewegung mit maximalem Krafteinsatz, wie ein Sprung auf ein hohes Objekt."

Wie gelingt Ihnen dieser Schwung, ohne dass Ihr Kreuz darunter leidet? Indem Sie die Gesäßmuskeln und die Körpermitte stärken, den König und die Königin des Golfschwungs. Dann gelingen Ihnen auch die Feinheiten des Schwungs. „Wenn du Rechtshänder bist, verlagerst du dein Gewicht während des Schwungs auf die linke Seite", sagt Losik. „Viele tun das nicht."

Golfern, die eben mit Eigengewichtübungen angefangen haben, rät Losik zu drei Übungssätzen, die den Muskelstrang fordern, den Sie brauchen, um einen Schläger präzise und kraftvoll zu schwingen.

1. Satz: 20 Kniebeugen und 20 schräge Bauchpressen, gefolgt von Ausfallschritten – gehend, rückwärts, seitwärts, 5 pro Bein in jede Richtung.

2. Satz: Liegestütze; am höchsten Punkt nach der Decke greifen, Seiten wechseln, je 10 Mal.

3. Satz: Zwei 30-Sekunden-Frontstütze auf den Ellbogen. Bauchmuskeln bleiben gespannt, Rücken gerade.

Den ganzen Workout 3 oder 4 Mal wiederholen. Spezifische Schlagtechniken unter MyTPI.com (sobald Sie eine solide Grundlage haben).

eingeschränkt beweglich, wenn sie mit dem Training beginnen, oder ihre Muskulatur ist ungleichmäßig entwickelt.
Denken Sie daran, ehe Sie mit dem Eigengewichttraining anfangen, und fragen Sie im Zweifel einen erfahrenen Trainer oder Physiotherapeuten.

EIN STARKER KÖRPER BEGINNT MIT BEWEGLICHKEIT

Wir alle sind mehr oder weniger beweglich, dank unserer Gene und unserer täglichen Bewegungen. Wenn Sie acht bis zehn Stunden am Tag am Schreibtisch und abends ein paar Stunden vor dem Fernseher sitzen, leidet Ihre Beweglichkeit. Und wenn es Ihnen schwerfällt, die Haltung zu wechseln, kann kein Krafttraining Ihnen helfen. Achten Sie zunächst auf Ihre Bewegungen und identifizieren Sie Ihre körperlichen Einschränkungen. Durch die Konzentration auf Ihre Beweglichkeit verbessern sich die Körperfunktionen und die Flexibilität und (was Ihnen wohl am wichtigsten ist) Ihre Kraft nimmt zu.

Wenn Sie nur stärker werden wollen und diesen Abschnitt nur überfliegen, denken Sie daran, dass ein Muskel, der seine ideale Länge nicht erreicht, nie seine ideale Kraft erreicht.

Wenn Sie mit den Hüften in der richtigen Position eine Kniebeuge machen, übernehmen die Oberschenkel- und Gesäßmuskeln den größten Teil der Arbeit, unterstützt von den Waden, den Hüftstabilisatoren und der Körpermitte. Dadurch werden die Oberschenkel muskulös und stark. Falls Sie wenig beweglich sind, vielleicht wegen verspannter Waden, können Sie Ihren Schwerpunkt bei einer Kniebeuge nicht weit genug nach vorne verlagern. Um nicht nach hinten zu fallen, müssen Sie sich in diesem Fall weit nach vorne beugen und das Kreuz belasten. Dadurch steigt das Verletzungsrisiko und die Oberschenkel- und Gesäßmuskeln werden nicht genügend gekräftigt.

Am besten schulen Sie Ihre Beweglichkeit, wenn die Muskeln warm und geschmeidig sind. Deshalb sollten solche Übungen immer Teil des Abwärmens nach einem Workout sein. Halten Sie jede Dehnung eine bis zwei Minuten, damit die verlängerten Muskeln Zeit haben, sich abzukühlen. Sie werden überrascht sein, wie groß mit der Zeit Ihr Bewegungsspielraum wird. Dieses Buch enthält auch Übungen für die Beweglichkeit (siehe Seite 257) nach den Workouts.

GRENZEN HINAUSSCHIEBEN (UND HINAUSZIEHEN)

Wenn Sie an „Brusttage“ und „Beintage“ im Fitnesscenter gewöhnt sind, sollten Sie Ihre Auffassung vom Training ändern.
Da meine Übungen den ganzen Körper trainieren, habe ich sie anders angeordnet. Eigengewichtübungen sind nicht für

JACK LALANNE

1914–2011

Interview mit Cal Fussman 2004

Im September werde ich neunzig. Alle bekommen ein Stück von der Geburtstagstorte, nur ich nicht. Ich befolge meine Regeln: Kein Kuchen, keine Torte, keine Süßigkeiten, keine Eiscreme! Habe ich seit 75 Jahren nicht mehr gegessen. Ich fühle mich großartig, wenn ich keinen Geburtstagskuchen esse. Es ist ein Geschenk, das ich mir selbst gebe.

Vergiss, was du bisher getan hast. Dies ist der Moment, auf den du gewartet hast.

Solange du gewinnen willst, nimmst du Dopingmittel.

Iss nichts, was Menschen gemacht haben.

Du musst deinen eigenen Anforderungen genügen, sonst hast du versagt.

Ich trainiere jeden Morgen zwei Stunden, an sieben Tagen in der Woche, sogar auf Reisen. Ich hasse es. Aber ich liebe das Ergebnis! Das ist entscheidend, Junge!

Predige nicht, wenn du jemanden ändern willst. Halt den Mund und gib ihm ein Beispiel.

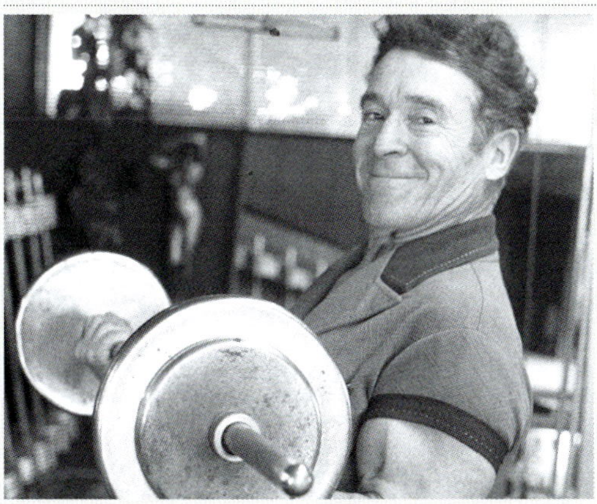

Fitnessguru Jack LaLanne stemmt 1980 in seinem Haus in Hollywood Eisen.

Die Waage lügt. Wenn du 30 Pfund Muskeln verlierst und 30 Pfund Fett zulegst, bist du gleich schwer. Hol ein Maßband, es lügt nicht. Deine Taille ist lebenswichtig. Sie sollte den gleichen Umfang haben wie in deiner Jugend.

Sex ist Geben, Geben, Geben. Je mehr Energie du hast, desto mehr Lust kannst du bereiten.

Paul C. Bragg hat mich am meisten beeindruckt. Er hat mir das Leben gerettet. Als Kind war ich zuckersüchtig. Ich war dünn und hatte Pickel. Eiscreme aß ich literweise. Ich hatte heftige Kopfschmerzen, ich versuchte, mir das Leben zu nehmen. Eines Tages änderte sich mein Leben. Bragg war Ernährungsberater. Meine Mutter und ich kamen etwas zu spät zu seinem Vortrag. Der Saal war überfüllt, also wollten wir wieder gehen. Aber Bragg sagte: „Wir schicken niemanden weg. Saalordner, bringt zwei Stühle und stellt sie auf die Bühne.“ Es war so peinlich. Ich saß auf der Bühne und schämte mich wegen meines Aussehens. Ich wollte nicht gesehen werden. Dass die anderen auch Probleme hatten, war mir nicht klar. Bragg sagte: „Es ist egal, wie alt und in welchem körperlichen Zustand ihr seid. Wenn ihr die Gesetze der Natur befolgt, werdet ihr neu geboren.“ Von da an änderte ich meine Ernährung total. Ich begann, Sport zu treiben, und wurde Kapitän des Football-Teams. Und jedes Mal, wenn ich mich auf einen Vortrag vorbereite, hoffe ich, wenigstens einem Menschen so zu helfen, wie mir geholfen wurde.

Würdest du deinem Hund jeden Tag einen Kaffee, einen Donut und eine Zigarette geben? Bestimmt nicht – das würde ihn umbringen.

Trink ruhig ein Glas Wein zum Abendessen. Wein ist reiner Rebensaft. Ein Glas Wein ist viel gesünder als ein Cola.

Mir geht es nicht um Geld. Hat ein Menschenleben einen Preis?

Ich kann es mir nicht leisten zu sterben. Das würde mein Image ruinieren.

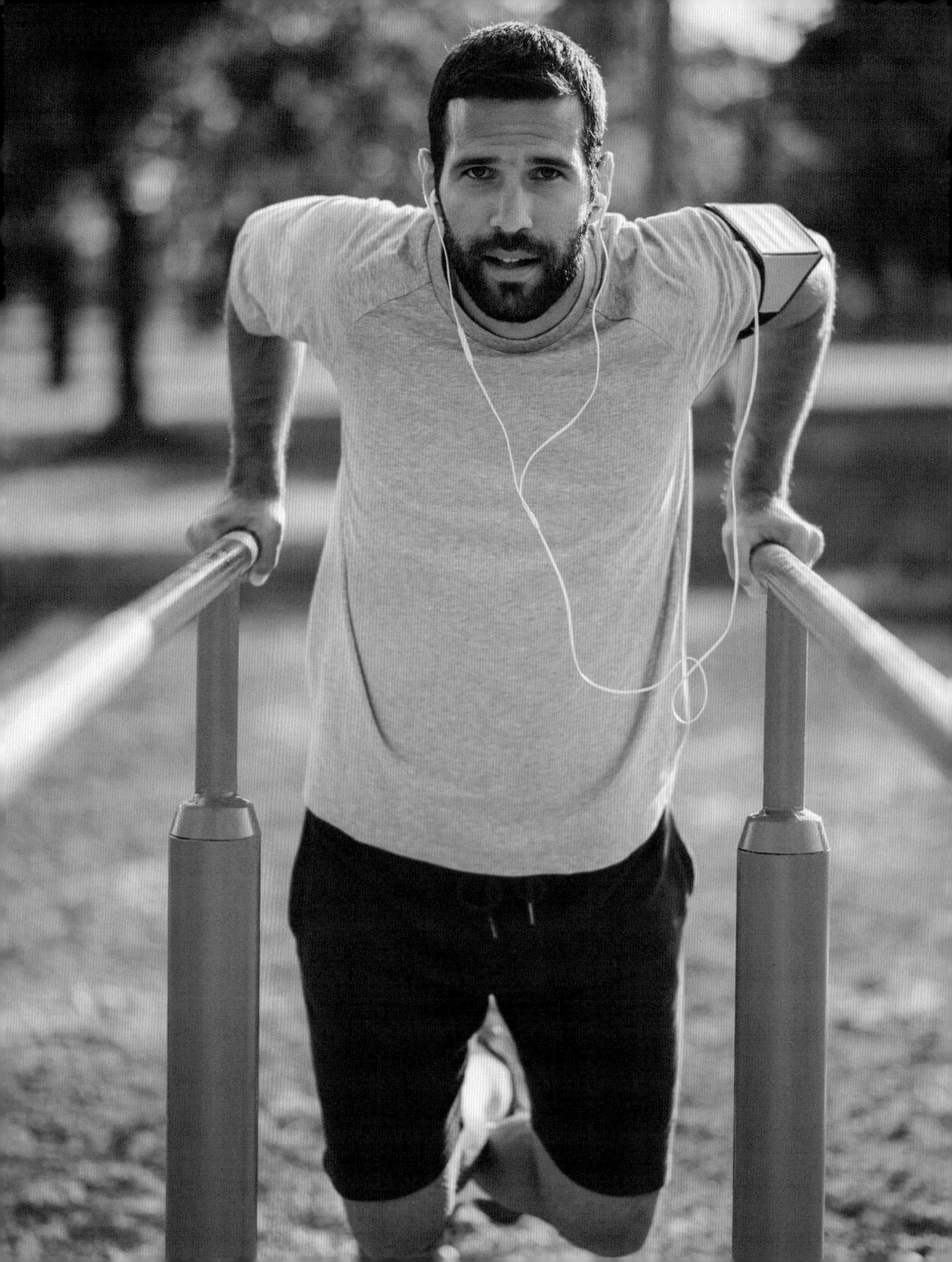

ZWEI

Einerlei, wie oft oder hart Sie trainieren, wenn Sie sich falsch oder zu schlecht ernähren, bekommen Sie nie die Ergebnisse, nach denen Sie streben. Sie können nicht arbeiten wie ein Pferd, essen wie ein Huhn und auf stärkere Muskeln hoffen. Ihre Muskeln brauchen Eiweiß und Kohlenhydrate, und zwar eine Menge, um neues Gewebe aufzubauen. In diesem Kapitel finden Sie die

BRENNSTOFF & KLAMOTTEN

notwendigen Informationen – genug, aber nicht zu viel – über gesunde Ernährung, damit Sie Ihre Fitnessziele leichter erreichen.

Zum Schluss gebe ich einen kurzen Überblick über die beste Kleidung beim Training, vom Hemd bis zu den Schuhen (und den Kopfhörern). Beachten Sie auch die Playlist am Ende des Kapitels – sie hilft Ihnen, beim Training so richtig zu grooven.

Die richtige Ernährung sollte nicht kompliziert sein. Hier sind vier einfache Grundsätze, auf die Sie achten müssen.

1. GRUNDSATZ: NATURBELASSENE LEBENSMITTEL

Gehen Sie durch einen Supermarkt und lesen Sie die Etiketten auf den Lebensmitteln. Sie enthalten derart viele synthetische Chemikalien und Zutaten aus der Fabrik, dass man sie kaum als Nahrung bezeichnen kann. Unser Körper ist nicht dazu geschaffen, um mit Kartoffelchips, Limonade und Tiefkühlkost zu gedeihen. Ich befolge Michael Pollans Rat, echte Nahrung zu essen. Kaufen Sie Zutaten – frisches Obst und Gemüse, Fleisch und Milchprodukte –, anstellte von Fabrik- und Fertigprodukten. Bioprodukte wurden nicht mit Pestiziden behandelt.

2. GRUNDSATZ: ESSEN SIE, WAS SIE BRAUCHEN

Das Nationale Gesundheitsinstitut der USA hat festgestellt, dass Mahlzeiten in Restaurants heute zwei bis drei Mal so groß sind wie vor 20 Jahren. Die Zahl der Übergewichtigen hält damit Schritt. 1971 waren 14,1 Prozent der Amerikaner fettleibig. Heute sind es 43,9 Prozent und die Riesenportionen sind einer der Hauptgründe dafür.

Eine Portion Hähnchen sollte die Größe Ihrer Handfläche haben und eine Schale Frühstücksflocken etwa faustgroß sein. Eine Handvoll Nudeln genügt als Portion. Wenn Sie essen, was Sie brauchen, und einen guten Trainingsplan haben, sind großartige Ergebnisse garantiert.

3. GRUNDSATZ: ESSEN SIE ÖFTER

Drei Mahlzeiten am Tag gehören in eine andere Zeit. Mit drei Mahlzeiten können Sie keine Muskeln aufbauen. Wenn Sie Fett abbauen möchten, ist es besser, häufiger zu essen, etwa alle 2 bis 3 Stunden. Dann bleibt der Blutzuckerspiegel den ganzen Tag stabil und das Verdauungssystem arbeitet. Außerdem fühlen Sie sich nicht schlapp wie nach einer zu großen Mahlzeit (die mir jede Lust am Training nimmt).

4. GRUNDSATZ: RICHTIGES TIMING

Wann Sie essen, ist ebenso wichtig wie das Essen selbst, wenn Sie Ihre Ziele erreichen wollen. Essen Sie vor dem Workout Eiweiß und Kohlenhydrate, um genügend Energie für optimales Training zu haben. Das Gleiche gilt nach dem Workout. Es genügt nicht, nach dem Training nur Eiweiß zu essen, weil der Körper jetzt seine Glykogenreserven auffüllen will. Wenn Sie nur Eiweiß zu sich nehmen, baut die Leber einen großen Teil davon ab und stellt daraus Glukose her, und nur der Rest steht für den Muskelaufbau zur Verfügung. Nur wenn Sie nach dem Training auch Kohlenhydrate essen, kann Ihr Körper seine Glykogenspeicher füllen und neue Muskeln bilden.

Wenn Sie Muskeln aufbauen und Fett loswerden wollen, essen Sie vor dem Workout am besten eine kleine Menge gute Fette, zum Beispiel eine Handvoll Nüsse. Dann befindet sich Ihr Körper bereits im „Fettabbaumodus“, wenn Sie anfangen zu trainieren, und dabei bleibt er bis zum Schluss. Kohlenhydrate sollten Sie nach dem Training innerhalb von zwei Stunden essen, wenn Sie Appetit darauf haben. Dann arbeitet der Stoffwechsel auf Hochtouren und die Muskeln wollen ihre leeren Glykogenreserven auffüllen. Die Kohlenhydrate werden also nicht als Fett gespeichert.

DIE MAKRO-NÄHRSTOFFE

Wenn Sie sich gesund ernähren und stärker werden wollen, brauchen Sie ein paar Informationen über die Wirkung von Eiweiß, Kohlenhydraten und Fett im Körper. Obst und Nudeln bestehen zum Beispiel überwiegend aus Kohlenhydraten, doch der Körper verwertet sie unterschiedlich. Die Qualität eines Nährstoffs ist ebenso wichtig wie die Quantität.

EIWEISS

Eiweiß oder Protein besteht aus Aminosäuren, die Tausende von verschiedenen Verbindungen eingehen können. Die meisten Aminosäuren stellt der Körper selbst her, aber acht von ihnen müssen Sie mit dem Essen aufnehmen. Man bezeichnet sie als essenzielle Aminosäuren". Tierische Nahrungsmittel wie Milchprodukte, Eier und Fleisch enthalten „vollständiges Eiweiß", also alle essenziellen Aminosäuren. Das Eiweiß in Hülsenfrüchten und anderen Pflanzen ist nicht vollständig, weil es nur vier oder fünf essenzielle Aminosäuren enthält. Wenn Sie es jedoch geschickt mit anderen Nahrungsmitteln kombinieren, nehmen Sie vollständiges Eiweiß zu sich. Der Körper speichert Eiweiß im Gegensatz zu Kohlenhydraten und Fett nicht; darum

DREI SNACKS VOR DEM TRAINING

FÜR DEN MUSKELAUFBAU

Weizenprotein-Shake

½ Tasse Haferflocken

1 Banane

FÜR DEN FETTABBAU

Quark

Nüsse

Beeren

DREI SNACKS NACH DEM TRAINING

FÜR DEN MUSKELAUFBAU

Erdnussbutter auf Reiswaffeln

Thunfisch auf Vollkornweizenbrot

Truthahn und Käse mit Apfelschnitzen

FÜR DEN FETTABBAU

1 hartgekochtes Ei und Brechbohnen

Gedünstetes Gemüse und Tofu

Hüttenkäse mit Heidelbeeren und Vollkornweizentoast

müssen Sie es jeden Tag essen. Da essenzielle Aminosäuren der Schlüssel zum Muskelaufbau sind, müssen Sie jeden Tag mehr als 0,5 Gramm vollständiges Eiweiß je Pfund Körpergewicht zu sich nehmen: Das Ziel liegt bei 0,8 bis 1,1 Gramm.

KOHLENHYDRATE

Seit einigen Jahren haben Kohlenhydrate einen schlechten Ruf, obwohl sie wie Eiweiß für optimale Körperfunktionen unerlässlich sind. Sie liefern fast die Hälfte der Energie, die Sie brauchen, und manche von ihnen, etwa Ballaststoffe, sind wichtig für die Verdauung und die Ausscheidung von Toxinen. Bedenklich wird es jedoch, wenn Sie inaktiv sind und viele Kohlenhydrate zu sich nehmen. Der Körper wandelt einfache und komplexe Kohlenhydrate in Glukose als Energiequelle um; doch wenn Sie fast nur sitzen, zirkuliert dieser Zucker im Blut, anstatt verbraucht zu werden, und wird schließlich als Fett gespeichert.

Wenn Muskelaufbau Ihr Hauptziel ist, empfehle ich Ihnen, 55 bis 60 Prozent Ihrer Kalorien in Form von Kohlenhydraten aufzunehmen. Wenn Sie vor allem Fett abbauen wollen, sollte der Anteil eher 45 Prozent betragen. Wenn Sie zu viele Kohlenhydrate streichen, verlieren Sie jedoch Kraft. Bevorzugen Sie in jedem Fall komplexe Kohlenhydrate, weil der Körper länger braucht, um sie zu verwerten, sodass weniger Glukose vorhanden ist, aus der Fett werden kann. Komplexe Kohlenhydrate sind in Gemüse, Nüssen, Hülsenfrüchten und Getreide enthalten.

Eine Studie, die im American Journal of Clinical Nutrition veröffentlicht wurde, kam zu dem Schluss, dass Männer mehr Fett, Natrium und Kalorien zu sich nehmen, wenn sie Alkohol trinken.

FETTE

Fette sollen uns angeblich dick und herzkrank zu machen. Das stimmt nicht. Das Fett im Essen unterscheidet sich vom Fett im Körper. Der Körper braucht Fett, um gesund zu bleiben.

Wenn Sie aktiv sind, brauchen Sie Fett nicht zu fürchten, denn es ist eine gute Energiequelle. Rund 30 Prozent Ihrer täglichen Kalorienaufnahme sollten Fette liefern, wenn Sie abnehmen wollen und regelmäßig trainieren, sind 40 Prozent sogar noch besser.

Es gibt gesättigte und ungesättigte Fette. Die gesättigten – zum Beispiel Butter, Schmalz und Kokosöl – sind bei Zimmertemperatur fest. Ungesättigte Fette – Olivenöl, Fischöl, Nussöle usw. – sind bei Zimmertemperatur flüssig. Streben Sie ein Gleichgewicht zwischen gesättigten und ungesättigten Fetten an.

BESSER, NICHT WENIGER

NAHRUNGSMITTEL FÜR EINE AKTIVE LEBENSWEISE

Jennifer Koslo, eine Ernährungsberaterin aus Austin, Texas, die seit Jahrzehnten Marathon läuft, empfiehlt Muskelaufbau zur Gewichtsabnahme. Trainieren Sie regelmäßig und achten Sie auf ein moderates Kaloriendefizit. „Versorgen Sie den Körper zur richtigen Zeit mit Nährstoffen in einem ausgewogenen Verhältnis und meiden Sie Kalorienbomben." Auch Eiweißriegel und Shakes sind kalorienreich und enthalten oft ungesundes Fett.

Modediäten, die auf ganze Nahrungsmittelgruppen verzichten, bringen nur kurzfristig was. Gesunde Snacks spenden zwischendurch Energie und verhindern Heißhunger auf schädliches Zeug. Diese sechs finden Anklang bei Jennifer:

- Hummus und Gemüse
- Nüsse (40 g) und 1 Stück Obst
- Edamame ohne Hülsen
- 1 Scheibe Vollkornbrot mit Nussbutter
- Haferflocken mit Mandelblättern und Beeren
- Bohnen in Kopfsalatblättern oder 1 Vollkorntortilla

Halten Sie Energiedrinks und -gele für notwendig, wenn Sie regelmäßig trainieren? Jennifer verzichtet darauf. Die meisten Energiedrinks enthalten viel Koffein und Zucker und stören den Schlaf – dadurch machen sie ihre gering leistungsfördernde Wirkung ganz zunichte. Energiegele liefern zwar notwendigen Zucker, enthalten aber auch Konservierungsstoffe. Essen Sie stattdessen Rosinen, Datteln und andere Trockenfrüchte.

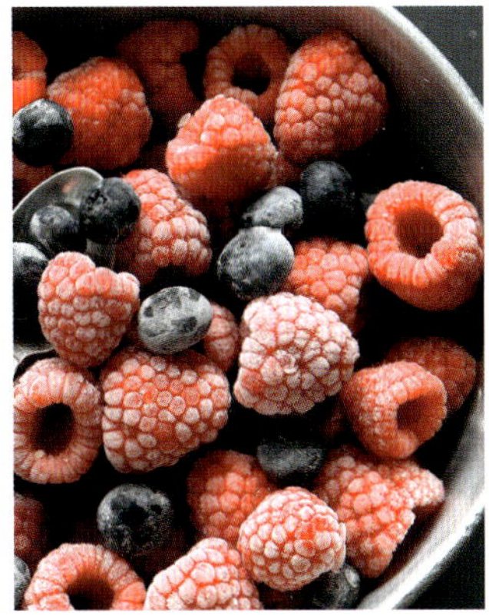

Jennifer empfiehlt eine Vielfalt von gesunden Nahrungsmitteln, aber in Maßen:

1 Kaufen Sie einen Vorrat tiefgefrorenes Obst und Gemüse. Es lässt sich schnell zu Smoothies mixen oder dünsten.

2 Bereiten Sie am Wochenende die kommende Woche vor: Kochen Sie braunen Reis, grillen Sie Hühnerbrust, hacken Sie Gemüse und bewahren Sie einzelne Portionen im Kühlschrank auf.

3 Gemüse bringt Farbe und Nährstoffe auf den Tisch. Geben Sie Spinat in Smoothies, Blumenkohl in die Eier und Butternusskürbis in die Makkaroni mit Käse.

EIWEISSRIEGEL

NICHT KAUFEN – SELBER MACHEN

Die meisten Menschen sitzen viel und essen mehr Eiweiß, als sie brauchen. Sofern Sie nicht im nächsten *Terminator*-Film mitspielen, wollen Sie wahrscheinlich kein Muskelprotz werden, sondern stärker und fitter mit mehr magerem Körpergewebe als Fett.

Selbst hochwertigere Eiweißriegel enthalten Kalorien, Zucker und Natrium. Wer auf Eiweißriegel nicht verzichten will, kann in weniger als fünf Minuten eine gesündere Variante zubereiten. Eiklar ist ein hochwertiges Eiweiß und bindet die kraftspendenden Haferflocken und die Cranberrys, die reichlich Antioxidantien enthalten. Leinsamen enthalten gesundes Fett.

Wenn Sie einmal richtig faul sind, greifen Sie zu einem Becher Erdnussbutter. Zwei Teelöffel enthalten 8 Gramm Eiweiß. Erdnüsse und Öl sollten allerdings die einzigen Zutaten sein. Kaufen Sie nichts, was Zucker und gehärtetes Fett enthält.

HAFERFLOCKEN-CRANBERRY-EIWEISSRIEGEL

ERGIBT 1 PORTION

¼ Tasse Haferflocken
1 TL Honig
1 EL Allzweckmehl
1 Eiklar
¼ TL Vanilleextrakt
¼ TL Backpulver
1 TL Zimt, gemahlen
1 EL getrocknete Cranberrys
1 EL Leinsamen, gemahlen

1 Haferflocken, Honig, Mehl, Eiklar, Vanille, Backpulver, Zimt, Cranberrys und Leinsamen in einer mikrowellensicheren Form vermengen.

2 Die Mischung auf dem Boden der Form flachdrücken und 45 Sekunden bei starker Hitze backen.

3 Abkühlen lassen, dann aus der Form holen und essen oder in einen verschließbaren Beutel stecken und zum späteren Verzehr mitnehmen.

PRO PORTION
KALORIEN: 280
GESAMTFETT: 7 G
KOHLENHYDRATE: 45 G
BALLASTSTOFFE: 9 G
EIWEISS: 10 G

WAS ICH GEHÖRT HABE

Es gibt diesen amerikanischen Traum: Genug sparen, um Golf spielen oder ein Vogelhaus bauen oder den ganzen Tag auf der Couch liegen und Football glotzen zu können. Mein Traum wird das nie sein. Männer wollen arbeiten, vorankommen und Konflikte bewältigen. KEVIN BACON

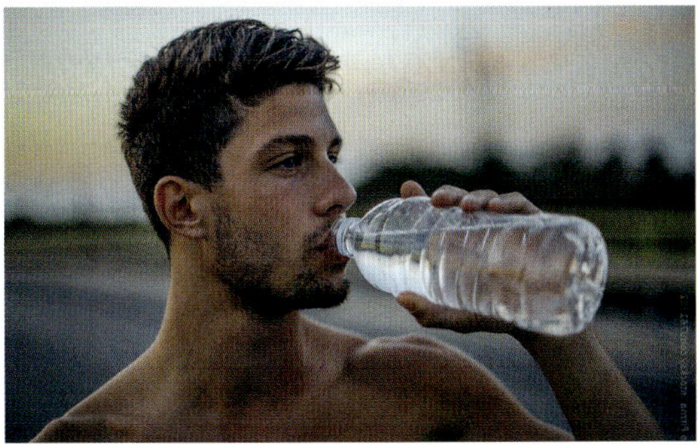

WASSER

Wasser ist für fast alle biologischen Vorgänge unerlässlich. Ihr Körper besteht zu etwa 60 Prozent aus Wasser; sogar Muskeln enthalten 75 Prozent Wasser. In der Regel sollten Sie 3 Liter Wasser am Tag zu sich nehmen – aber nicht alles Wasser kommt aus dem Glas. Obst und Gemüse enthalten ebenfalls Wasser. Durchschnittlich nehmen wir mit dem Essen etwa einen Liter Wasser auf. Somit bleiben die häufig empfohlenen 2 Liter Wasser übrig. Natürlich spielen auch Körpermasse, Klima und Bewegung eine Rolle. Körperliche Anstrengung kann den Wasserbedarf verdoppeln.

Auf den Durst können Sie sich nicht verlassen. Wenn Sie durstig sind, hat Ihr Körper meist schon 1 bis 2 Prozent seines Wassers verloren. Wird der Wasserverlust noch größer (näher an 4 Prozent), nimmt die Muskelkraft ab. Trinken Sie regelmäßig, über den Tag verteilt, um die Muskeln zu behalten, die Sie so mühsam aufgebaut haben.

KLEIDUNG UND AUSRÜSTUNG

Es ist wichtig, beim Training die richtige Kleidung zu tragen und sich darin wohlzufühlen. Die folgenden Tipps helfen Ihnen bei der Auswahl.

HEMDEN

Ich bevorzuge Trägerhemden, weil sie mir etwas mehr Bewegungsfreiheit geben und mich ein wenig mehr kühlen. Schweiß ist beim Training unvermeidlich; darum empfehle ich Stoffe, die Schweiß aufsaugen und Wundscheuern verhindern.

SHORTS

Kompressionsshorts sitzen straff und lassen dennoch genug Bewegungsfreiheit. Schweißabsorbierende Stoffe bieten maximalen Komfort.

SCHUHE

Bequeme Schuhe sind äußerst wichtig. Ich bin kein Freund von Schuhen, deren Fersen höher sind als die Spitzen. Sie zwingen die Hüften, sich nach vorne zu neigen, was die Stabilität der Mitte und jede Bewegung beeinträchtigt. Leider sind die meisten Schuhe so beschaffen. Ich empfehle Schuhe mit geringem Gefälle. Oder trainieren Sie ab und zu sogar barfuß. Wenn Ihre Knöchel dazu neigen, sich aus- oder einwärts zu drehen (Supination und Pronation), kann Ihnen ein Fachmann helfen, die für Sie besten Schuhe zu finden. Ich mag Nike Free und New Balance Minimus.

APPS

Fitnessübungen sind uralt; aber das heißt nicht, dass Sie auf moderne Technik verzichten müssen. Ein Fitness-Tracker hilft Ihnen, Aktivität, Ernährung und andere Aspekte im Auge zu behalten. Mir gefällt der Fitbit Charge HR, weil er sich auf die Herzfrequenz einstellt und die verbrannten Kalorien genau misst. Ich verwende ihn zusammen mit der Ernährungs-App MyFitnessPal, die eine große Datenbank von Nahrungsmitteln und eine einfache Benutzeroberfläche besitzt, sodass Sie Ihre Kalorienaufnahme und Ihren Kalorienverbrauch einfach und zuverlässig bestimmen können. Was Musik anbelangt, bevorzuge ich Spotify. Sie können mehrere Playlists für verschiedene Workouts anlegen oder einfach suchen, was Sie momentan hören möchten.

Wählen Sie Ihre Kleidung mit Bedacht. Der Fitnessexperte Jerry Seinfeld sagte einmal scherzhaft, wer eine Trainingshose als Freizeitkleidung trage, erkläre damit: „Ich gebe auf. Ich komme mit der Gesellschaft nicht mehr zurecht." Vielleicht haben Sie ihre schlabberige Jogginghose aus Baumwolle durch eine schweiß-absorbierende Funktionssporthose ersetzt; aber die Regeln haben sich nicht geändert: Tragen Sie Ihre Trainingsklamotten bei den Aktivitäten, die Sie zum Schwitzen bringen.

KOPFHÖRER

Musik bringt Sie beim Workout in Stimmung, aber in Kabeln können Sie sich verheddern. Die einfachste Lösung sind drahtlose Kopfhörer. Dann brauchen Sie nicht zu befürchten, dass Sie bei Ausfallschritten oder Kniebeugen stolpern. Ich bevorzuge die Marke Beats. Der Sound ist toll und der Akku hält lange.

SCHWITZEN ZU HEISSEN BEATS

EINE PLAYLIST FÜR MEHR POWER BEIM TRAINING

Fitness verbessert und verlängert das Leben. Sie ist das längste aller Spiele und darf daher nie langweilig werden. Das erreichen Sie unter anderem, indem Sie Musik hören, die Sie in Stimmung bringt. Eine gute Playlist kann einen Workout zum Vergnügen machen.

Es gibt „Fitness-Musik" mit einer gleichbleibenden Zahl von Takten pro Minute zu kaufen. Aber sie kann monoton werden, vor allem wenn Ihnen die Songs nicht zusagen. Ein einheitliches Tempo hält Sie während eines anstrengenden Workouts nicht bei der Stange – dafür brauchen Sie eine spannende Geschichte.

Es mag ungewöhnlich sein, aber probieren Sie es einfach. Ordnen Sie Ihre Songs so an, dass sie eine Geschichte erzählen, selbst wenn nur Sie sie verstehen. Wählen Sie Musik, die Ihnen so unter die Haut geht, dass Sie tanzen, weinen oder in Nostalgie schwelgen wollen. Stellen Sie die Songs sorgfältig zusammen, als wären sie für Ihren ersten Schwarm bestimmt.

Selbst wenn Ihr Körper kämpfen muss, wollen Sie die Story zu Ende hören, so wie Sie das Ende eines Films sehen möchten.

Beginnen Sie mit einem Song, der langsam Fahrt aufnimmt, und schließen Sie die Liste mit einem dynamischen Stück. Stellen Sie Playlists für kurze und lange Workouts zusammen. Auch ein Song zum Aufwärmen und einer zum Abkühlen sollte dabei sein. Wichtig sind die Übergänge. Sie werden sich wundern, wie viel Energie Ihnen zuströmt, wenn ein großartiger Song nahtlos in den nächsten fließt. Folgen Sie diesen Tipps oder finden Sie selbst heraus, was Ihnen hilft, am Ball zu bleiben. Das ist die beste Methode, Verletzungen vorzubeugen und Ihre Ziele zu erreichen.

TRACK 1 (AUFWÄRMEN)
DAFFODILS
Mark Ronson
featuring Kevin Parker

TRACK 2
HARD TIMES (COVER)
John Legend and The Roots

TRACK 3
BRA
Cymande

TRACK 4
PASS THAT DUTCH
Missy Elliott

TRACK 5
MOVEMENT
LCD Soundsystem

TRACK 6
LORD KNOWS / FIGHTING STRONGER
Meek Mill, Jhené Aiko
& Ludwig Goransson

TRACK 7
DANCING ON MY OWN
Robyn

TRACK 8 (ABKÜHLEN)
GOD MOVING OVER THE FACE OF THE WATERS
Moby

DIE WORKOUT-PROGRAMME

EIN ÜBERBLICK

Es ist nicht immer leicht, allein und dennoch kreativ zu trainieren. Der Körper passt sich den Übungen ziemlich schnell an, sodass ein Workout nach acht Wochen weniger effektiv ist. Sie müssen Ihren Körper überraschen, damit er sich immer wieder an etwas Neues gewöhnen muss. Ändern Sie also Ihre Strategie häufig. Die meisten Menschen tun das nicht. Sie erlernen ein paar Übungen und wiederholen diese dann ständig – und dann wundern sie sich darüber, dass sie keine Fortschritte mehr machen, obwohl sie vier Mal in der Woche ins Fitnessstudio gehen. Um die eingefahrenen Gleise zu verlassen, habe ich drei Workout-Programme mit vielen möglichen Varianten entwickelt, die Sie nacheinander anpacken können – oder abwechselnd, wenn Sie schon fit sind.

PROGRAMM EINS

KONDITIONSTRAINING

Dieses 4-Wochen-Programm ist für Leute bestimmt, die erst seit Kurzem regelmäßig trainieren. Jeder Tag bietet Ihnen einen ausgewogenen Workout, der alle Bewegungskategorien einschließt, über die wir bereits gesprochen haben. Beginnen Sie mit diesem Programm, wenn Sie den ganzen Körper trainieren wollen und reichlich Zeit für die Regeneration brauchen. Wenn Sie bereits topfit sind und sofort härter trainieren möchten, lassen Sie diese Stufe aus und fangen mit dem zweiten Programm an.

PROGRAMM ZWEI

KRAFTTRAINING

Dieses 8-Wochen-Programm baut Kraft auf und ist anspruchsvoller, jedoch mit weniger Bewegungskategorien je Workout. Es gibt weniger Ruhetage und das Wiederholungstempo ist langsamer als beim ersten Programm.

PROGRAMM DREI

TOTALER KÖRPERDRILL

Dieses 12-Wochen-Programm hilft Ihnen, totale Fitness zu erlangen. Es besteht sowohl aus Konditionstraining, das eher auf die Zeit als auf Wiederholungen abzielt, als auch aus Krafttraining mit hochintensiven Intervallen. Es holt aus den vorigen beiden Programmen alles heraus und eignet sich als Dauertraining für Fortgeschrittene.

INDIVIDUELLE WORKOUTS

Fitnesstraining ist variabel. Sie können das Programm aussuchen, das Ihnen an einem bestimmten Tag zusagt, je nach Ort und Ausrüstung. Im Programm eins sind die vier Workouts austauschbar, weil sie den ganzen Körper trainieren. Wenn Ihnen ein Workout zu schwer ist, ersetzen Sie ihn durch einen anderen aus dem jeweiligen Programm. Jeder Workout in Programm zwei und drei bietet eine Mischung aus Zug- und Stoßübungen, die den Körper vertikal und/oder horizontal trainieren. Einige Bewegungen gehen von der Hüfte, andere vom Sprunggelenk aus. Sie sind so geplant, dass sie über Wochen und Monate hinweg ausgewogene Workouts gewährleisten. Wenn Sie eine Übung gegen eine andere austauschen wollen, sollten beide derselben Kategorie angehören.

LANGEWEILE VERMEIDEN

Variieren Sie Ihre Übungen, um Ihren Körper immer wieder neu herauszufordern. Eine große Hürde für uns alle ist die Langeweile, die das Gehirn empfindet, wenn wir ständig das Gleiche am selben Ort tun. Eigengewichtübungen beugen dieser Langeweile vor. Trainieren Sie normalerweise zu Hause? Dann gehen Sie zwischendurch auf einen Spielplatz. Auf Reisen können Sie einen Park oder den Strand aufsuchen oder im Hotelzimmer bleiben. Trainieren Sie mit einem Freund, und feuern Sie einander an. Sogar verschiedene Playlists sorgen für frischen Wind.

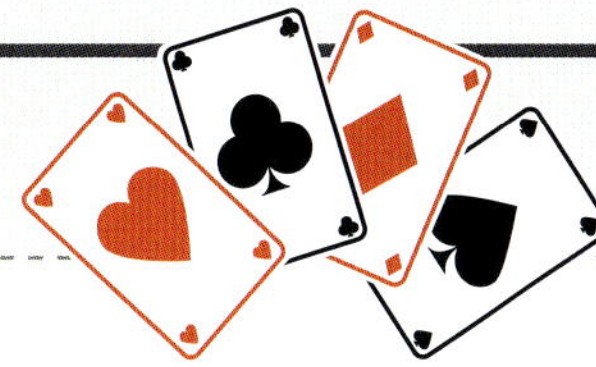

DER SPIELER

Um vom Training nachhaltig zu profitieren, sollten Sie es häufig variieren. Wenn die Programme Ihnen zu starr vorkommen, können Sie mit Hilfe eines Kartendecks selbst einen ausgewogenen, aber weniger formellen Workout zusammenstellen, damit das Training nicht zur öden Routine wird.

Suchen Sie vier Übungen aus (Ziehen, Stoßen, Mitte, Sprunggelenk) und ordnen Sie jede einer Farbe zu. Mischen Sie die Karten und drehen Sie eine nach der anderen um. Farbe und Zahl bestimmen, welche Übung Sie wie oft ausführen. Bildkarten stehen für 5, 10 oder 20 Wiederholungen (je nachdem, was Sie fordert). Joker sollten besonders anspruchsvoll sein (z.B. 20 Liegestützsprünge oder ein Sprint um den Block). Die Kartennummer kann z.B. auch 10 Sekunden Frontstütz bedeuten.

Arbeiten Sie das ganze Deck möglichst schnell durch, mit möglichst kurzen Pausen zwischen den Sets.

Karo kann z.B. Klimmzüge, Herz Liegestütze, Kreuz Kniebeugen und Pik Bauchpressen symbolisieren. Karo sieben stünde dann für sieben Klimmzüge, Herz vier für vier Liegestütze. Ändern Sie mindestens zwei der vier Übungen vor Ihrem nächsten „Kartenworkout" – und mischen Sie die Karten.

IN KAPITEL 8 FINDEN SIE DETAILS ZU ALLEN DREI WORKOUT-PROGRAMMEN.

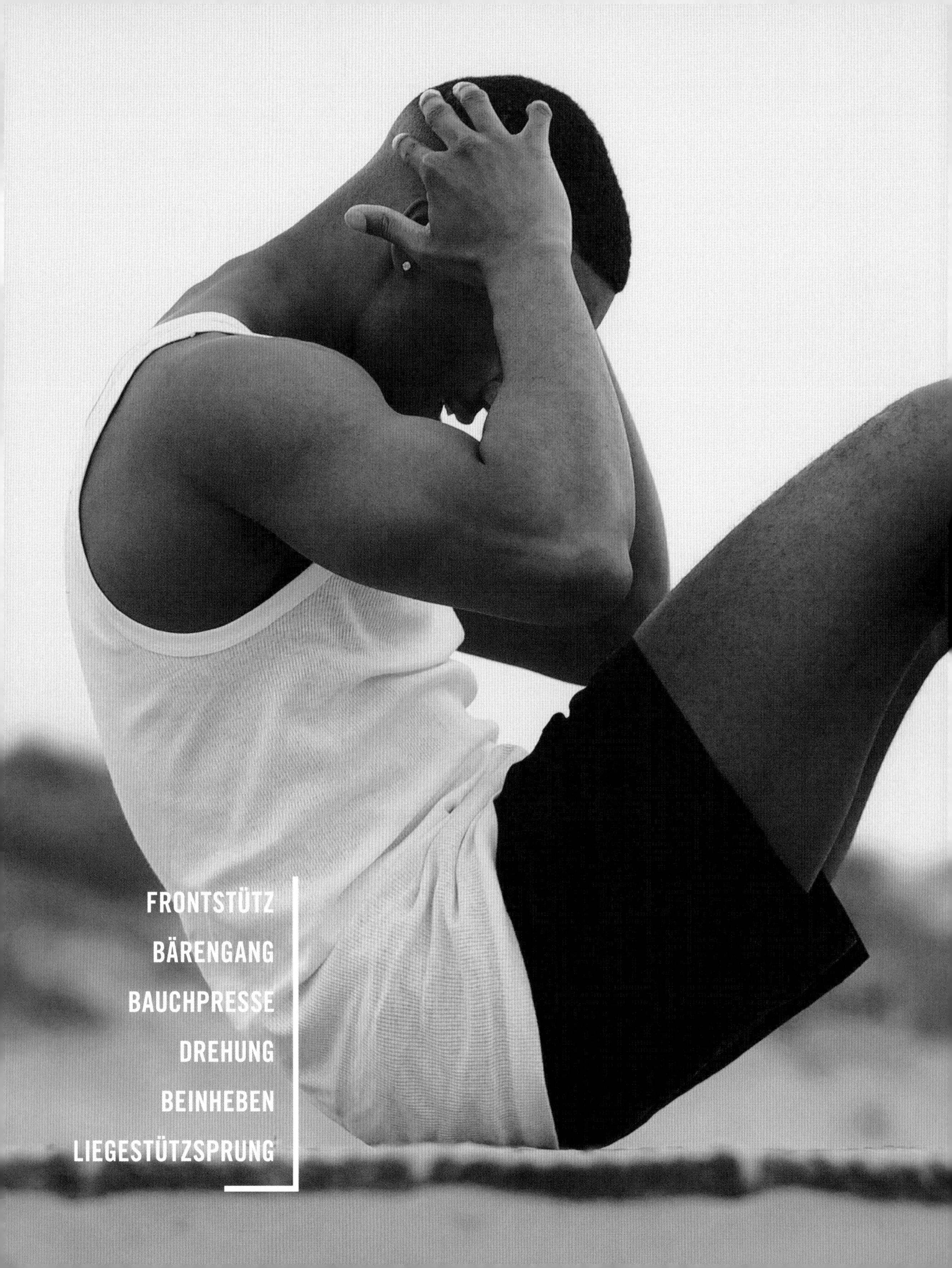

FRONTSTÜTZ
BÄRENGANG
BAUCHPRESSE
DREHUNG
BEINHEBEN
LIEGESTÜTZSPRUNG

DREI

Alle Muskeln zwischen den Knien und dem Brustkorb bilden Ihre Körpermitte – also nicht nur die Bauchmuskeln. Das schließt die Muskeln im Beckenbereich, entlang der Wirbelsäule und an den Seiten ein, ebenso die inneren Muskeln. Obwohl der Quadrizeps genau genommen nicht zur Körpermitte gehört, fordern viele der folgenden Übungen auch ihn, weil er die Mitte unterstützt.

KÖRPERMITTE

Die Muskulatur der Körpermitte schützt nicht nur die lebenswichtigen Organe; sie ist auch an Bewegungen aller Art beteiligt, vom Gehen über das Vorbeugen bis zum aufrechten Sitzen. Wenn Sie etwas Schweres hochheben, übernehmen die Arme zwar einen Teil der Arbeit, doch auch die Mitte leistet eine Menge. Mit einer schwachen Körpermitte können Sie kein großes Gewicht heben – das wäre so, als wollten Sie ein Auto anschieben, während Sie Rollschuhe tragen. Wenn Sie alle Muskeln der Körpermitte kräftigen, nicht nur die Bauchmuskeln, werden Sie generell stärker und weniger anfällig für Verletzungen. Genau dabei helfen Ihnen diese Übungen.

FRONTSTÜTZ

Primäre Muskelgruppen: Bauchmuskeln, schräge Bauchmuskeln
Sekundäre Muskelgruppen: Gesäßmuskeln, Quadrizeps

01

GRUNDÜBUNG

KLASSISCHER FRONTSTÜTZ

02

GUTE ANFÄNGER

SEITSTÜTZ

03

FORTGESCHRITTENE

STUFEN-FRONTSTÜTZ

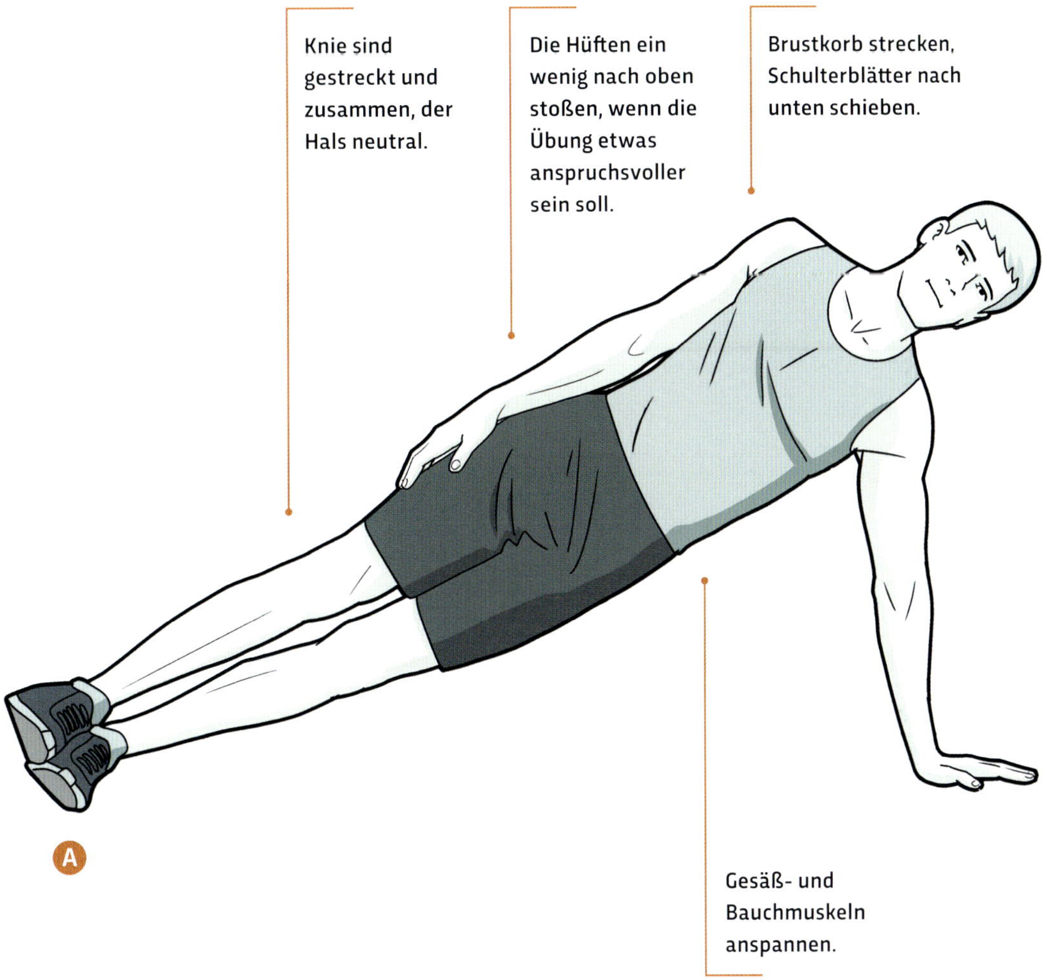
Knie sind gestreckt und zusammen, der Hals neutral.
Die Hüften ein wenig nach oben stoßen, wenn die Übung etwas anspruchsvoller sein soll.
Brustkorb strecken, Schulterblätter nach unten schieben.
Gesäß- und Bauchmuskeln anspannen.

A

KÖRPERMITTE

03 / STUFEN-FRONTSTÜTZ

Diese Variante trainiert die reaktive Stabilität der Körpermitte und Ihre Fähigkeit, die Wirbelsäule und die Hüften am Drehen zu hindern. Hier verkleinern Sie Ihre Stützfläche, indem Sie eine Hand heben und auf eine Trittstufe legen. So kann die Schwerkraft die Wirbelsäule leichter strecken und die Mitte muss sich anstrengen, um die Wirbelsäule zu stabilisieren. Wenn die zweite Hand folgt, wird ein ganz neuer Teil des Rumpfes instabiler und muss stärker gegen die Schwerkraft kämpfen.

ZIEL: Mit der Zeit sollten Sie mindestens 10 Zyklen je Seite schaffen.

1 Beginnen Sie im Frontstütz. Die Hände sind 30 bis 45 cm von einer stabilen Trittstufe entfernt. A (Je höher die Stufe oder je weiter der Abstand, desto schwieriger ist die Übung.)

2 Die rechte Hand heben und auf die Stufe legen. B Dann die linke Hand heben und neben die rechte legen. Dabei die Hüften nicht drehen oder kippen. C

3 Erst die rechte, dann die linke Hand wieder in die Ausgangsposition bringen. D E

4 Nun mit der linken Hand beginnen. 5 Wiederholungen je Seite.

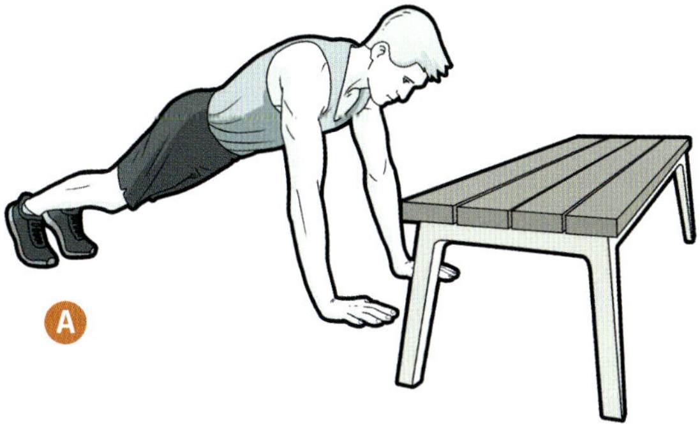

A

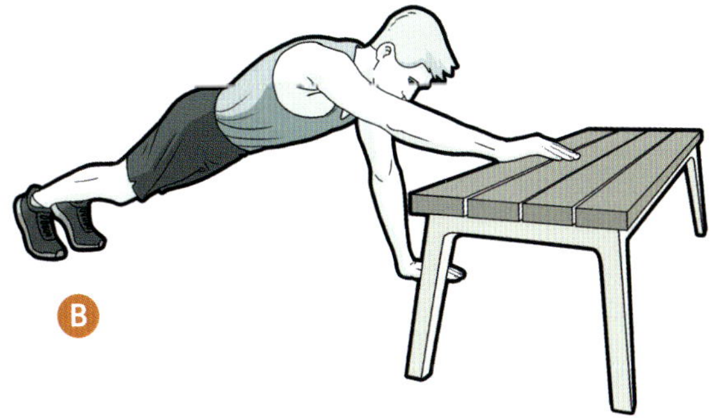

B

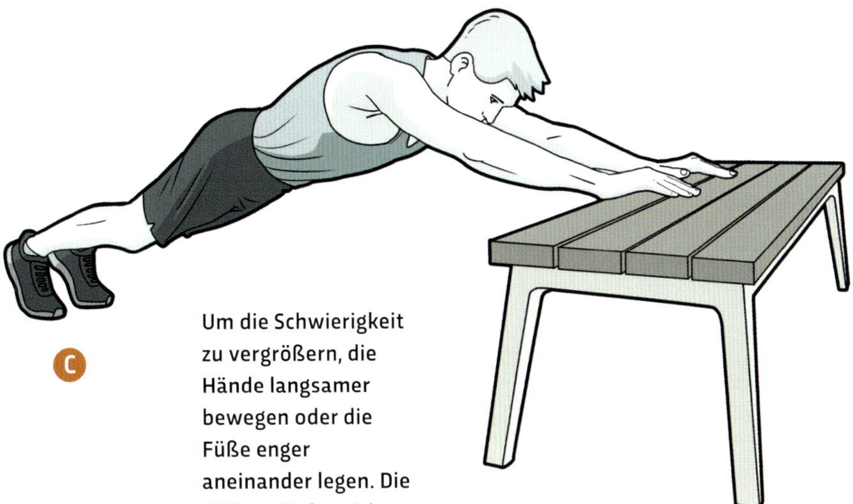

C

Um die Schwierigkeit zu vergrößern, die Hände langsamer bewegen oder die Füße enger aneinander legen. Die Hüften dürfen sich nicht bewegen.

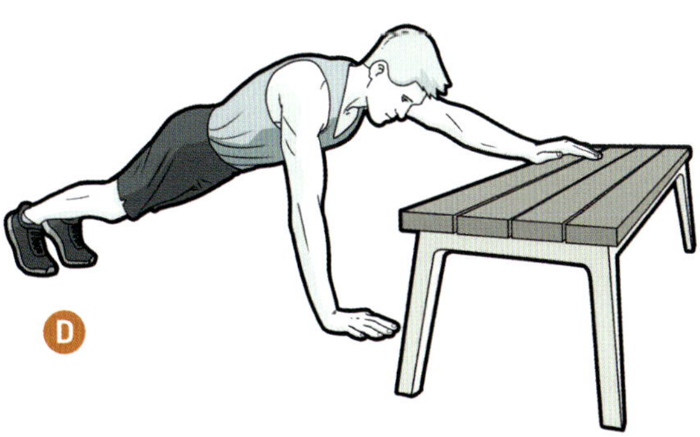

D

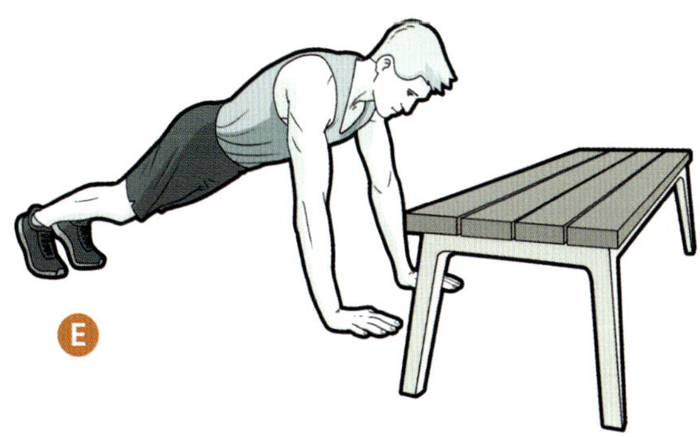

E

BÄRENGANG

Primäre Muskelgruppen: Deltamuskeln, Hüftbeuger, Bauchmuskeln
Sekundäre Muskelgruppen: schräge Bauchmuskeln, hintere Oberschenkelmuskeln

04

GRUNDÜBUNG

BÄRENGANG VORWÄRTS

05

GUTE ANFÄNGER

KREBSGANG SEITWÄRTS

06

FORTGESCHRITTENE

GLENTIER-GANG

Wahrscheinlich haben Sie dieses grundlegende Bewegungsmuster gemeistert, bevor Sie gehen lernten; aber dann haben Sie es vielleicht vergessen. Der Bärengang zwingt Ihre Körpermitte, unerwünschte Bewegungen zu verhindern, wenn Sie die Gliedmaßen verschiedener Körperseiten benutzen (kontralateral). Hier üben Sie, mit neutraler Wirbelsäule zu krabbeln und später eine schwierigere Variante zu bewältigen: seitwärts und schneller zu krabbeln. Mit der schwierigsten Version kehren Sie in den Vorwärtsgang zurück, machen größere Schritte und dürfen die Hüften und Schultern ein wenig drehen.

KÖRPERMITTE

04 / BÄRENGANG VORWÄRTS

Das Ziel des Bärengangs besteht darin, vorwärts zu kriechen, ohne dass die Wirbelsäule sich bewegt. Der rechte Arm bewegt sich immer gleichzeitig mit dem linken Bein und umgekehrt. Die Vorwärtsbewegung geht von den Hüften und Knien aus, während die Arme den Aufprall auf dem Boden abfedern, die Bewegung verlangsamen und den Körper stabilisieren. Wirbelsäule, Becken und Kopf bleiben neutral.

ZIEL: Versuchen Sie, auf jeder Seite 20 bis 30 Wiederholungen zu schaffen.

1 Lassen Sie sich auf alle viere nieder. Die Hände befinden sich unter den Schultern, die Knie unter den Hüften.

2 Die Position des Beckens sorgt dafür, dass der untere Teil der Wirbelsäule neutral bleibt. Nun die Schulterblätter nach unten, Richtung Hüften, drücken und dadurch den Brustkorb heben und die unteren Trapezmuskeln spannen.

3 Die Knie 2,5 cm anheben, dann den linken Arm und das rechte Bein zusammen 10 bis 12 cm nach vorne führen. (A) Nun die gleiche Bewegung mit dem rechten Arm und dem linken Bein machen. (B) 10 Mal wiederholen.

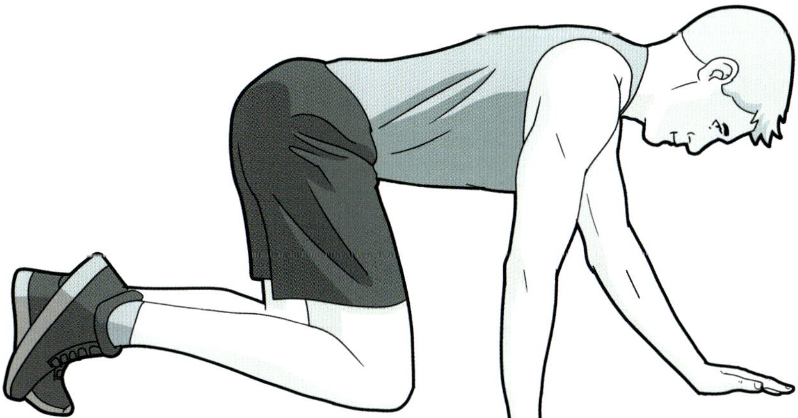

A

Sobald Sie die Gliedmaßen bewegen können, ohne die Mitte zu bewegen, kriechen Sie schneller, heben die Hüften leicht an und machen größere „Schritte“.

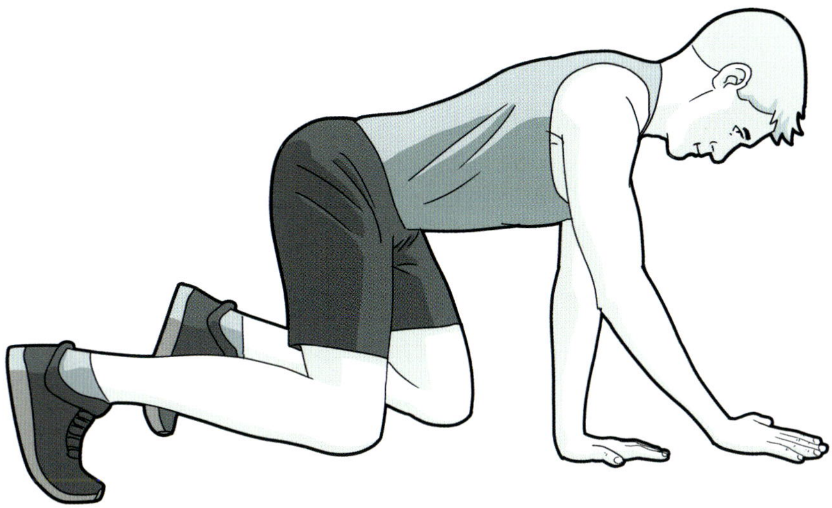

B

KÖRPERMITTE

05 / KREBSGANG SEITWÄRTS

Diese Variante des Bärengangs beginnt im Frontstütz (01) anstatt auf allen vieren. Wie beim Bärengang vorwärts (04) bewegen Sie die Arme und Beine kontralateral, dieses Mal jedoch seitwärts anstatt vorwärts. Spannen Sie die Bauchmuskeln an, damit die Wirbelsäule und die Hüften nicht absinken und um die sich bewegenden Gliedmaßen zu stabilisieren.

ZIEL: Versuchen Sie, in jeder Richtung 10 bis 15 Wiederholungen zu schaffen.

1 Beginnen Sie im Frontstütz. Die Hände sind schulterweit auseinander, die Füße zusammen. Zu Ihrer Linken brauchen Sie genügend Platz zum Kriechen. (A)

---

2 Den rechten Arm und das linke Bein gleichzeitig anheben, die Hände zusammenführen und das linke Bein etwa eine Schulterbreite seitwärts bewegen. (B)

---

3 Jetzt sind die Hände beisammen und die Füße auseinander. Den linken Arm und das rechte Bein gleichzeitig bewegen, um eine Wiederholung zu vollenden. (C) Danach befinden Sie sich wieder in der Ausgangsstellung, dem Frontstütz, aber ein Stück weiter links. Auf beiden Seiten je fünf Mal wiederholen.

KÖRPERMITTE

Die Körpermitte benutzen Sie meist nicht, um sich zu bewegen, sondern um Bewegungen zu hemmen. Bauchpressen (Crunches) können Ihnen jedoch nicht nur helfen, Fett abzubauen, sie sind auch eine der besten Methoden, um straffere Muskel und einen Six- oder Eightpack zu bekommen. Heutzutage behaupten viele Leute, sie könnten sich ohne Bauchpressen einen Sixpack zulegen und Bauchpressen seien eher schädlich als nützlich, weil sie die Wirbelsäule bei falscher Technik stark belasteten. Wohlgeformte Muskeln seien keinen Bandscheibenvorfall wert. Ich teile diese Bedenken in gewissem Umfang; trotzdem finde ich es richtig, Bauchpressen in dieses Buch aufzunehmen, wenn auch nicht in die Workout-Programme (Kapitel 8). Wenn Sie die Risiken kennen und Ihr Körperfettanteil so gering ist, dass Sie Ihre Bauchmuskeln deutlich sehen, können Sie die Bauchpressen jedoch durch beliebige andere Übungen für die Körpermitte ersetzen.

07 / DIE KLASSISCHE BAUCHPRESSE

Die klassische Bauchpresse gibt es in vielen Varianten. Für unsere Zwecke genügt es, wenn Sie die Knie beugen und die Füße auf dem Boden lassen. Die Bauchmuskeln werden gefordert, sobald Sie den Brustkorb anheben. Ebenso wichtig ist die Streckung der Bauchmuskeln, wenn Sie in die Ausgangsstellung zurückkehren. Achten Sie also während der ganzen Übung auf die richtige Technik.

ZIEL: 20 Wiederholungen mit korrekter Technik.

1 Sie liegen auf dem Rücken, die Knie sind gebeugt, die Füße stehen flach auf dem Boden. Legen Sie die Hände hinter die Ohren (damit Sie nicht in Versuchung geraten, am Hinterkopf zu ziehen). (A)

2 Aufsetzen und den Brustkorb Richtung Decke heben, anstatt ihn den Knien zu nähern. (B) Jäh ausatmen, um die Lungen zu leeren.

3 Sobald Sie den Rumpf so hoch gehoben haben, wie Sie können, langsam einatmen und in korrekter Haltung in die Ausgangsstellung zurückkehren, bis der Kopf wieder auf dem Boden liegt.

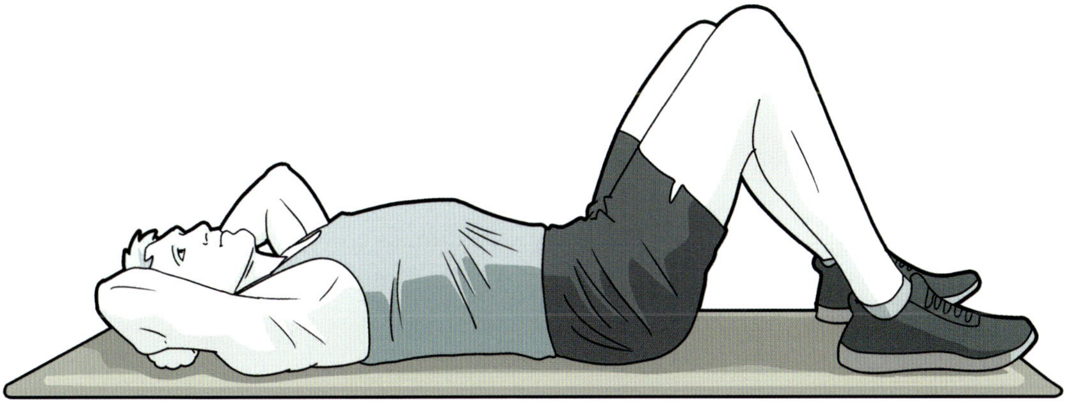

A

Schummeln Sie nicht, indem Sie den Hals beugen. Kopf und Hals sollten in neutraler Haltung bleiben.

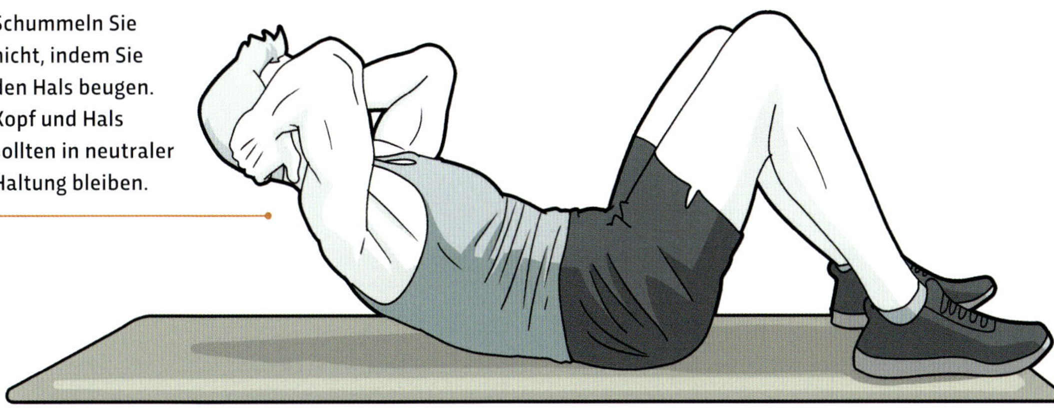

B

08 / SCHRÄGE BAUCHPRESSE

Diese Variante der Bauchpresse trainiert die schrägen Bauchmuskeln außen am Bauchraum. Das sind diagonale, fingerförmige Muskeln, die den Sixpack schön ergänzen und beim Drehen des Rumpfes helfen. Diese Übung fordert jeweils eine Seite; wechseln Sie also nicht nach jeder Wiederholung die Seite, sondern arbeiten Sie an einer Seite bis zur Erschöpfung.

ZIEL: 20 Wiederholungen je Seite.

1 Sie liegen auf dem Rücken, die Knie sind gebeugt, die Füße stehen flach auf dem Boden. Den unteren Teil des Körpers so nach rechts drehen, dass das untere Knie auf dem Boden liegt. Dabei bleiben beide Schultern ebenfalls auf dem Boden. Legen Sie die Hände hinter die Ohren (damit Sie nicht in Versuchung geraten, am Hinterkopf zu ziehen). (A)

2 Den Rumpf zur Decke hin anheben und jäh ausatmen, um die Lungen vollständig zu leeren. (B) Langsam einatmen und dann n korrekter Haltung in die Ausgangsstellung zurückkehren.

3 Beginnen Sie mit 10 Wiederholungen auf derselben Seite und wechseln Sie dann die Seite.

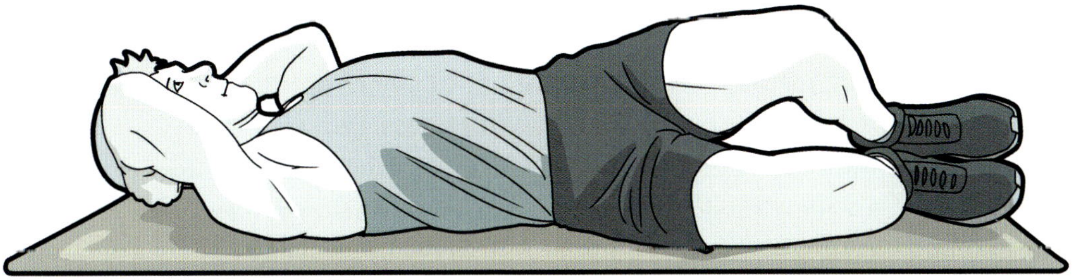

A

Versuchen Sie schräge Bauchpressen mit den Hüften auf einer Hügelkuppe oder auf einem Gymnastikball, um den Bewegungsumfang beim Zurücksinken zu erweitern.

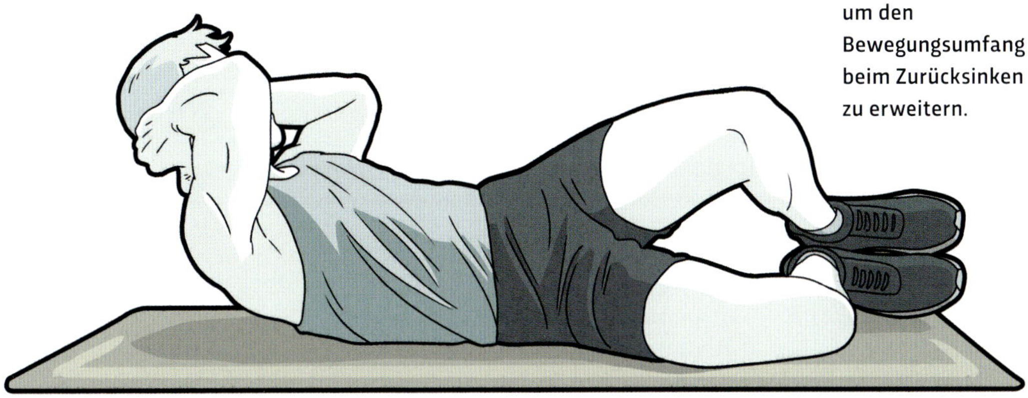

B

09 / KLAPPMESSER

Das Klappmesser ist eine Kreuzung zwischen Beinheben und Bauchpresse – und eine enorme Herausforderung für die Bauchmuskeln. Dank der modifizierten V-Stellung in der Startposition müssen die Bauchmuskeln um Stabilität kämpfen, wenn Sie die Gliedmaßen senken und dann wieder heben. Außerdem müssen Sie die Arme über den Kopf strecken, was der Beweglichkeit der Schultern sehr zugutekommt.

ZIEL: Heben Sie die Füße 5 bis 10 cm über den Boden und/oder wiederholen Sie die Übung 20 Mal.

1 Sie liegen auf dem Rücken. Arme und Beine zeigen nach oben. Der Körper bildet also ungefähr ein V. (A)

2 Die gestreckten Beine langsam auf den Boden senken, gleichzeitig die Arme über den Kopf auf den Boden senken. (B) Die Bauchmuskeln bleiben gespannt, sodass der untere Rücken sich nie wölbt und vom Boden hebt.

3 Wenn die Bauchmuskeln den Rücken nicht mehr halten können und der Rücken beginnt, sich nach oben zu biegen, beenden Sie das Absenken der Arme und Beine und kehren in die Ausgangsstellung zurück. Arme und Beine bleiben die ganze Zeit über gestreckt.

Um die schrägen Bauchmuskeln besonders zu fordern, nur einen Arm und ein Bein heben (in beliebiger Kombination).

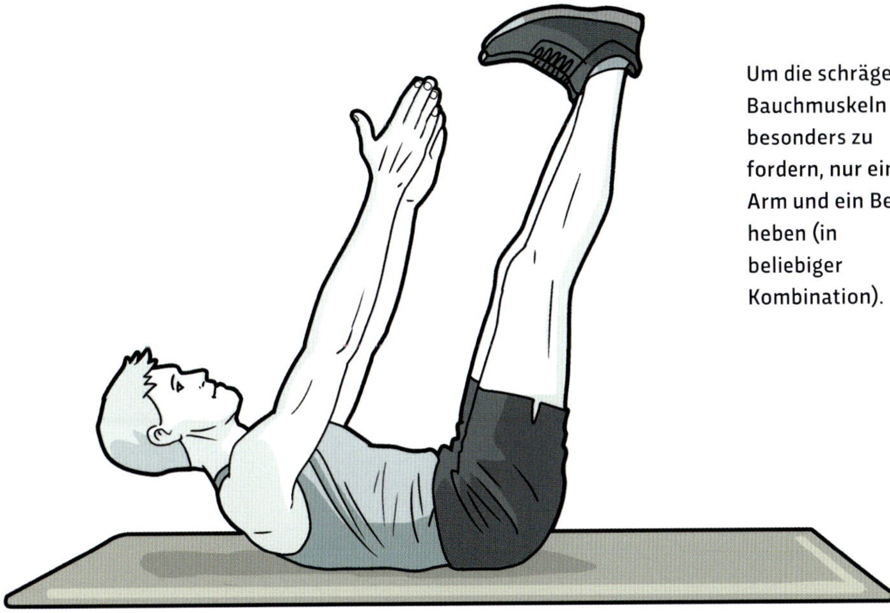

A

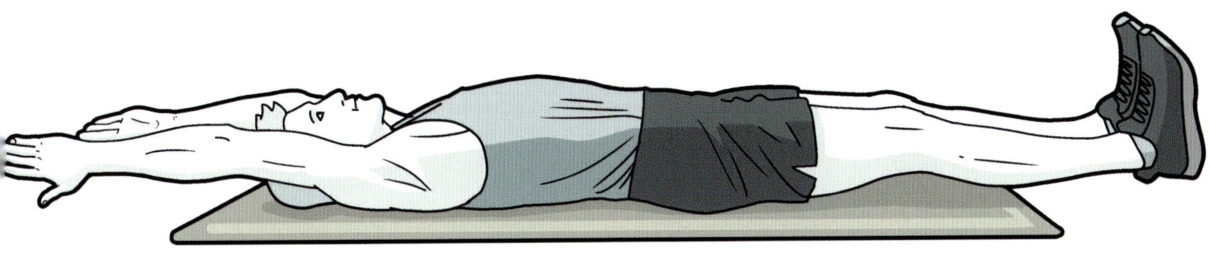

B

DREHUNG

Primäre Muskelgruppen: Bauchmuskeln, schräge Bauchmuskeln
Sekundäre Muskelgruppen: Hüftbeuger

10

GRUNDÜBUNG

FAHRRAD

11

GUTE ANFÄNGER

SCHEIBEN-WISCHER

12

FORTGESCHRITTENE

FRONTSTÜTZ MIT GEDREHTEM TRITT

Eine der wichtigsten Aufgaben der Muskeln in der Körpermitte besteht darin, Sie zu stabilisieren, wenn Sie den Rumpf drehen und wenn der Rumpf sich gegen Drehungen sperrt. Bei diesen Übungen drehen Sie sich im mittleren Bereich der Wirbelsäule (Brustwirbelsäule), also dort, wo die Rippen entspringen – nicht im unteren Bereich der Lendenwirbelsäule. Die untere Wirbelsäule und das Becken sollten neutral bleiben. Diese Übungen verbessern die kontrollierte Stabilität bei Drehungen. Die Bewegungen werden allmählich anstrengender und den Schluss bildet eine Übung, die auf dem Frontstütz basiert und die Stabilität besonders herausfordert.

KÖRPERMITTE

10 / FAHRRAD

Das Fahrrad fordert die schrägen Bauchmuskeln, weil eine Schulter sich zur gegenüberliegenden Hüfte dreht. Dabei versucht der Ellbogen, das gegenüberliegende Knie zu erreichen. Die Hände bleiben hinter dem Kopf. Das Fahrrad trainiert die Bauchmuskeln; aber es ist keine Rumpfbeuge. Entscheidend ist vielmehr die Drehung der Wirbelsäule.

ZIEL: Sobald Sie auf jeder Seite 20 Wiederholungen schaffen, können Sie den Scheibenwischer probieren (11).

1 Sie liegen flach auf dem Rücken. Die Hände befinden sich hinter den Ohren, die Knie sind gebeugt. Den Fuß heben, dabei die Bauchmuskeln spannen, bis die Hüften einen 90-Grad-Winkel und die Knie einen 45-Grad-Winkel bilden.

---

2 Das rechte Bein nach vorne strecken (es muss nicht völlig gerade sein). Gleichzeitig in der Körpermitte drehen, sodass der rechte Ellbogen sich dem linken Knie nähert. A

---

3 Das rechte Bein langsam zurückziehen und gleichzeitig das linke Bein strecken und den linken Ellbogen dem rechten Knie nähern. B

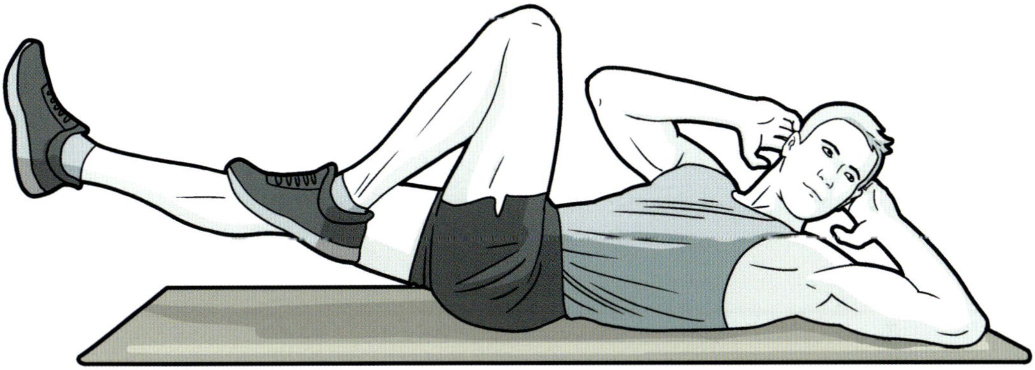

A

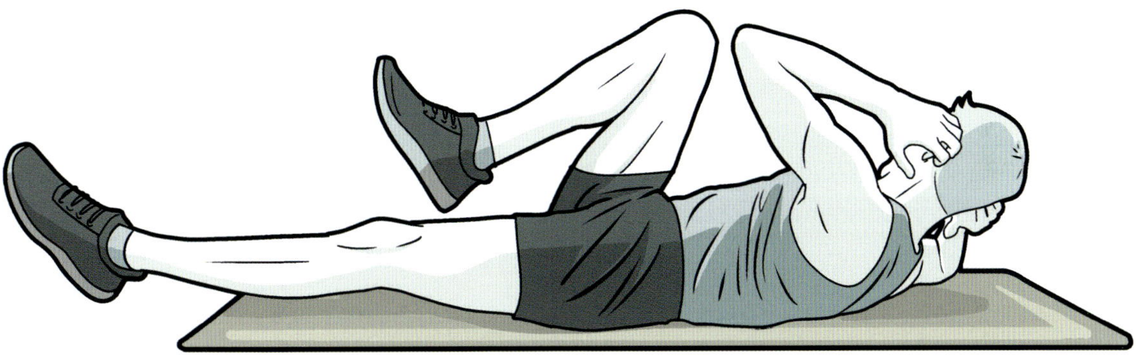

B

Die untere Wirbelsäule bleibt flach.

KÖRPERMITTE

11 / SCHEIBENWISCHER

Diese Übung trainiert die schrägen Bauchmuskeln. Sie liegen auf dem Rücken und bewegen die Beine von einer Seite zur anderen, wie ein Scheibenwischer. Versuchen Sie nicht, sich mit den Armen hochzudrücken – verlassen Sie sich stattdessen auf die Kraft und die Steuerung der Körpermitte. Sie drehen sich nur in der Mitte der Wirbelsäule. Die untere Wirbelsäule sollte ihre natürliche Kurve beibehalten, selbst wenn Sie die Knie gebeugt lassen müssen. Strecken Sie die Beine nur, wenn Sie die natürliche Kurve des unteren Rückens während der gesamten Übung beibehalten können.

ZIEL: 20 Wiederholungen auf jeder Seite.

1 Sie liegen flach auf dem Rücken und strecken die Beine nach oben. Die Arme liegen an den Seiten, die Handflächen zeigen nach oben. (A)

2 Die Beine zusammen lassen und langsam nach rechts senken, als wären sie langsame Scheibenwischer. (B) Stoppen, sobald die gegenüberliegende Schulter sich vom Boden zu heben beginnt.

3 Die Richtung umkehren und die Beine zurück in die Ausgangsposition bringen. (A) Dann auf der linken Seite wiederholen. (C)

Wenn Sie die untere Wirbelsäule nicht neutral halten können, beugen Sie die Knie, anstatt die Beine zu strecken.

Wenn Sie ein wenig Hilfe brauchen, drehen Sie die Hände um, sodass die Handflächen auf den Boden drücken.

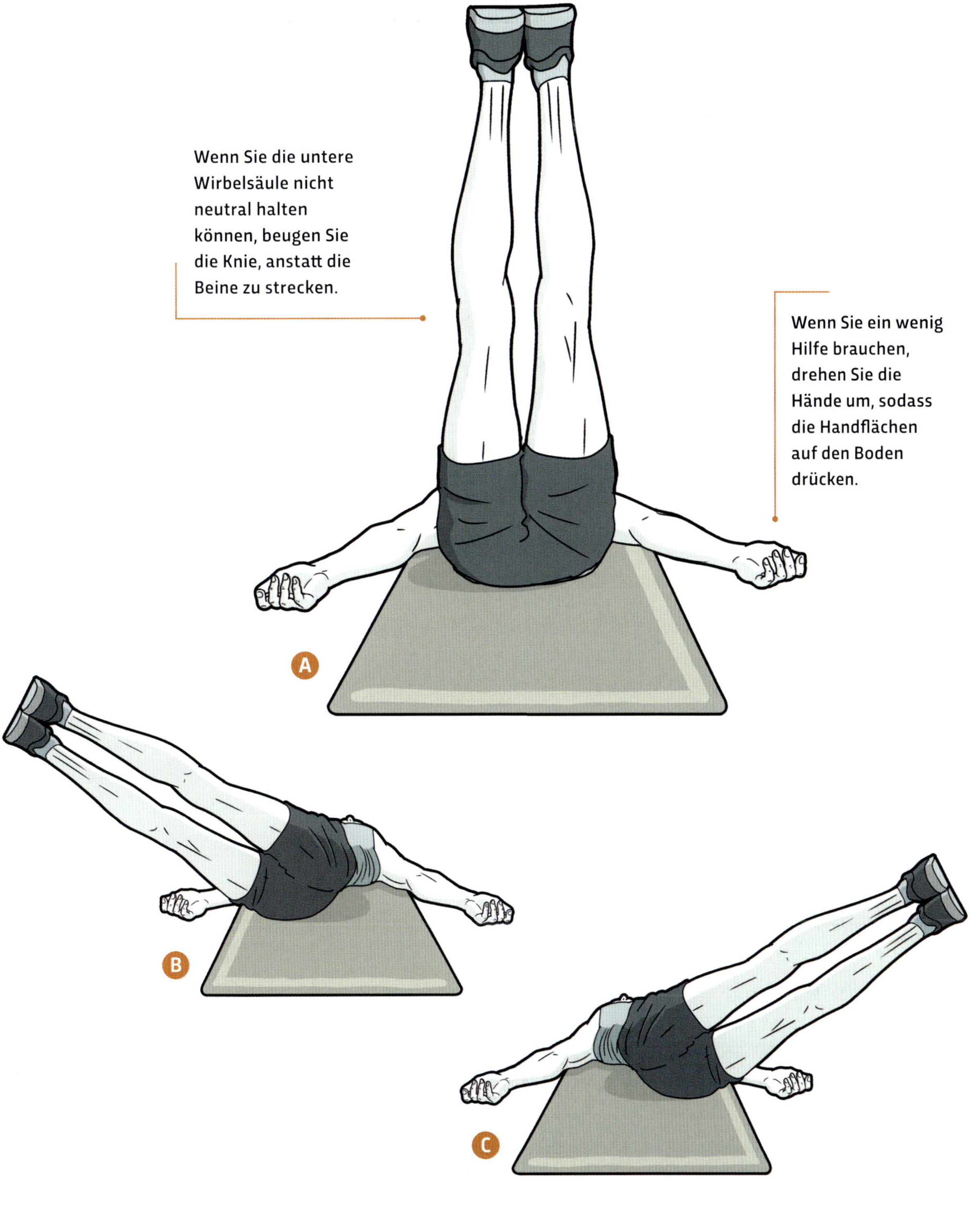

KÖRPERMITTE

12 / FRONTSTÜTZ MIT GEDREHTEM TRITT

Diese Übung verbindet eine Drehung mit einem Frontstütz (01), der die Stabilität trainiert. So wird die gesamte Körpermitte gestärkt. Sie beginnen im Frontstütz und treten dann mit einem Bein langsam unter dem anderen Bein hindurch. Der Tritt muss nicht besonders hoch sein, doch je höher Sie kommen, desto stärker wird das Ziehen in den schrägen Bauchmuskeln. Spannen Sie die Gesäß- und Bauchmuskeln an, um den unteren Rücken zu entlasten, und erlauben Sie den Schultern und Schulterblättern, sich ein wenig zu bewegen, damit Sie sich in der Mitte der Wirbelsäule drehen.

ZIEL: 20 Wiederholungen auf jeder Seite

1 Beginnen Sie im Frontstütz. (A) Die linke Hüfte und die linke Schulter senken, während das gestreckte linke Bein beginnt, unter dem rechten Bein weit nach links zu treten.

2 Während der Rumpf sich dreht, die Innenkante des rechten Beines senken, sodass die linke Ferse freie Bahn hat. Dabei zum linken Knie schauen. (B)

3 Langsam in den Frontstütz zurückkehren: Das linke Bein kehrt unter dem rechten in seine Ausgangsposition zurück. (A) Dann die Übung nach rechts wiederholen. (C)

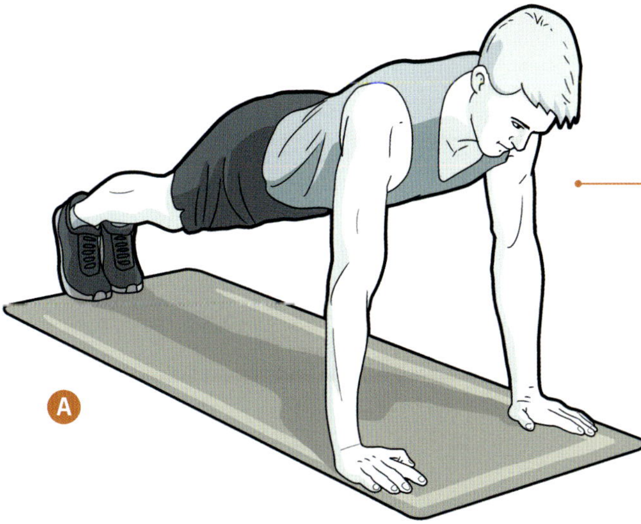

Der Brustkorb bleibt lang, damit die Mitte der Wirbelsäule sich nicht zu sehr rundet.

A

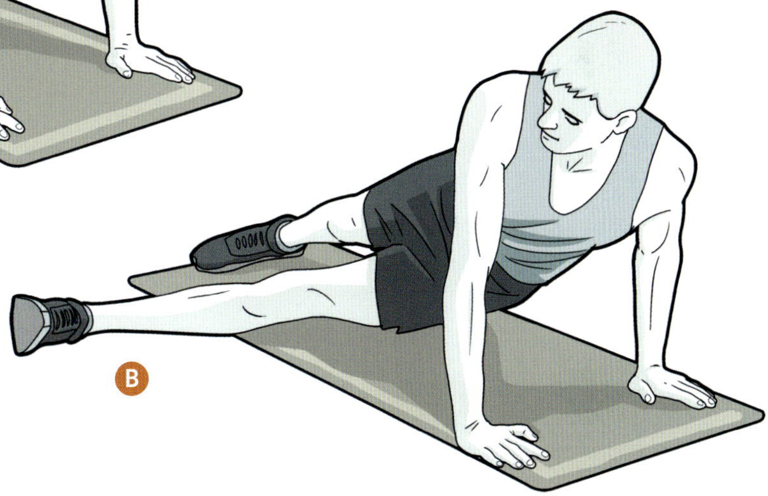

B

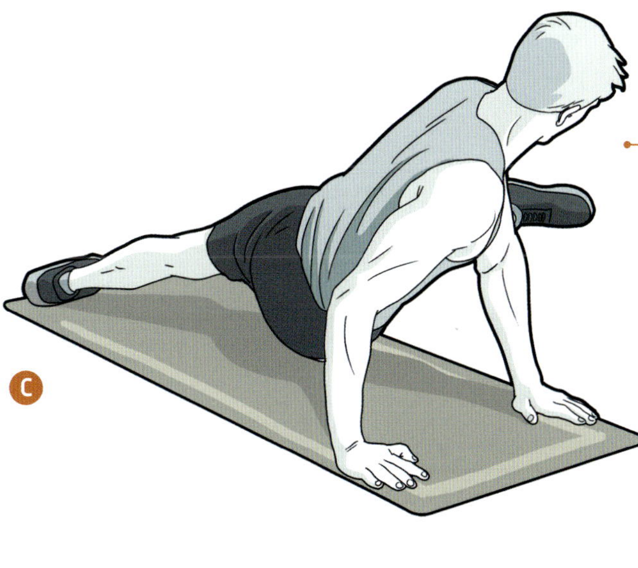

Beim Tritt jäh ausatmen, damit die Muskeln sich stärker anspannen.

C

BEINHEBEN

Primäre Muskelgruppen: Bauchmuskeln, Hüftbeuger
Sekundäre Muskelgruppen: schräge Bauchmuskeln

13

GRUNDÜBUNG

BEINHEBEN IN RÜCKENLAGE

14

GUTE ANFÄNGER

BEINHEBEN IM HANG

15

FORTGESCHRITTENE

FRONTSTÜTZ MIT GEDREHTEM ANZIEHEN DER KNIE

Das Heben und Senken der Beine ist eine hervorragende Übung, um die Stabilität der Bauchmuskeln und der unteren Wirbelsäule zu verbessern. Wenn Sie die Beine heben und senken – sei es auf dem Boden, sei es im Hang –, spüren Sie, dass der untere Teil der Wirbelsäule sich strecken und das Becken, von den Beinen gezogen, nach vorne kippen will. Beides müssen die Bauchmuskeln verhindern. Hier heben Sie die Beine zunächst, während Sie auf dem Boden liegen. Dann heben Sie die Beine im Hang und zum Schluss im Frontstütz. Bei allen drei Varianten müssen sich die Bauchmuskeln enorm anstrengen, um die untere Wirbelsäule zu stabilisieren. Sie bauen also in jedem Fall Muskeln auf und stärken die Körpermitte.

13 / BEINHEBEN IN RÜCKENLAGE

Sie liegen flach auf dem Rücken, strecken die Beine nach oben und senken sie dann so langsam, wie Sie können, bis sie nebeneinander gestreckt auf dem Boden liegen. Die Bauchmuskeln müssen dafür sorgen, dass die untere Wirbelsäule neutral auf dem Boden bleibt. Versuchen Sie, die Arme nicht auf den Boden zu drücken, um stabiler zu liegen – Sie sollen ja die Bauchmuskeln trainieren, nicht die Armmuskeln. Wenn Sie merken, dass der Rücken sich vom Boden hebt, stoppen Sie die Beine dort, wo sie sind. Sie müssen die Beine nicht beim ersten Versuch völlig gestreckt senken. Nutzen Sie aber den Bewegungsumfang, über den Sie verfügen, bis Sie stark genug sind, um ihn zu erweitern.

ZIEL: Erweitern Sie Ihren Bewegungsspielraum, bis Sie die Füße knapp über dem Boden stoppen können. Bevor Sie das Beinheben im Hang (14) probieren, sollten Sie 20 Wiederholungen schaffen.

1 Sie liegen flach auf dem Rücken und strecken die Beine in die Luft. (A) Einatmen und dabei die Beine langsam senken, (B) bis die untere Wirbelsäule sich zu heben beginnt.

2 Ausatmen und dabei die Beine wieder heben, zurück in die Ausgangsstellung. 10 Mal wiederholen.

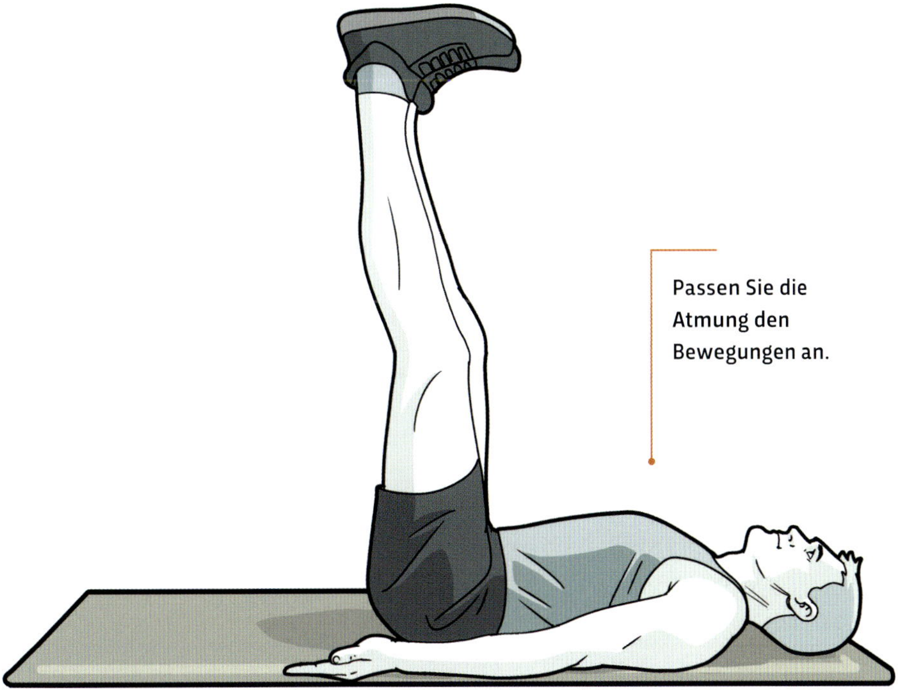

Passen Sie die Atmung den Bewegungen an.

A

Sie können die Hände unter den unteren Rücken schieben, um die kleinen Veränderungen der Position zu spüren.

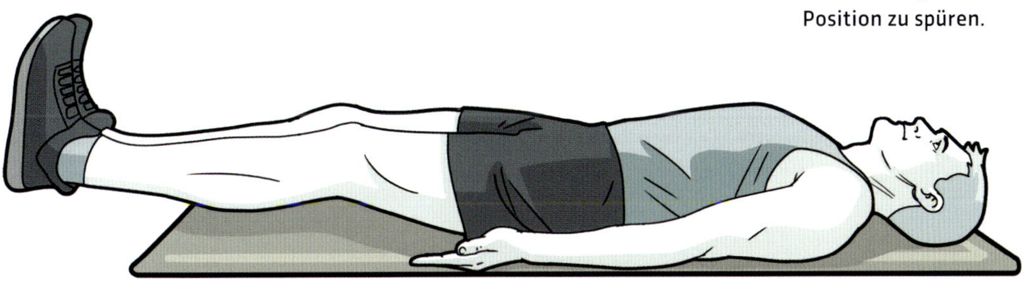

B

14 / BEINHEBEN IM HANG

Das Beinheben im Hang gelingt am besten, wenn die Stange, an der Sie hängen, so hoch ist, dass Sie die Arme und Beine vollständig strecken können. Hier versuchen Sie, die Beine bis in die Waagrechte (oder höher) zu heben und dann in die Ausgangsstellung zurückzukehren, ohne nach hinten zu schwingen. Sie können einen engen, weiten oder gemischten Griff verwenden, je nachdem, was Sie bequemer finden. Der Griff muss kräftig genug sein, um die Schultermuskeln zu aktivieren. Ziehen Sie die Schultern nach unten (zu den Hüften hin), um die Schultergelenke zu schützen.

ZIEL: Wenn Sie stärker werden, können Sie versuchen, die Beine über die Waagrechte hinaus zu heben – wenn möglich bis zur Stange.

1 Sie hängen an der Stange und senken die Schulterblätter zu den Hüften hin, um die unteren Trapezmuskeln anzuspannen. (A)

2 Ausatmen und dabei die gestreckten Beine so hoch wie möglich heben. (B)

3 Einatmen und dabei die Beine langsam senken, um ein Schwingen zu verhindern. Die Bauchmuskeln verhindern eine Streckung der unteren Wirbelsäule.

Versuchen Sie, die Beine auch schräg zu heben, oder sogar wie Scheibenwischer zu bewegen (11).

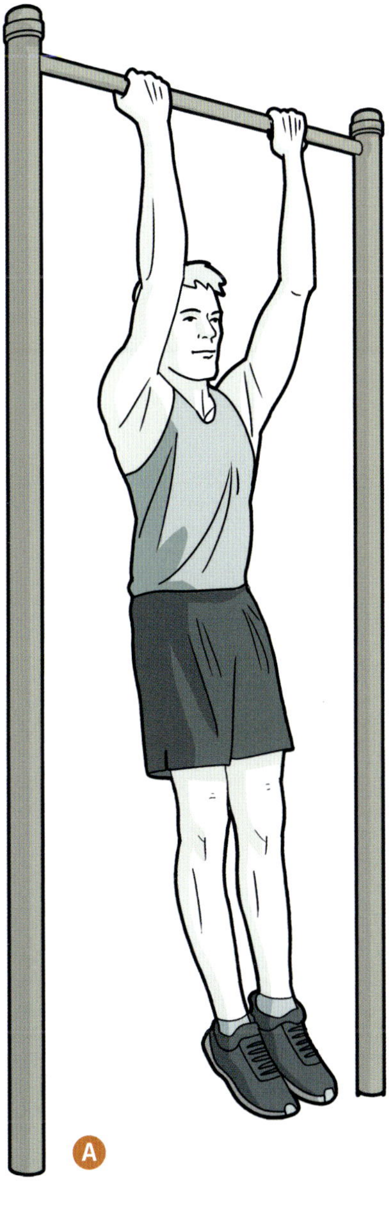

A

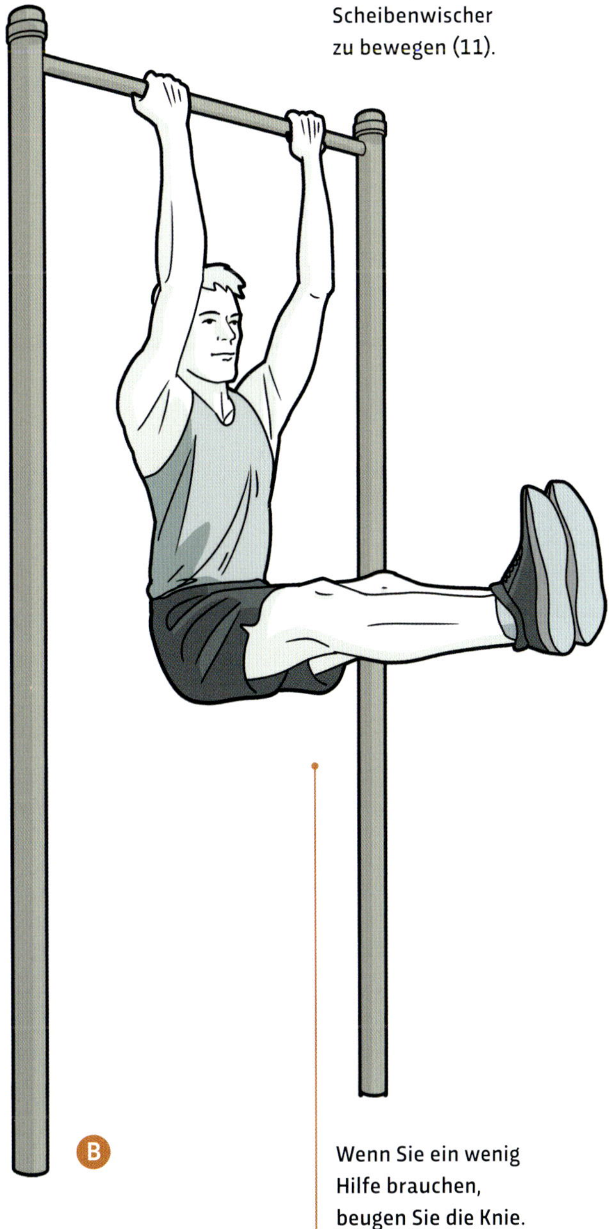

B

Wenn Sie ein wenig Hilfe brauchen, beugen Sie die Knie.

KÖRPERMITTE

15 / FRONTSTÜTZ MIT GEDREHTEM ANZIEHEN DER KNIE

Um Ihre Stabilität noch mehr herauszufordern, heben Sie die Beine hier im Frontstütz (01) auf einem glatten Boden mit einem Handtuch, einem Papierhandtuch oder einem Pappteller unter den Füßen. Alles, was auf dem Boden rutscht, ist geeignet. Lassen Sie im Frontstütz eine Hüfte leicht sinken und ziehen Sie beide Knie an die Brust. Versuchen Sie, vollständig auszuatmen, wenn die Knie sich dem Brustkorb nähern, und atmen Sie ein, wenn Sie in den Stütz zurückkehren.

ZIEL: 20 Wiederholungen auf jeder Seite.

1 Beginnen Sie im Frontstütz auf einer harten, glatten Fläche mit einem Handtuch unter den Füßen. (A)

2 Die linke Hüfte leicht senken und beide Knie auf der rechten Seite nach oben an die Brust ziehen. (B) Das Handtuch lässt die Füße rutschen, sodass Sie kontrolliert gleiten können.

3 Die Bauchmuskeln bleiben aktiv. Die Hüften waagrecht ausrichten und die Beine strecken, bis Sie sich wieder im Stütz befinden. (A) Dann auf der anderen Seite wiederholen. (C)

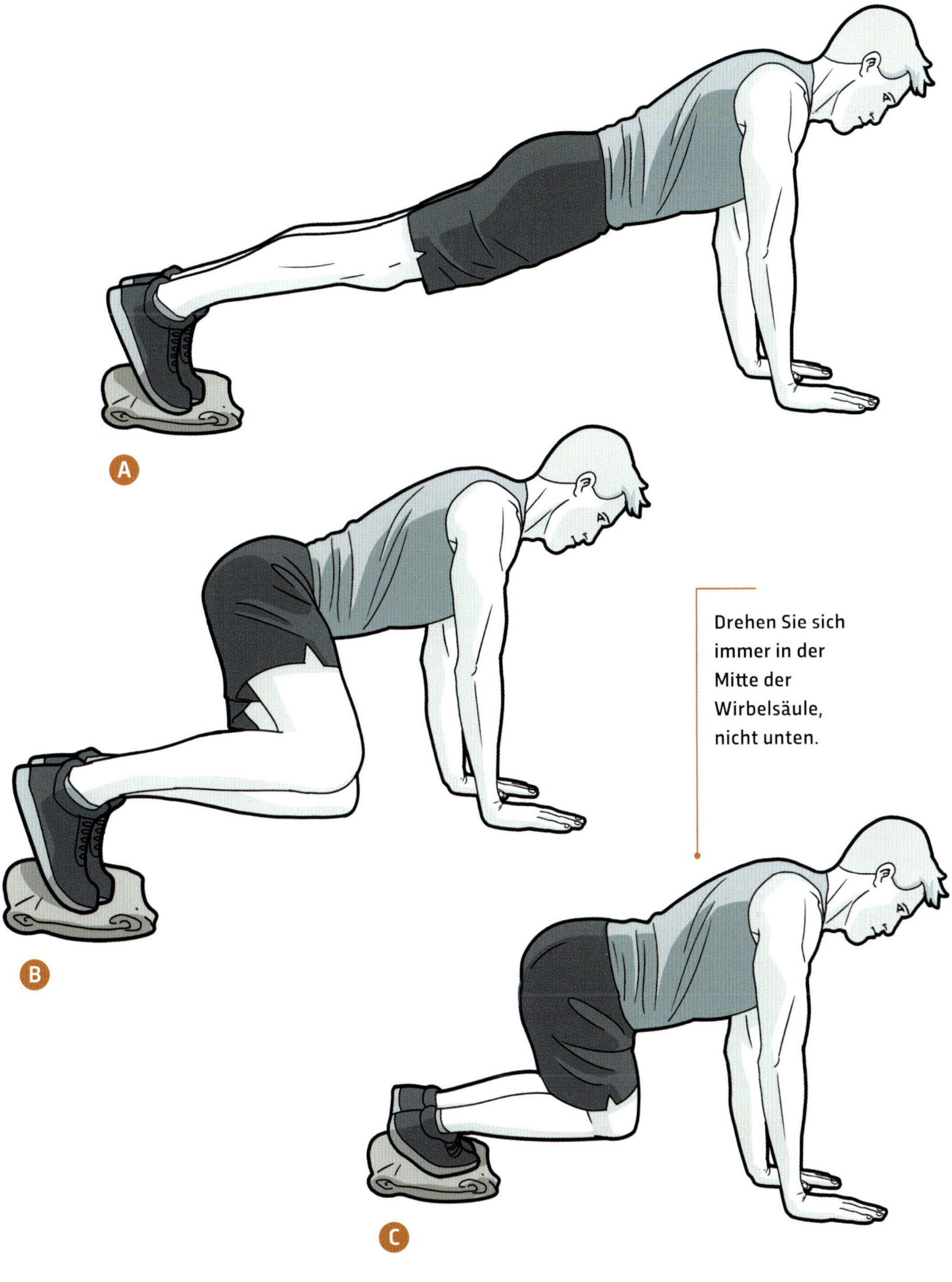
A
B
Drehen Sie sich immer in der Mitte der Wirbelsäule, nicht unten.
C

LIEGESTÜTZSPRUNG

Primäre Muskelgruppen: Bauchmuskeln, Brustmuskeln, Deltamuskeln, Quadrizeps, Gesäßmuskeln, hintere Oberschenkelmuskeln

16

GRUNDÜBUNG

ERHÖHTER LIEGESTÜTZ-SPRUNG

17

GUTE ANFÄNGER

KLASSISCHER LIEGESTÜTZ-SPRUNG

18

FORTGESCHRITTENE

EINARMIGER LIEGESTÜTZ-SPRUNG

Der Liegestützsprung (Burpee) in allen Varianten ist eine der besten Fitnessübungen für den ganzen Körper. Mit seinen vielen Bewegungen – Hüftbeugung, Kniebeuge, Frontstütz und Stoßen – trainiert er fast alle Muskelgruppen des Körpers, besonders die Mitte. Bei derart vielen Bewegungen kann aber vieles schiefgehen; darum müssen Sie die korrekte Technik erlernen. Hier beginnen Sie mit einer etwas leichteren Version, damit Sie die richtigen Bewegungen einüben können. Dann folgt der klassische Liegestützsprung und zum Schluss eine schwierigere Version als echte Herausforderung.

KÖRPERMITTE

16 / ERHÖHTER LIEGESTÜTZSPRUNG

Der erhöhte Liegestützsprung ist eine etwas einfachere Variante des klassischen Liegestützsprungs. Die Sprunggelenke und die Hüften müssen hier bei der Kniebeuge (19) nicht so beweglich und die Mitte braucht beim Frontstütz (01) nicht so stark sein. Anstatt nach dem Boden zu greifen, stützen Sie sich mit den Händen auf eine Bank oder einen Kasten. Dadurch bleibt die Lendenwirbelsäule eher neutral und Sie müssen sie nicht mehrere Male beugen. Je höher die Bank, desto einfacher wird der Liegestützsprung. Achten Sie also darauf, dass Sie sich ausreichend fordern.

ZIEL: Behalten Sie während der gesamten Übung eine neutrale Lendenwirbelsäule bei. Sobald Sie 20 Wiederholungen schaffen, machen Sie mit dem klassischen Liegestützsprung (17) weiter.

1 Sie stehen etwa 30 Zentimeter vor der Bank. Die Füße sind eine Hüftbreite auseinander. (A)

2 In die Hocke gehen, die Arme nach vorne strecken und die Hände auf die Bank legen. (B) Die Wirbelsäule bleibt neutral.

3 Sobald die Hände sicher auf der Bank liegen, hüpfen die Füße nach hinten bis in den Frontstütz. (C)

4 Nun nach vorne hüpfen, zurück auf die Stelle vor der Bank, auf der Sie begonnen haben, und in der Hocke landen. (B)

5 Mit geradem Rücken in den Stand zurückkehren. (A)

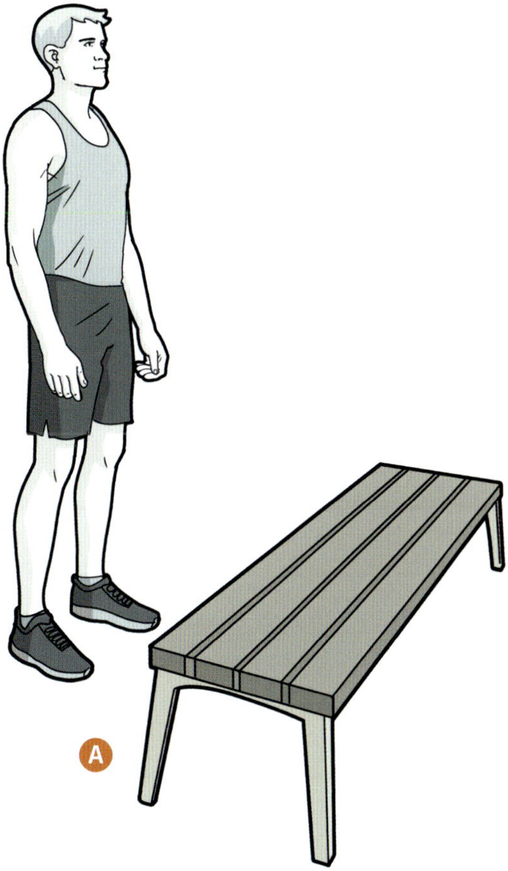

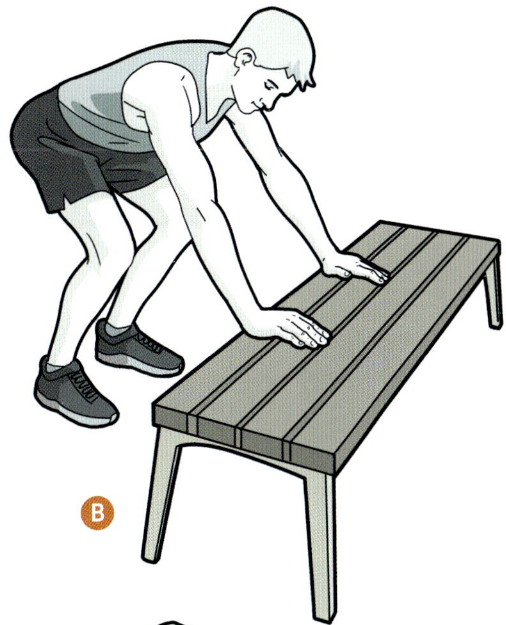

Schwieriger wird es, wenn Sie im Stand auf die Bank und zurück springen und im Frontstütz einen Liegestütz machen.

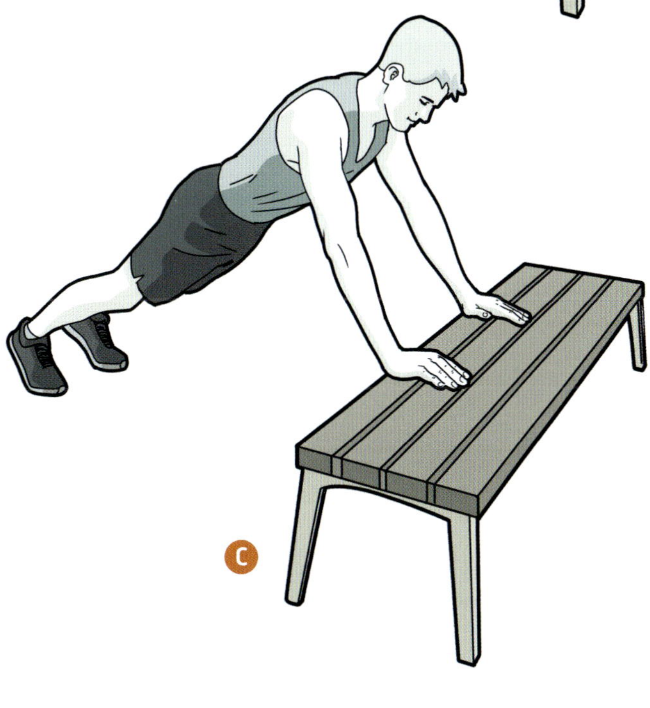

KÖRPERMITTE

17 / KLASSISCHER LIEGESTÜTZSPRUNG

Bei diesem Liegestützsprung hilft Ihnen keine Bank – Sie müssen sich bücken und in die tiefe Hocke gehen (19). Auf dem Weg nach unten müssen die Knie über den Füßen bleiben und dürfen nicht einwärts sacken – das wäre eine gefährliche Kompensation und könnte zu schweren Verletzungen führen. Sollten Sie das bisher getan haben, ohne es zu merken, müssen Sie es sich sofort abgewöhnen. Die Hüften und die Sprunggelenke müssen stabil sein, wenn Sie von den Knöcheln ausgehende oder explosive Bewegungen machen – beides ist beim Liegestützsprung der Fall. Wie eine richtige Kniebeuge aussieht, zeigt Ihnen Abbildung B auf Seite 93.

ZIEL: 20 Wiederholungen

1 Die Füße sind eine Hüftbreite auseinander. Gehen Sie in die Hocke und beugen Sie sich vor. Die Arme sind nach unten gestreckt. Den Rücken gerade halten, bis die Hände den Boden erreichen. (A)

2 Sobald Sie sich mit den Händen abgestützt haben, hüpfen Sie mit den Füßen nach hinten und landen im Frontstütz. (B)

3 Aus dem Frontstütz nach vorne hüpfen und in die tiefe Hocke zurückkehren. (A) Dann die Hände heben, sodass sie nicht mehr auf dem Boden liegen.

4 Der Brustkorb bleibt oben, der Rücken gerade. Durch die Beine in den Stand hochdrücken und die Arme über den Kopf heben. (C)

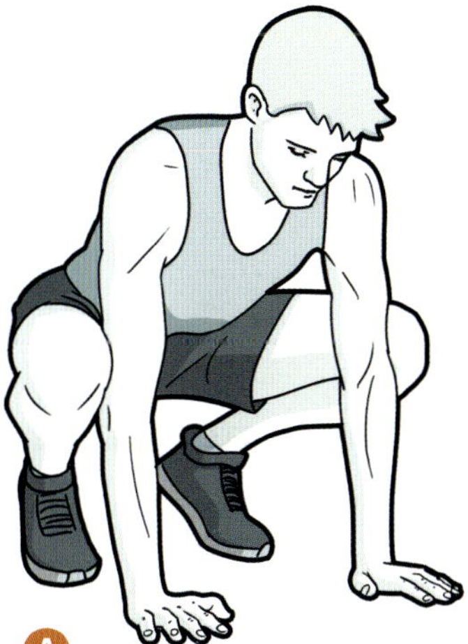

A

Ein Sprung im Stand und ein Liegestütz im Frontstütz macht die Übung ein wenig schwieriger.

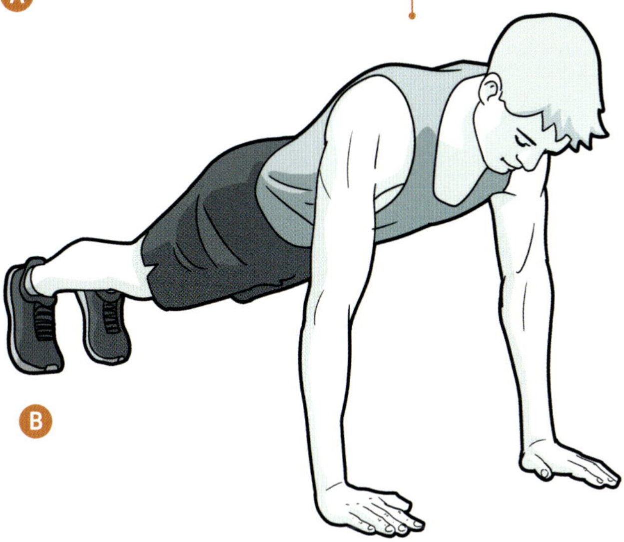

B

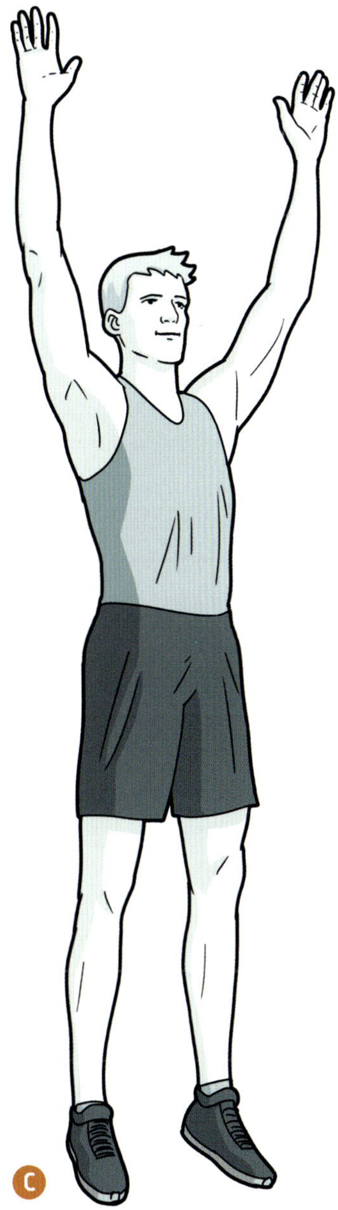

C

KÖRPERMITTE

18 / EINARMIGER LIEGESTÜTZSPRUNG

Der einarmige Liegestützsprung ist genau das, was das Wort sagt. Die Bewegungen sind die gleichen wie beim klassischen Sprung (17); doch anstatt im Frontstütz beide Arme zu benutzen (01), begnügen Sie sich hier mit einem. Da Sie hier weniger gut abgestützt sind, muss die Körpermitte härter arbeiten, damit Sie stabil bleiben. (Und der stützende Arm muss sich mehr anstrengen, weil der andere Arm ihm nicht hilft.) Sie können mit der erhöhten Version oder gleich auf dem Boden beginnen. Achten Sie auf die korrekte Technik: Die Knie bleiben über den Füßen und der untere Rücken bleibt möglichst neutral.

ZIEL: 10 Wiederholungen mit jedem Arm.

1 Sie beginnen im Stand; die Füße sind eine Hüftbreite auseinander. Gehen Sie in die Hocke und beugen Sie sich vor. Der linke Arm ist nach unten gestreckt. Den Rücken gerade halten, bis die linke Hand den Boden erreicht. A

2 Sobald Sie sich mit der Hand abgestützt haben, hüpfen Sie mit den Füßen nach hinten und landen im einhändigen Frontstütz. B

3 Aus dem Frontstütz nach vorne hüpfen und in die tiefe Hocke zurückkehren. C Dann die Hand heben, sodass sie nicht mehr auf dem Boden liegt.

4 Der Brustkorb bleibt oben, der Rücken gerade. Durch die Beine in den Stand hochdrücken und in den Stand zurückkehren. D Mit der rechten Hand wiederholen.

Sie können einen Sprung im Stand hinzufügen; aber ich rate von einem einarmigen Liegestütz in der Frontstützposition ab.

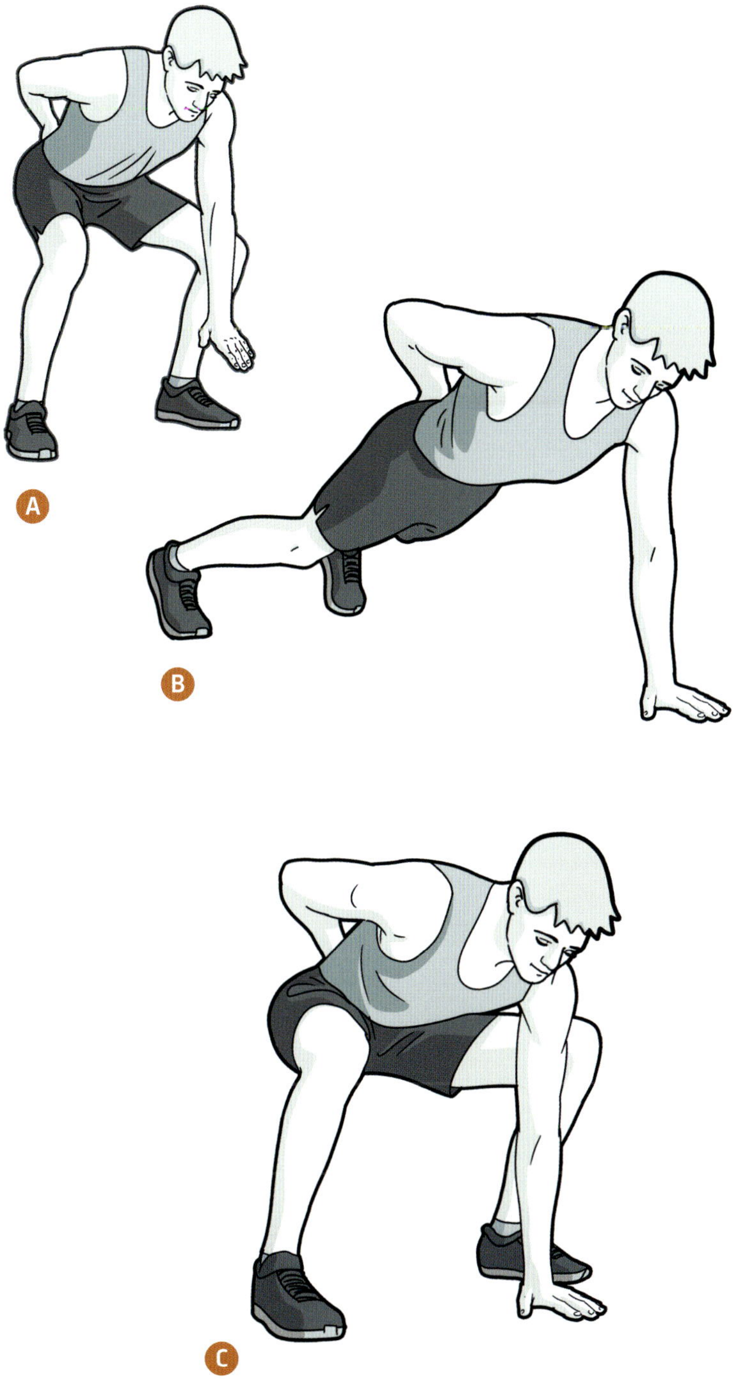

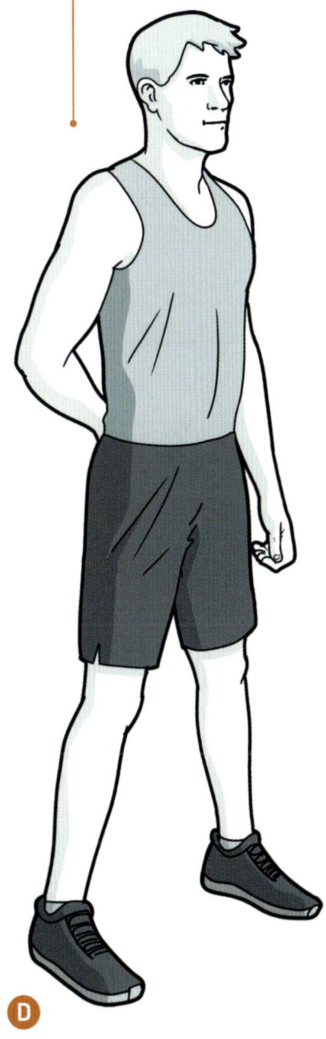

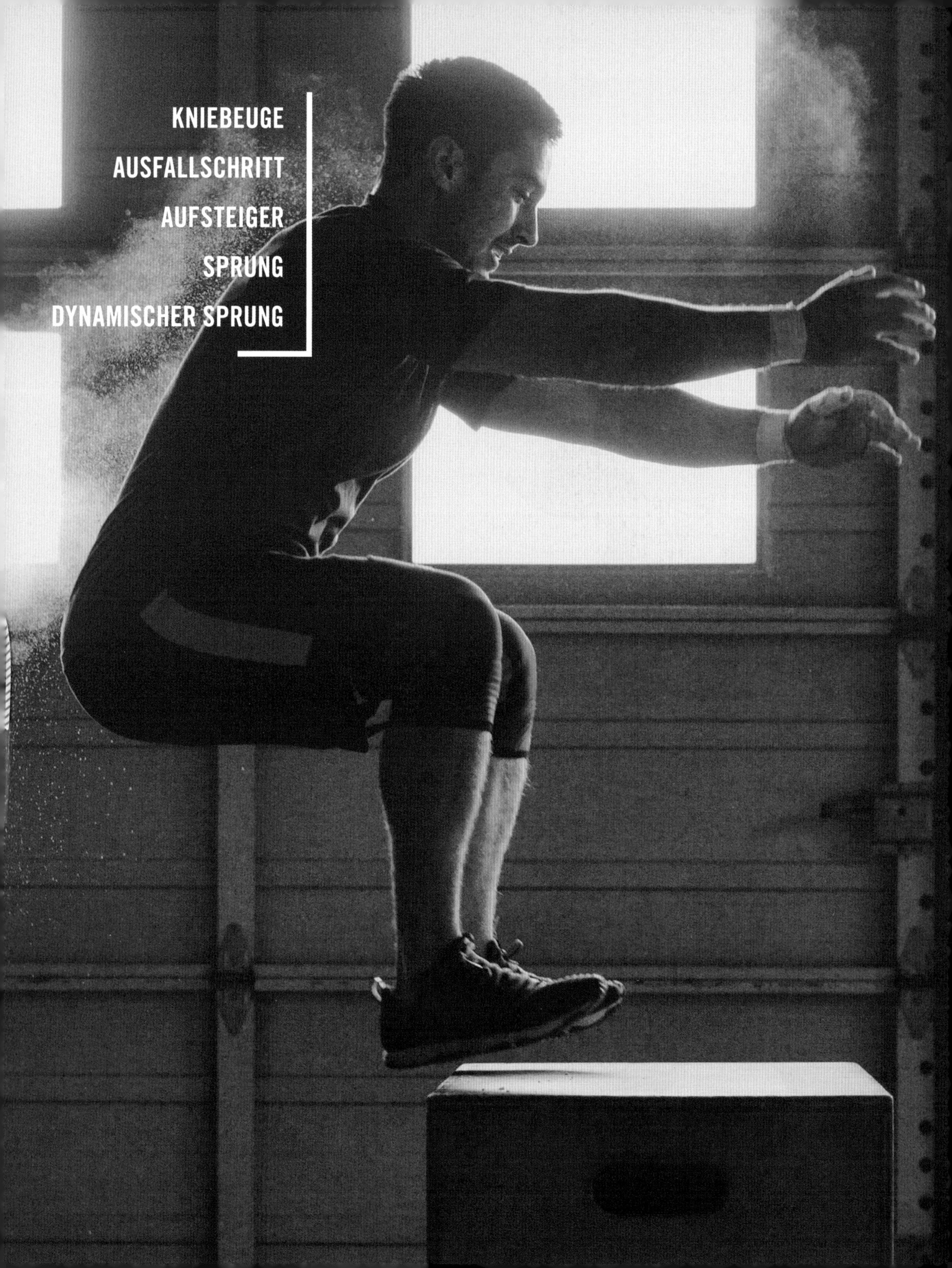

KNIEBEUGE
AUSFALLSCHRITT
AUFSTEIGER
SPRUNG
DYNAMISCHER SPRUNG

VIER

Bei Bewegungen, die vom Sprunggelenk ausgehen, beugen Sie das Fußgelenk und schieben das Schienbein über den Fußrücken nach vorne. Diese Dorsalflexion zwingt die Hüften und die Sprunggelenke, den Körper besser zu stabilisieren, und fordert die Waden, den Quadrizeps und die Gesäßmuskeln stärker. Zudem hat das Knie einen viel größeren Bewegungsspielraum als

SCHUB AUS DEM SPRUNGGELENK

beispielsweise bei Bewegungen, die von der Hüfte ausgehen. Die Form ist unterschiedlich und bei manchen Ausfallschritten beugen sich die Sprunggelenke weniger; aber ich finde trotzdem, dass sie von diesen Gelenken ausgehen, und ermutige meine Klienten immer, während ihrer Ausfallschritte wenigstens einige gesunde Vorwärtsbewegungen der Schienbeine und Knie zu machen. So gewöhnen sie sich an, die Unterschenkel korrekt und elastisch zu bewegen, was die Sprunggelenke stärkt und die Beinmuskeln fit hält.

KNIEBEUGE

Primäre Muskelgruppen: Quadrizeps, hintere Oberschenkelmuskeln, Gesäßmuskeln
Sekundäre Muskelgruppen: Waden, Bauchmuskeln, Rückenstrecker

19

GRUNDÜBUNG

KNIEBEUGE

20

GUTE ANFÄNGER

EINBEINIGE KNIEBEUGE

21

FORTGESCHRITTENE

EINBEINIGE KNIEBEUGE MIT ERHÖHTEM HINTEREN BEIN

Die Kniebeuge ist eine der wichtigsten Bewegungen jedes Workouts und eine der besten Möglichkeiten, sich auf den Boden zu begeben und wieder aufzustehen. Kniebeugen verbrennen eine Menge Kalorien und schulen, korrekt ausgeführt, sowohl die Stabilität des Oberkörpers als auch die Beweglichkeit der Beine. Sie trainieren also die Körpermitte, während Sie mit dem Quadrizeps und den Gesäßmuskeln arbeiten. Eine einwandfreie Kniebeuge verteilt Ihr Gewicht gleichmäßig zwischen den Fersen und den Fußballen. Dabei liegen die Wirbelsäule und die Schienbeine parallel nebeneinander. Sobald Sie die einfache Kniebeuge beherrschen, können Sie sich mit der einbeinigen Kniebeuge und mit der sehr intensiven Kniebeuge mit erhöhtem hinteren Bein noch stärker fordern.

SPRUNG-
GELENK

19 / KNIEBEUGE

Die meisten Leute wissen, wie eine Kniebeuge aussieht; aber sie ist nicht ganz so einfach, wie es scheint. Wenn Sie Verletzungen vorbeugen und Schenkel und Po wirklich formen wollen, müssen Sie einige Punkte beachten. Die Füße müssen nicht parallel stehen, sollten aber höchstens einen Winkel von 15 Grad bilden. Das Schienbein und die Knie müssen sich aber genau über der Mittellinie des Fußes befinden und sich dem Winkel anpassen.
Das Fußgewölbe sollte sich nicht senken. Wenn die Zehen bei der Kniebeuge weiter auseinander gezogen werden, müssen Sie wahrscheinlich an der Beweglichkeit des Sprunggelenks arbeiten (Wadendehnung kann helfen).
Die Knie können über die Zehen ragen, sofern die Sprunggelenke beweglich genug sind und das Körpergewicht gleichmäßig zwischen den Fußballen und den Fersen verteilt ist. Wenn Sie die Arme nach vorne strecken müssen, um das Gleichgewicht zu bewahren, ist das erlaubt; streben Sie aber nach der Beweglichkeit, die Ihr Gewicht verteilt, ohne dass Sie die Arme zum Ausbalancieren benutzen müssen.

ZIEL: Die Schienbeine sollten am tiefsten Punkt der Hocke parallel zur Wirbelsäule liegen. Wiederholen Sie 20 Mal. Technik ist alles bei dieser Übung.

1 Die Füße sind im Stand schulterweit auseinander (oder etwas weiter, wenn nötig) und bilden einen Winkel von höchstens 15 Grad. A

2 Der Brustkorb bleibt oben. Die Knie beugen und so tief in die Hocke gehen, wie es bei korrekter Technik möglich ist, oder bis die Oberschenkel parallel zum Boden ausgerichtet sind. B Das Gewicht muss gleichmäßig zwischen Fersen und Fußballen verteilt sein.

3 Sich durch die Fersen und den Mittelfuß hochdrücken, bis Sie sich wieder in der Ausgangsstellung befinden. Hüften und Schultern bewegen sich dabei als Einheit. A

Unterschiedliche Armhaltungen machen die Kniebeuge leichter oder schwerer. Versuchen Sie, die Arme an die Seiten zu legen oder nach vorne oder oben zu strecken.

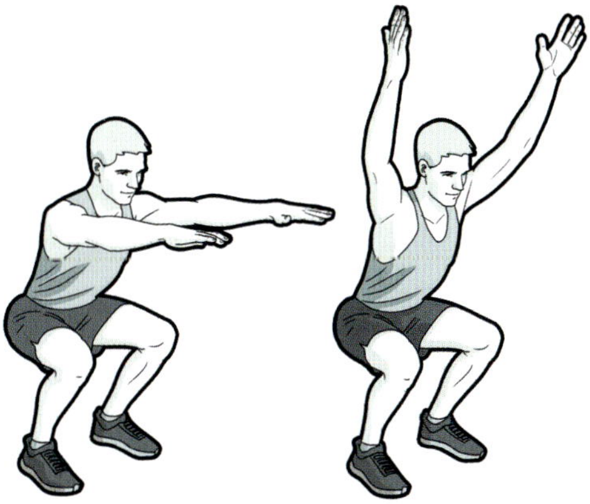

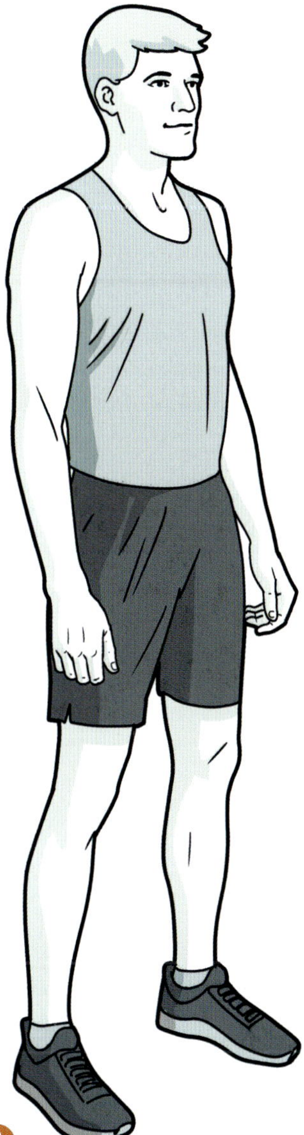

A

Der Rücken bleibt stabil und gerade – nicht vorbeugen.

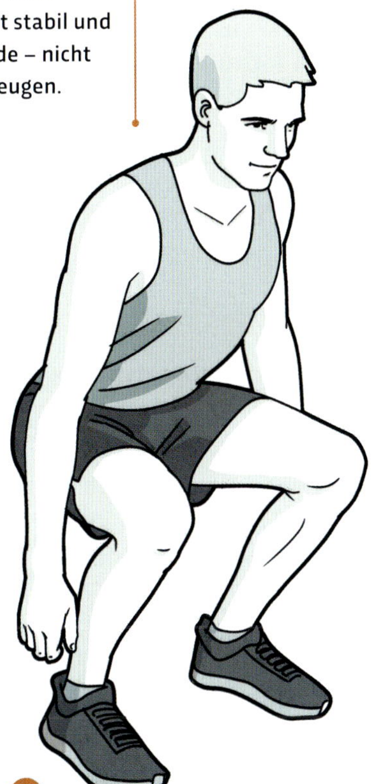

B

Diese Übung fördert die Stabilität: Rücken an der Wand, Füße schulterbreit auseinander. In die Hocke gehen, Rücken an der Wand lassen, bis die Knie 90 Grad gebeugt und genau über den Füßen sind.

Wenn die Fußgelenke sich senken und die Füße nicht solide stehen, genügt eine halbe Kniebeuge, bis die Beweglichkeit ausreicht, um tiefer zu gehen.

SPRUNG-GELENK

20 / EINBEINIGE KNIEBEUGE

Hier bleiben beide Füße stationär wie bei der normalen Kniebeuge; ein Fuß befindet sich jedoch vor dem anderen. Der ideale Abstand zwischen den Füßen ist derjenige, der die Hüften am tiefsten Punkt der Hocke in eine neutrale Position bringt. Um herauszufinden, was für Sie am besten ist, beginnen Sie mit einer bequemen halben einbeinigen Kniebeuge, bis Sie mit der Bewegung vertraut sind. So verbessern Sie die Stabilität der Hüften, bevor Sie sich an Ausfallschritte wagen.

ZIEL: Richten Sie die Füße parallel aus. Die Wirbelsäule sollte senkrecht bleiben. Sobald Sie auf jeder Seite mit perfekter Technik 20 Wiederholungen schaffen, probieren Sie die einbeinige Kniebeuge mit erhöhtem hinterem Bein (21).

1 Lassen Sie sich so auf ein Knie nieder, dass das hintere Knie sich unter der Hüfte und diese sich unter der Schulter befindet. Den vorderen Fuß ziemlich nahe an das gebeugte Knie fest auf den Boden stellen. (A)

2 Die Wirbelsäule bleibt senkrecht. Mit beiden Füßen in eine Schrittstellung hochdrücken. Beide Füße bleiben flach auf dem Boden, einer vor dem anderen. (B)

3 Versuchen Sie, im Gleichgewicht zu bleiben, während Sie langsam in die einbeinige Kniebeuge zurückkehren. (A)

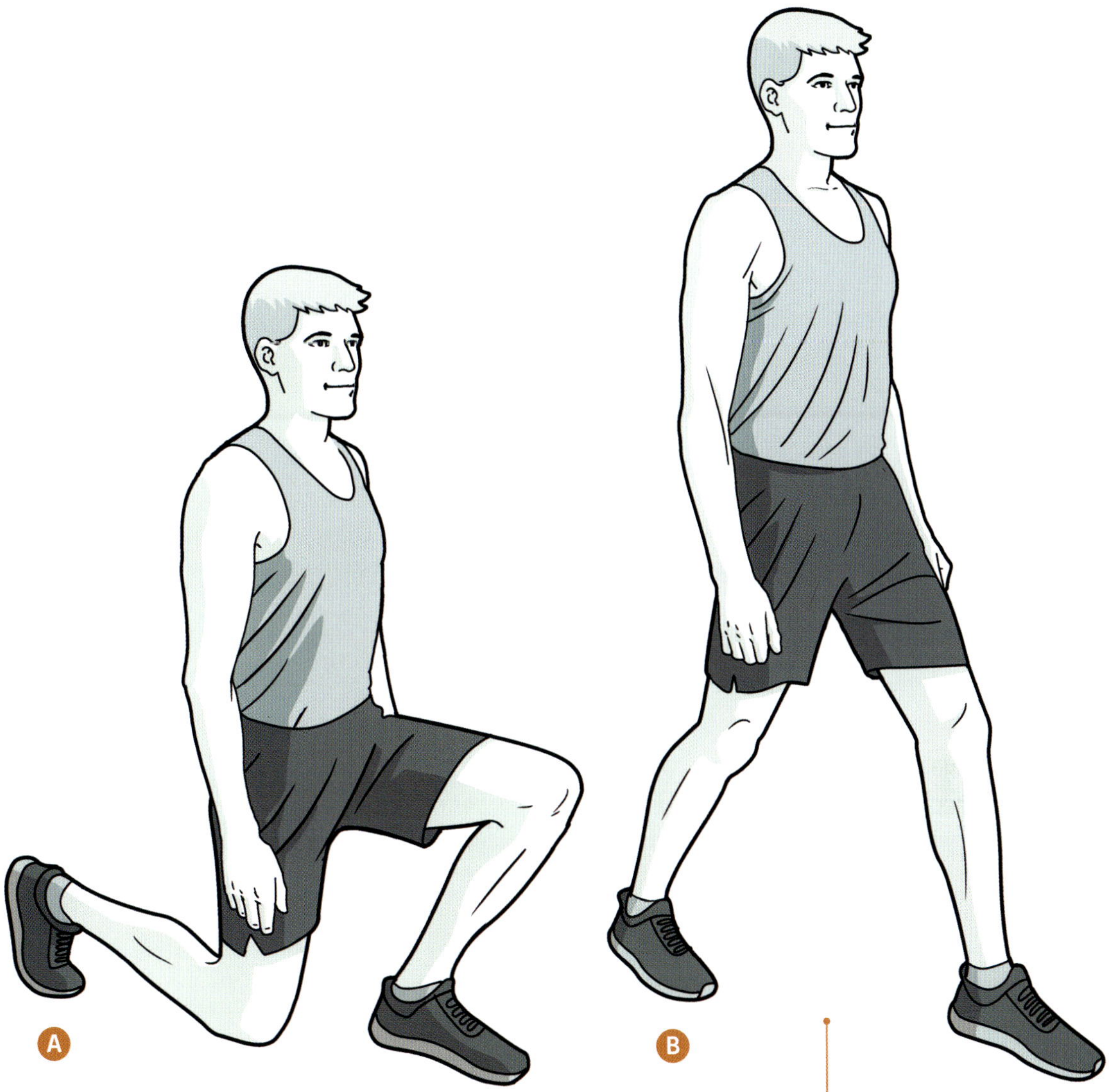

Wenn Sie Probleme mit der Balance haben, vergrößern Sie den Abstand zwischen den Füßen.

SPRUNG-GELENK

21 / EINBEINIGE KNIEBEUGE MIT ERHÖHTEM HINTEREM BEIN

Bei dieser Variante der einbeinigen Kniebeuge ruht das hintere Bein auf einem Stuhl, einer Bank oder einem anderen Gegenstand, sodass es zum Heben und Senken des Körpers beiträgt. Halten Sie sich bei den ersten Versuchen irgendwo fest; denn es ist schwierig, während der Ausführung das Gleichgewicht zu bewahren. Durch diese Übung bekommen Sie starke Oberschenkel, Gesäßmuskeln und Core-Muskeln. Es ist sehr wichtig, dass die Hüfte der belasteten Seite sich auf einer Linie mit der Schulter, dem Knie und dem Sprunggelenk befindet; andernfalls verstärken Sie falsche Bewegungsabläufe und sind verletzungsgefährdet.

ZIEL: 20 Wiederholungen auf jeder Seite

1 Ein Fuß ruht hinter dem Rumpf auf einer Bank. Er sollte, wenn möglich, in gerader Linie mit den Zehen nach hinten zeigen, sodass die Oberseiten der Zehen auf der Bank liegen. (A)

2 Mit dem Standbein nach vorne hüpfen, bis Sie im Hüftbeuger des hinteren Beines die Dehnung spüren – dann ist die Position korrekt.

3 Langsam mit dem Standbein in die Hocke gehen, bis die Oberseite des Schenkels parallel zum Boden ist. (B)

4 Nur durch das Standbein hochdrücken und in die Ausgangsposition zurückkehren. (A)

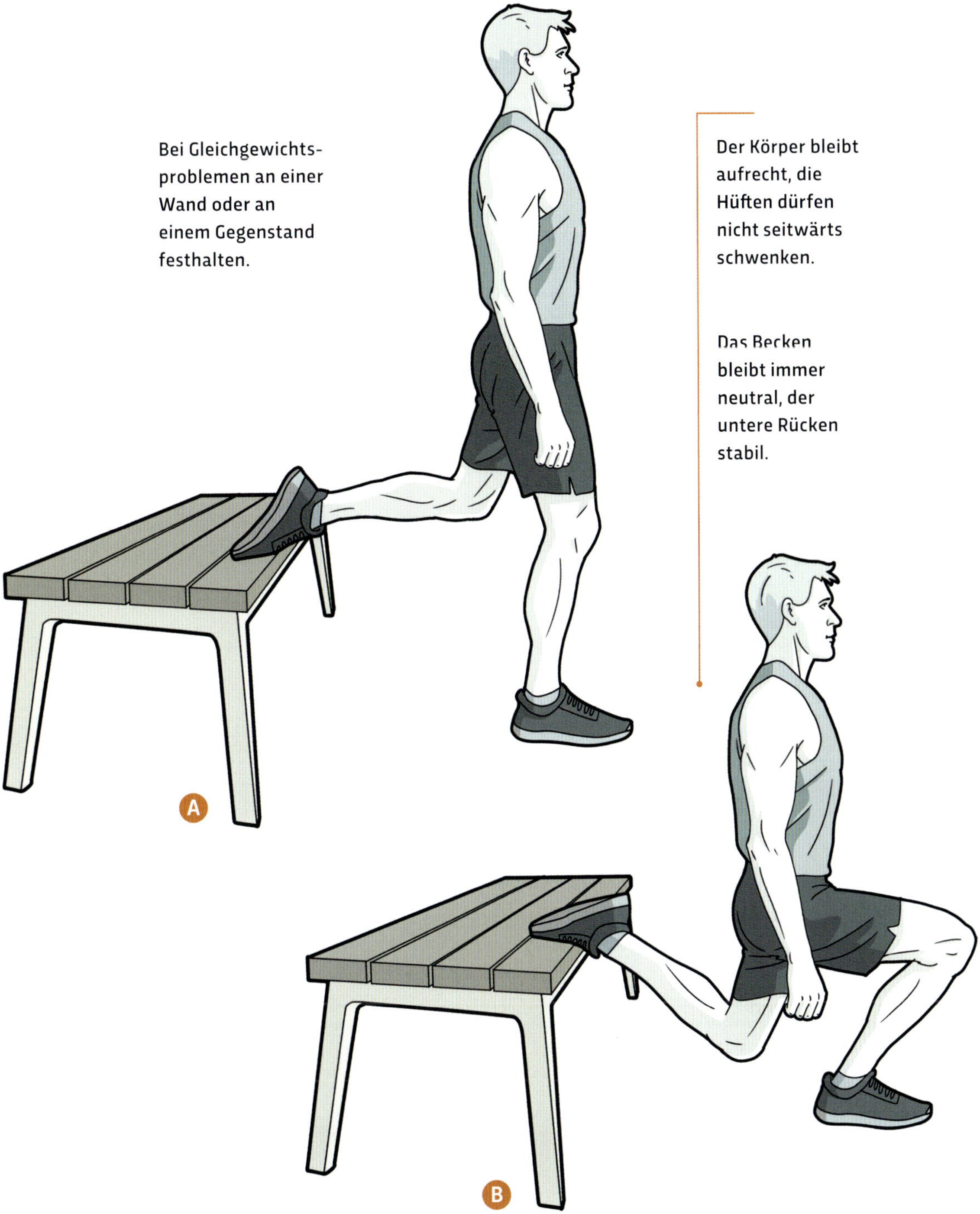

Bei Gleichgewichtsproblemen an einer Wand oder an einem Gegenstand festhalten.

Der Körper bleibt aufrecht, die Hüften dürfen nicht seitwärts schwenken.

Das Becken bleibt immer neutral, der untere Rücken stabil.

A

B

AUSFALLSCHRITT

Primäre Muskelgruppen: Quadrizeps, hintere Oberschenkelmuskeln, Gesäßmuskeln
Sekundäre Muskelgruppen: Waden, Bauchmuskeln, Rückenstrecker

22

GRUNDÜBUNG

RÜCKWÄRTIGER AUSFALLSCHRITT

23

GUTE ANFÄNGER

AUSFALLSCHRITT BEIM GEHEN

24

FORTGESCHRITTENE

SEITLICHER AUSFALLSCHRITT

Ausfallschritte bieten eine Gelegenheit, die Beine einzeln zu trainieren und gleichzeitig das Gleichgewicht und die Stabilität der Körpermitte zu schulen. Ausfallschritte sind in vielen Richtungen möglich; aber hier beschränken wir uns auf rückwärtige Ausfallschritte, Ausfallschritte beim Gehen und seitliche Ausfallschritte. Alle stärken den Quadrizeps, die hinteren Oberschenkelmuskeln sowie die Gesäßmuskeln und verleihen Ihnen kräftige, straffe Oberschenkel.

SPRUNG-GELENK

22 / RÜCKWÄRTIGER AUSFALLSCHRITT

Der rückwärtige Ausfallschritt ist der einfachste, weil Sie Ihr Gewicht nicht verlagern müssen. Wie bei der obigen Variante bleibt das arbeitende Bein während der gesamten Bewegung stationär, sodass der Körper die Schwerpunktverschiebung leichter bewältigen kann. Diese Übung eignet sich hervorragend dafür, die Stabilität – auch auf einem Bein – zu schulen. Das Schienbein und das Knie müssen sich genau über dem Mittelfuß befinden, ohne dass der Fuß sich nach außen dreht (die korrekte Technik zeigt Abbildung B auf Seite 93). Das Knie darf die Zehen überragen, sofern das Gewicht gleichmäßig quer über den Fuß verteilt bleibt.

ZIEL: 20 Wiederholungen auf jeder Seite

1 Sie beginnen im Stand mit geschlossenen Füßen. (A) Das linke Bein langsam heben und einen Schritt nach hinten machen; gleichzeitig das rechte Knie beugen und in die Hocke gehen, bis Sie auf einem Bein knien. Nun ruht das Körpergewicht hauptsächlich auf dem stehenden (rechten) Bein. (B)

2 Während das linke Knie sich dem Boden nähert, drückt das rechte Bein den Körper hoch, zurück in die Ausgangsposition. (A)

Der Rücken bleibt gerade, die Hüften dürfen sich nicht seitwärts verlagern. Wirbelsäule und Becken bleiben neutral.

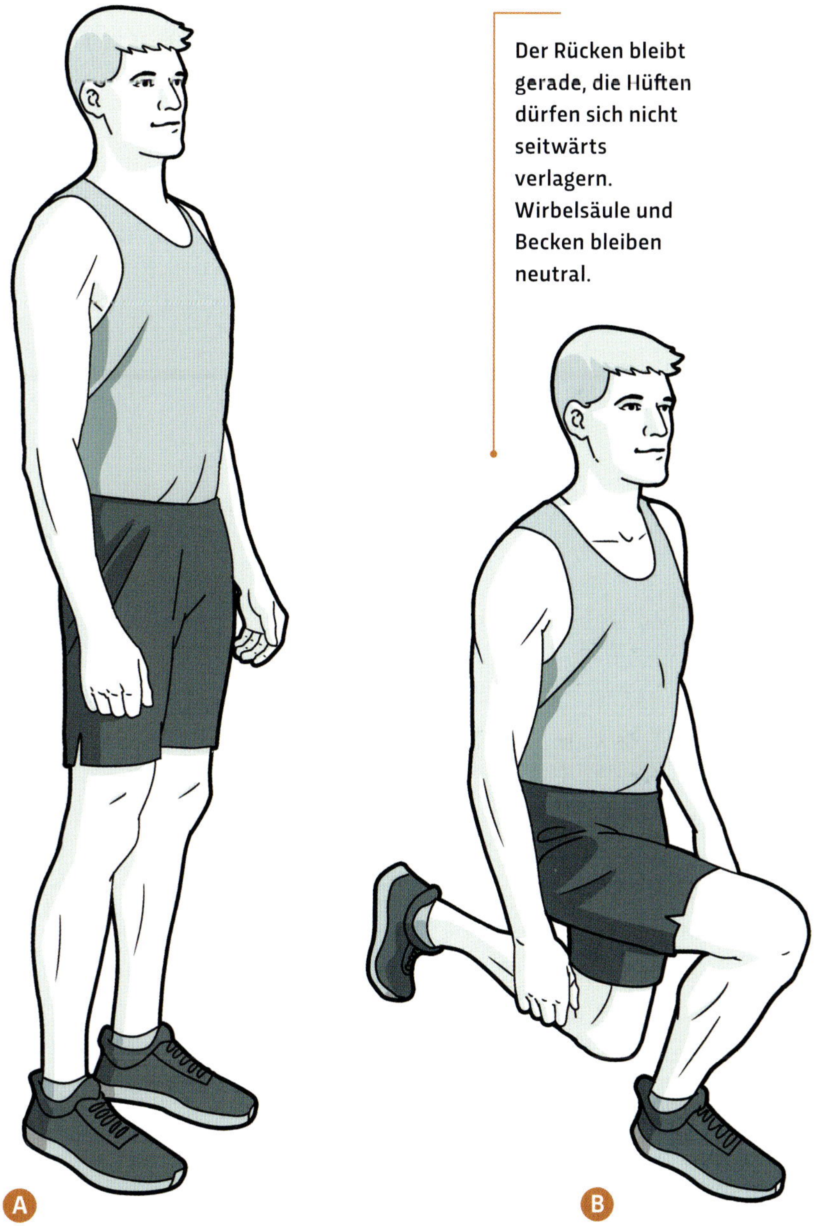

A

B

SPRUNG-GELENK

23 / AUSFALLSCHRITT BEIM GEHEN

Dies ist eine der wichtigsten Varianten des Ausfallschritts, weil sie eine alltägliche Bewegung imitiert und übertreibt: das Gehen. Bei dieser Übung machen Sie mit beiden Beinen abwechselnd Ausfallschritte und bewegen sich so über ein freies Gelände. Da Sie hier Ihren Schwerpunkt verlagern, wenn Sie sich bewegen, ist dieser Ausfallschritt schwerer als der rückwärtige (22).

ZIEL: 20 Wiederholungen auf jeder Seite

1 Sie beginnen im Stand mit geschlossenen Füßen. (A) Mit einem Bein einen Schritt nach vorne machen und langsam in eine einbeinige Hocke gehen. (B)

2 Wenn das hintere Knie sich dem Boden nähert, drückt das vordere Bein den Rumpf nach oben in die Ausgangsstellung – allerdings ein Stück weiter vorne. (C)

3 Nun die Übung mit dem anderen Bein wiederholen. (D)

Der Rücken bleibt gerade, die Hüften dürfen sich nicht seitwärts verlagern. Wirbelsäule und Becken bleiben neutral.

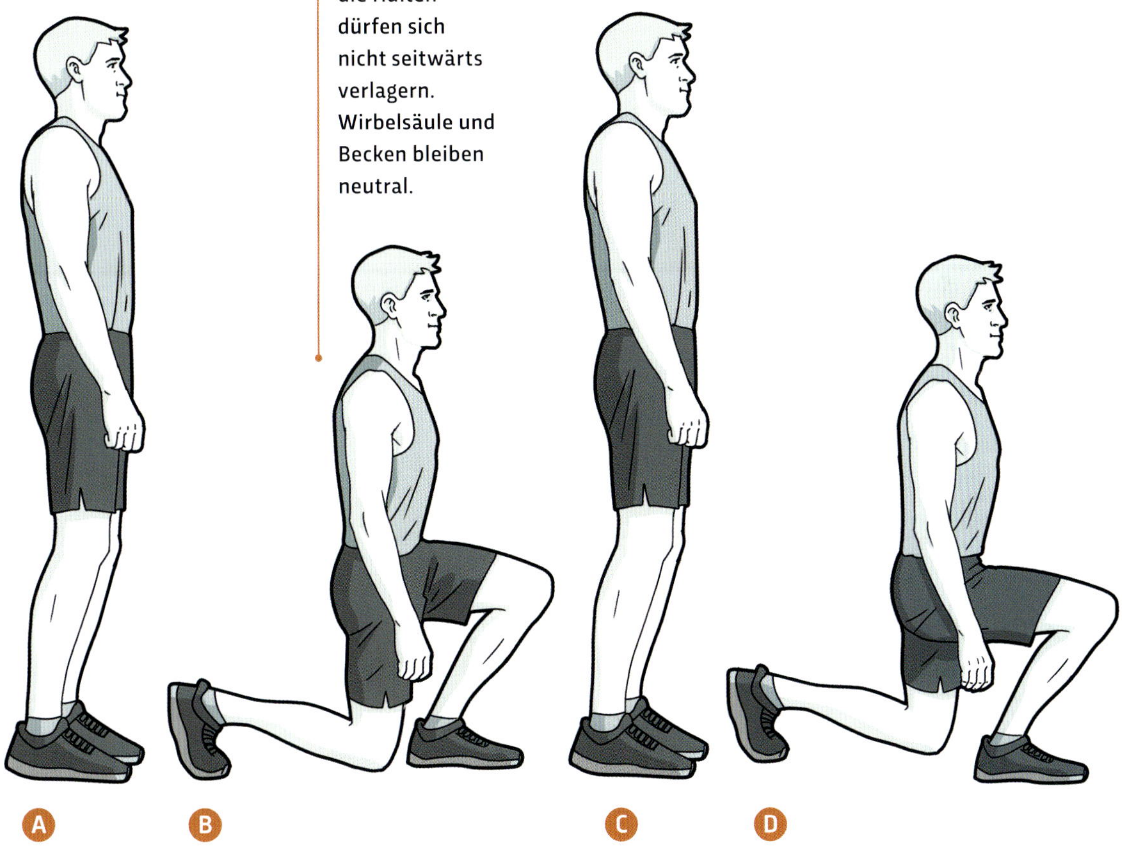

SPRUNG-
GELENK

24 / SEITLICHER AUSFALLSCHRITT

Bei dieser Variante lassen Sie sich in seitliche Ausfallschritte sinken, während das Knie des anderen Beines fixiert und sein Fuß an Ort und Stelle bleibt. Dadurch werden die Muskeln geschmeidiger, die die Oberschenkel zusammenpressen, die Rückkehr vom Ausfallschritt in den Stand trainiert außerdem den Dehnreflex. Die Stabilität der Hüften wird ebenfalls verbessert, weil Hüfte, Knie und Knöchel auf einer Linie bleiben, trotz des Seitwärtsschwungs beim Ausfallschritt. Wie bei allen Varianten passieren das Schienbein und das Knie den Mittelfuß und das Gewicht ist gleichmäßig über den ganzen Fuß verteilt.

ZIEL: 20 Wiederholungen auf jeder Seite

1 Sie beginnen im Stand mit geschlossenen Füßen. Machen Sie nun einen weit ausholenden Seitwärtsschritt und sinken Sie in einen Ausfallschritt. Das andere Bein bleibt gerade, die Fußsohle fest auf dem Boden. (A)

---

2 Wenn der Oberschenkel des aktiven Beines fast parallel zum Boden ist, drücken Sie sich vom Mittelfuß dieses Beines ab, sodass Sie in die Ausgangsstellung zurückkehren.

---

3 Das Gewicht während des Aufrichtens auf das gestreckte Bein verlagern und die Rückkehr in die Ausgangsposition mit der Innenseite des Oberschenkels vollenden. Dann die Übung mit dem anderen Bein wiederholen.

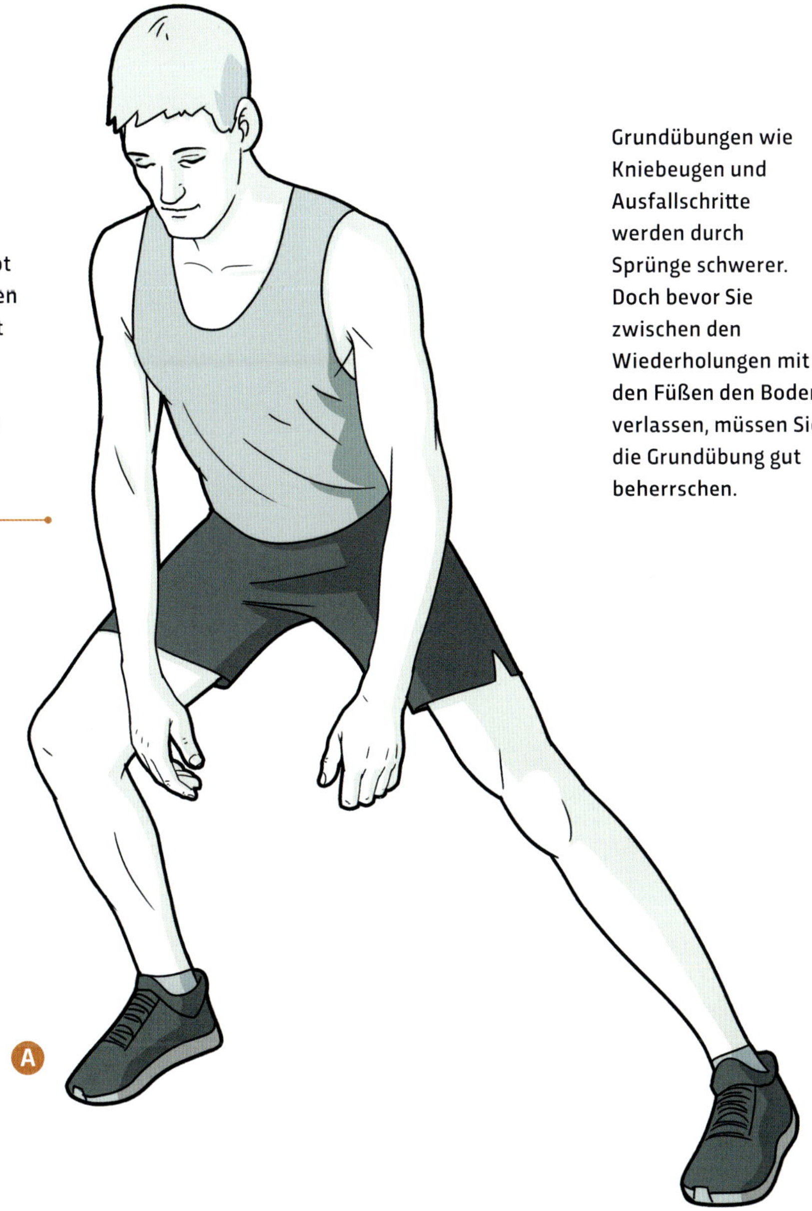

Der Rücken bleibt gerade, die Hüften dürfen sich nicht seitwärts verlagern. Wirbelsäule und Becken bleiben neutral.

Grundübungen wie Kniebeugen und Ausfallschritte werden durch Sprünge schwerer. Doch bevor Sie zwischen den Wiederholungen mit den Füßen den Boden verlassen, müssen Sie die Grundübung gut beherrschen.

AUFSTEIGER

Primäre Muskelgruppen: Quadrizeps, hintere Oberschenkelmuskeln, Gesäßmuskeln
Sekundäre Muskelgruppen: Waden, Bauchmuskeln, Rückenstrecker

25

GRUNDÜBUNG

AUFSTEIGER VORWÄRTS

26

GUTE ANFÄNGER

SCHRÄGER AUFSTEIGER

27

FORTGESCHRITTENE

ABSTEIGER VORWÄRTS

Der Aufsteiger (auch Treppensteiger oder Step-up genannt) ist eine weitere klassische funktionelle Übung, weil er eine der wichtigsten alltäglichen Aktivitäten imitiert: das Treppensteigen. Für alle Varianten brauchen Sie eine stabile Trittstufe, eine Bank oder eine Stützmauer etwa in Kniehöhe. Diese Übungen stärken den Quadrizeps, die Gesäßmuskeln und die hinteren Oberschenkelmuskeln. Wie Ausfallschritte sind auch Aufsteiger in verschiedene Richtungen möglich. Hier beschränken wir uns auf den Aufsteiger vorwärts, den schrägen Aufsteiger und einen Vorwärts-Absteiger.

SPRUNG-GELENK

25 / AUFSTEIGER VORWÄRTS

Der Aufsteiger vorwärts erfordert eine starke Dorsalflexion (in Richtung Fußrücken) des Sprunggelenks: Sie beugen das Schienbein im Sprunggelenk und kippen es über den Fußrücken nach vorne. Hier ist es besonders wichtig, dass Schienbein und Knie sich genau über die Mitte des Fußes bewegen und der Fuß sich nicht nach außen dreht. Wenn Sie Ihr Gewicht nach vorne verlagern, beginnt der Rumpf sich nach vorne zu beugen und die Hüften wollen sich nach hinten schieben, um ein steifes Sprunggelenk auszugleichen. Lassen Sie das nicht zu. Vielleicht weicht die Hüfte auch seitwärts aus – ebenfalls eine unerwünschte Kompensation. Bei dieser Übung steigen Sie wiederholt mit demselben Bein auf und ab und wechseln dann zum anderen Bein. Die Wirbelsäule bleibt neutral. Steuern Sie die Bewegungen des Sprunggelenks und des Fußes genau.

ZIEL: Je größer der Bewegungsumfang in den Sprunggelenken wird, desto besser haben Sie die Gelenke und Füße im Griff. Wenn Sie auf beiden Seiten 20 Wiederholungen schaffen, sind Sie für den schrägen Aufsteiger (26) bereit.

1 Sie stehen etwa 30 cm von der Bank entfernt. Ein Bein heben und den Fuß flach auf die Bank setzen. (A) Das Sprunggelenk so beugen, dass Hüfte, Knie und Knöchel sich auf einer Linie befinden.

2 Nun drücken Sie sich mit dem erhobenen Bein nach oben auf die Bank und dort in den Stand. (B)

3 Dann sinken Sie auf demselben Bein langsam zurück in die Ausgangsstellung. (A)

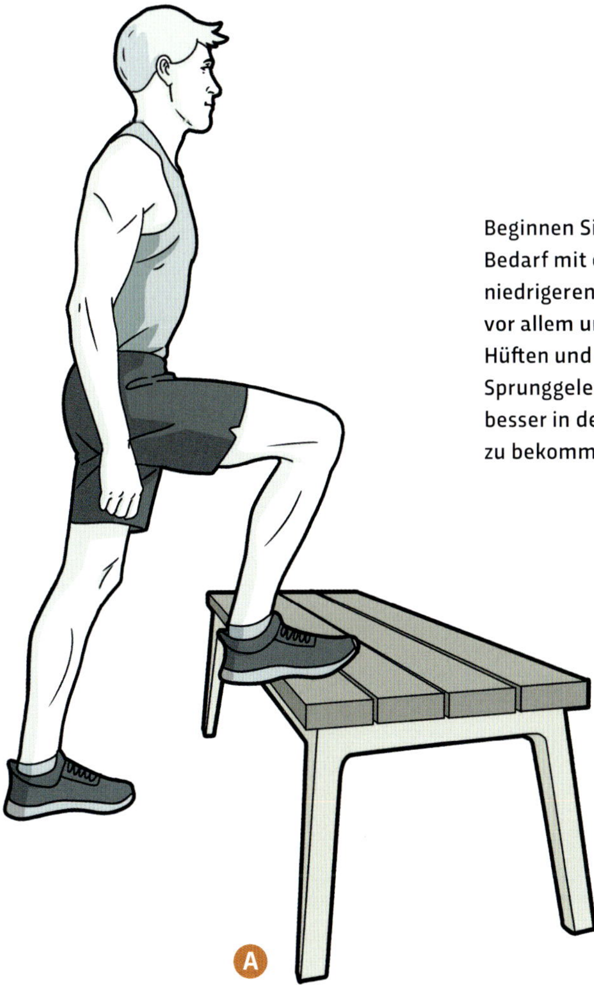

Beginnen Sie bei Bedarf mit einer niedrigeren Bank, vor allem um die Hüften und das Sprunggelenk besser in den Griff zu bekommen.

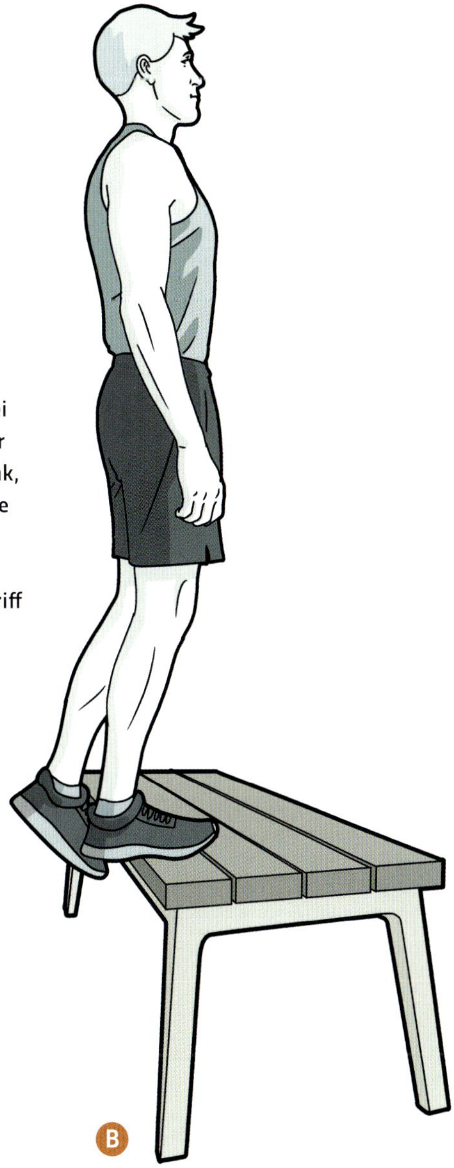

SPRUNG-
GELENK

26 / SCHRÄGER AUFSTEIGER

Diese Variante ähnelt dem Aufsteiger vorwärts (25). Zuerst drehen Sie jedoch vor der Bank die Hüfte um 45 Grad (nicht die Wirbelsäule drehen!), während Sie aufsteigen, und erneut, während Sie absteigen. Diese Übung stärkt die Oberschenkel und zwingt die Hüften, den Körper durch interne und externe Drehung zu stabilisieren. Wie beim Aufsteiger vorwärts bleibt die Wirbelsäule neutral.

ZIEL: Sie stehen seitwärts vor der Bank. Der untere Fuß ist um 90 Grad gedreht. 20 Wiederholungen auf jeder Seite.

1 Sie stehen etwa 30 cm von der Bank entfernt. Der Körper ist um 45 Grad von der Bank weggedreht, der Fuß auf der Bank ist ebenfalls um 45 Grad gedreht. (A)

---

2 Drücken Sie sich durch den oberen Fuß gleichmäßig auf die Bank. Dabei die Hüfte drehen (B) und auf der Bank mit geschlossenen Füßen in den Stand gehen.

---

3 Nun die Bewegung umkehren (C) und in die Ausgangsstellung zurückkehren, also beim Absteigen den Körper drehen. (A)

Sie können mit einer niedrigeren Bank und einer kleineren Drehung anfangen. Das Ziel besteht darin, sich seitwärts zu drehen und in einem Winkel von 90 Grad aufzusteigen.

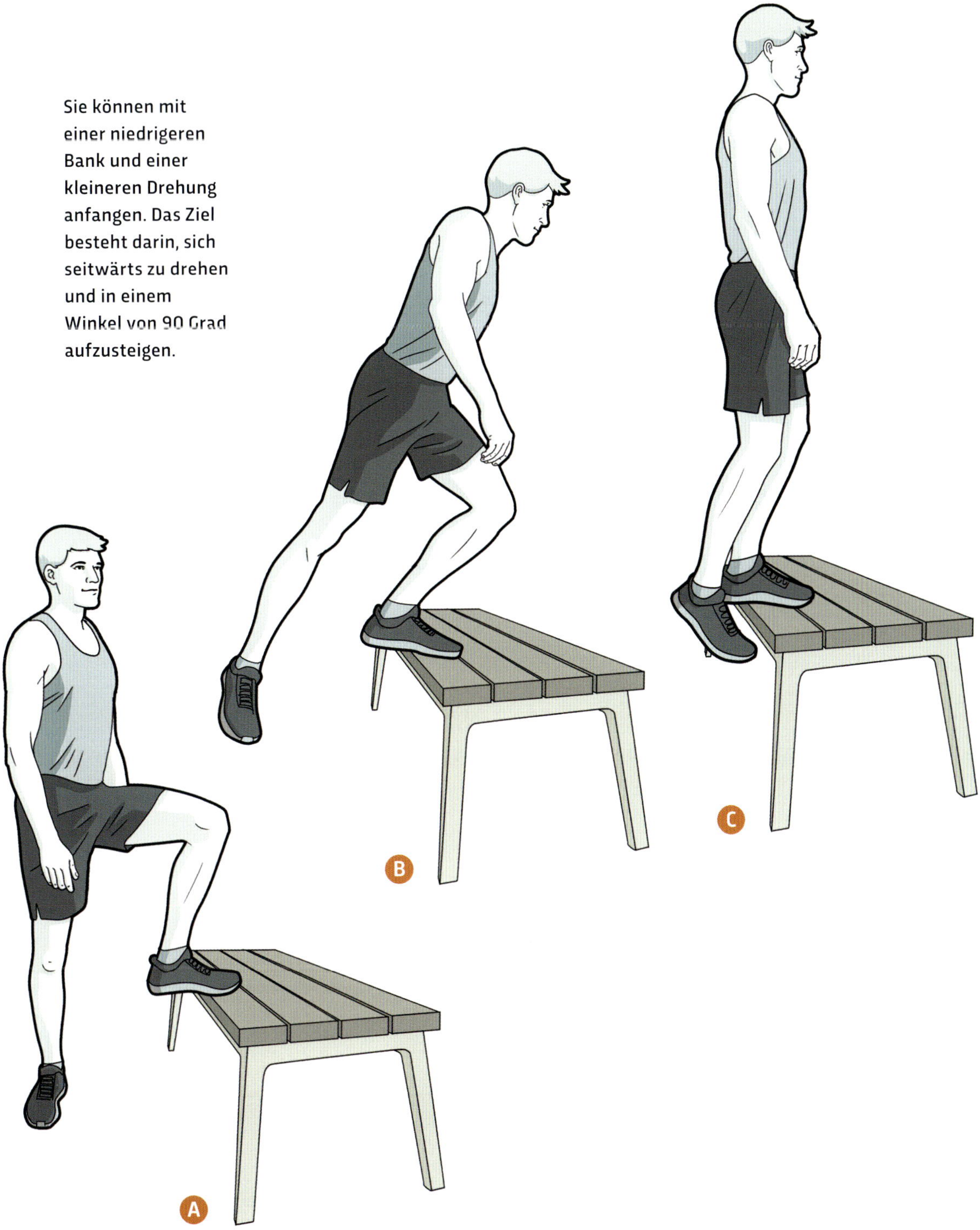

SPRUNG-
GELENK

27 / ABSTEIGER VORWÄRTS

Hier steigen Sie zwar hinunter statt hinauf, trotzdem trainieren Sie die Oberschenkel, die Gesäßmuskeln und die Knie. Diese Übung kann die Knie sogar zu stark belasten; seien Sie also vorsichtig und hören Sie auf, wenn die Knie schmerzen oder wenn Sie anfällig für Verletzungen sind. Steigen Sie zunächst von einem Gegenstand ab, der etwa so hoch ist wie ein Bordstein, und steigern Sie die Höhe allmählich bis zur Mitte der Wade, sofern Sie die Schwierigkeit erhöhen wollen. Achten Sie auf das Sprunggelenk: Der Fuß darf sich nicht nach außen drehen. Das ist besonders wichtig für das hintere Bein in der zweiten Hälfte der Bewegung, also wenn Sie in die Ausgangsstellung zurückkehren.

ZIEL: Das absteigende Bein sollte weich und so leise wie möglich landen. Steigern Sie sich auf 10 Wiederholungen auf jeder Seite.

1 Sie stehen auf einem Bordstein, der etwa 10 bis 20 cm hoch ist. Die Zehen liegen an der Kante. (A)

2 Machen Sie langsam einen Schritt nach vorne und steuern Sie den Abstieg mit dem hinteren Bein, (B) bis das vordere Bein unten den Boden berührt und sich beugt, um den Stoß abzufedern.

3 Nun auf dem vorderen Bein absinken, bis das Knie des hinteren Beines sich auf Höhe des Bordsteins oder der Bank befindet. (C)

4 Den Körper mit dem vorderen Bein hochdrücken und den Schwung nutzen, um mit dem hinteren Bein in die Ausgangsstellung zurückzukehren. (A)

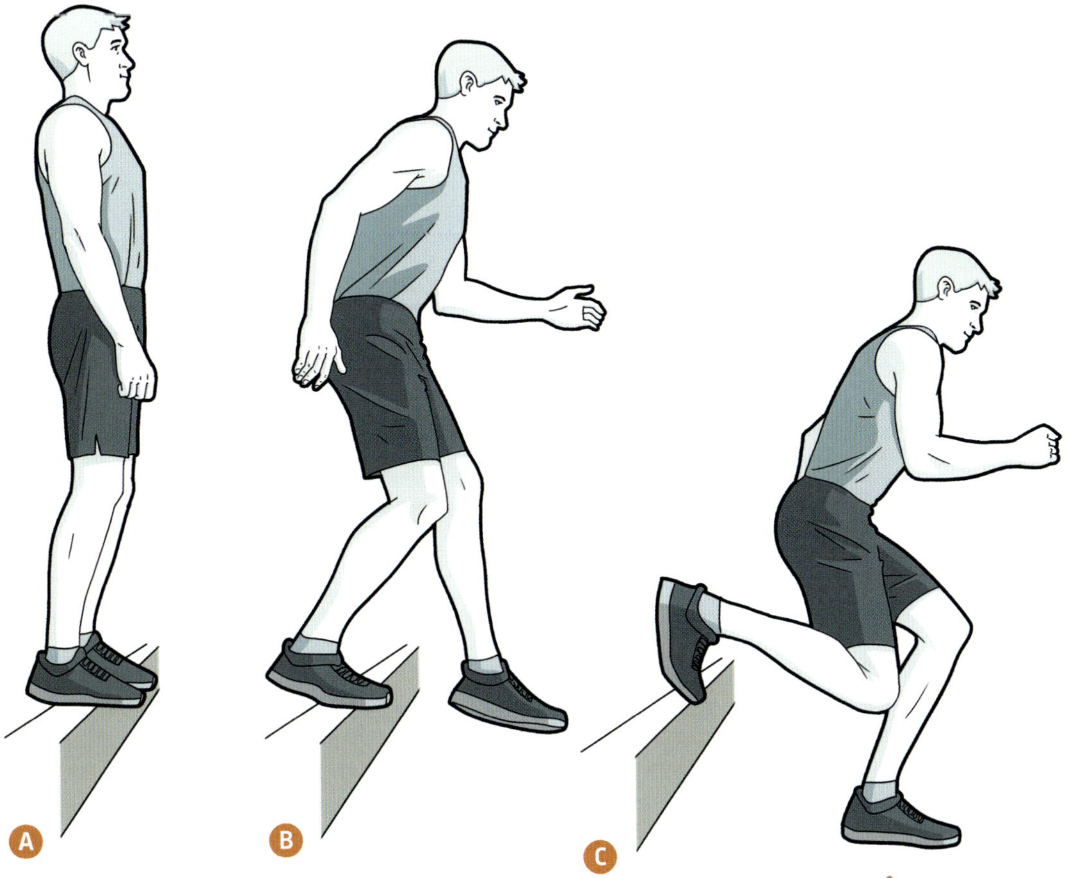

Konzentrieren Sie sich beim Abstieg auf das vordere Bein und stoßen Sie sich dann in die Ausgangsstellung zurück.

SPRUNG

Primäre Muskelgruppen: Quadrizeps, hintere Oberschenkelmuskeln, Gesäßmuskeln
Sekundäre Muskelgruppen: Waden, Bauchmuskeln, Rückenstrecker

28

GRUNDÜBUNG

BODENSPRUNG

29

GUTE ANFÄNGER

KASTENSPRUNG

30

FORTGESCHRITTENE

EINBEINIGER POWERSPRUNG

SPRUNG-GELENK

Mit Sprüngen können Sie die explosive Kraft Ihrer Beine steigern und die Herzfrequenz erhöhen. Warten Sie aber mit Sprüngen, bis Sie mühelos Kniebeugen machen können, ohne dabei die Füße nach innen zu drehen. Knöchel, Knie und Hüften sollten während des gesamten Sprungs auf einer Linie bleiben und so stark sein, dass Sie den Körper bei der Landung langsam absenken können. Hier beginnen Sie mit einem Bodensprung aus dem Stand senkrecht in die Luft; dann folgt ein Kastensprung und schließlich als echte Herausforderung ein einbeiniger Power-Sprung aus dem Stand mit dem arbeitenden Bein auf einer Bank.

SPRUNG-
GELENK

28 / BODENSPRUNG

Der Bodensprung ist ein Sprung aus dem Stand ohne Ausrüstung. Sie springen so hoch, wie Sie können, senkrecht in die Luft. Bei der Landung federn Sie den Aufprall mit den Füßen ab, die dann enger zusammen sind, und machen dann einen Hüpfer nach hinten in eine Dreiviertel-Hocke, bereit für den nächsten Sprung. Wenn Sie besser werden, können Sie versuchen, sofort in der Dreiviertel-Hocke zu landen und sofort, ohne Pause, den nächsten Sprung zu machen.

ZIEL: Verzichten Sie nach und nach auf den Hüpfer, bis Sie direkt in der Dreiviertel-Hocke landen und die Bewegung rasch wiederholen können. Sobald Sie 20 Wiederholungen ohne Hüpfer schaffen, sind Sie bereit für Kastensprünge (29).

1 Sie beginnen im Stand. Die Füße sind schulterbreit auseinander. Gehen Sie in eine Dreiviertel-Hocke, (A) springen Sie in die Höhe (höchstens 10 bis 20 cm nach vorne) und landen Sie aufrecht. (B) Sprunggelenke, Knie und Hüften befinden sich immer auf einer Linie.

2 Hüpfen Sie 10 bis 20 cm nach hinten und federn Sie den Aufprall mit einer Dreiviertel-Hocke ab. (C)

3 Wiederholen Sie die Sprungsequenz. Springen Sie jedes Mal nur ein klein wenig nach vorne und hinten.

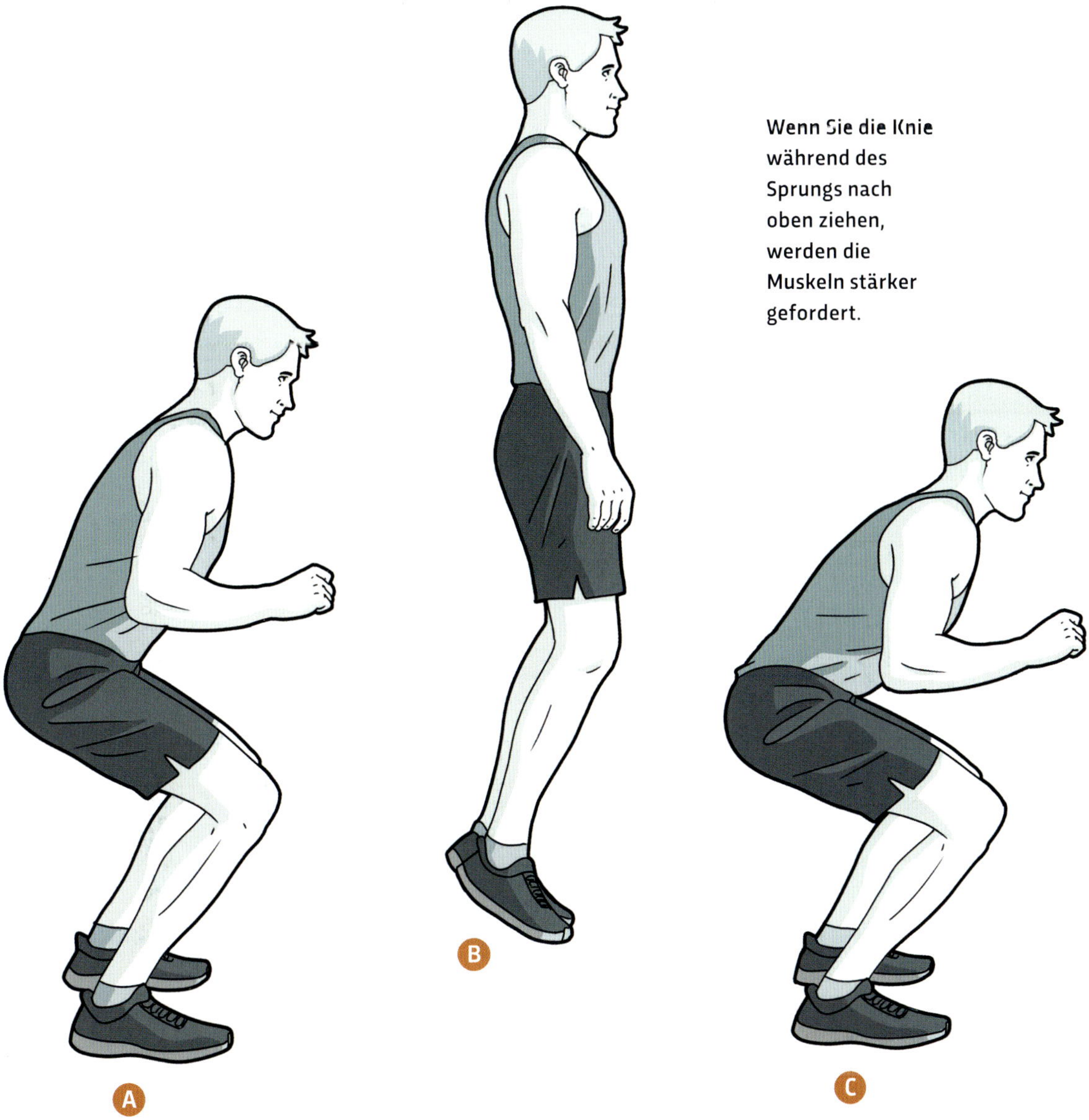

Wenn Sie die Knie während des Sprungs nach oben ziehen, werden die Muskeln stärker gefordert.

SPRUNG-
GELENK

29 / KASTENSPRUNG

Kastensprünge gleichen Bodensprüngen (28), abgesehen davon, dass Sie jetzt nicht auf dem Boden, sondern auf einer erhöhten Fläche landen. So trainieren Sie die explosive Phase der Bewegung und müssen sich weniger Gedanken über das Abfedern machen. Dieser Sprung ist zwar schwieriger, aber er belastet die Gelenke weniger, sodass Sie ihn öfter wiederholen können, ohne sich zu verletzen. Gehen Sie behutsam vor, falls Sie etwas ängstlich sind. Wechseln Sie das Bein, mit dem Sie am Ende der Übung von der Bank hinuntersteigen, damit beide Beine gleichermaßen trainiert werden. Und denken Sie wie bei jedem Sprung an die korrekte Technik und Ausrichtung der Gelenke.

ZIEL: 20 Wiederholungen

1 Sie beginnen im Stand. Die Füße sind schulterbreit auseinander und stehen etwa 30 cm vor einer kniehohen Bank oder einem anderen erhöhten Objekt.

2 In die Dreiviertel-Hocke gehen, (A) rasch nach oben und vorne springen – so hoch wie möglich – und auf der Bank landen. (B)

3 Den Körper auf der Bank in den Stand hochdrücken. (C) Dann rückwärts absteigen, so wie in der zweiten Hälfte des Aufstiegs (25); dabei das arbeitende Bein bei jeder Wiederholung wechseln.

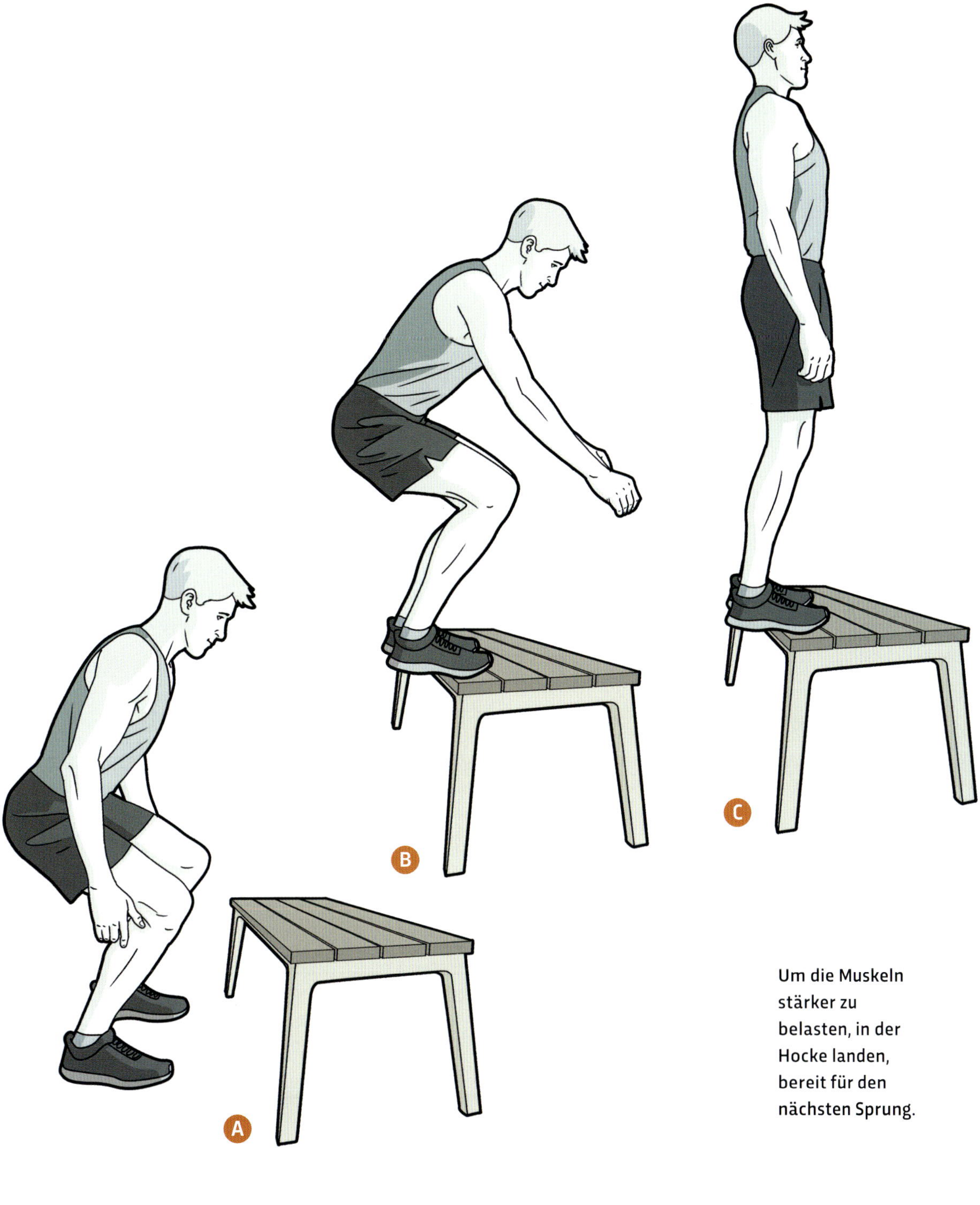

Um die Muskeln stärker zu belasten, in der Hocke landen, bereit für den nächsten Sprung.

SPRUNG-GELENK

30 / EINBEINIGER POWER-SPRUNG

Bereit für den einbeinigen Power-Sprung? Hier verwenden Sie eine Bank wie beim Kastensprung (29), damit Sie weicher landen und mehr Wiederholungen schaffen. Diese schnellen Wiederholungen steigern nicht nur die Kraft der Beine, sondern auch das Herz und den Kreislauf.

ZIEL: Bei jeder Wiederholung konstant 10 cm hoch springen. 20 Wiederholungen auf jeder Seite.

1 Sie beginnen im Stand vor der Bank. Einen Fuß auf die Bank stellen, den anderen auf den Boden. A

2 Unter Einsatz des Fußes auf der Bank so hoch wie möglich springen. B

3 Auf demselben Bein landen, immer noch auf der Bank, und den Körper langsam absenken, sobald das andere Bein in der Ausgangsstellung auf dem Boden gelandet ist. A

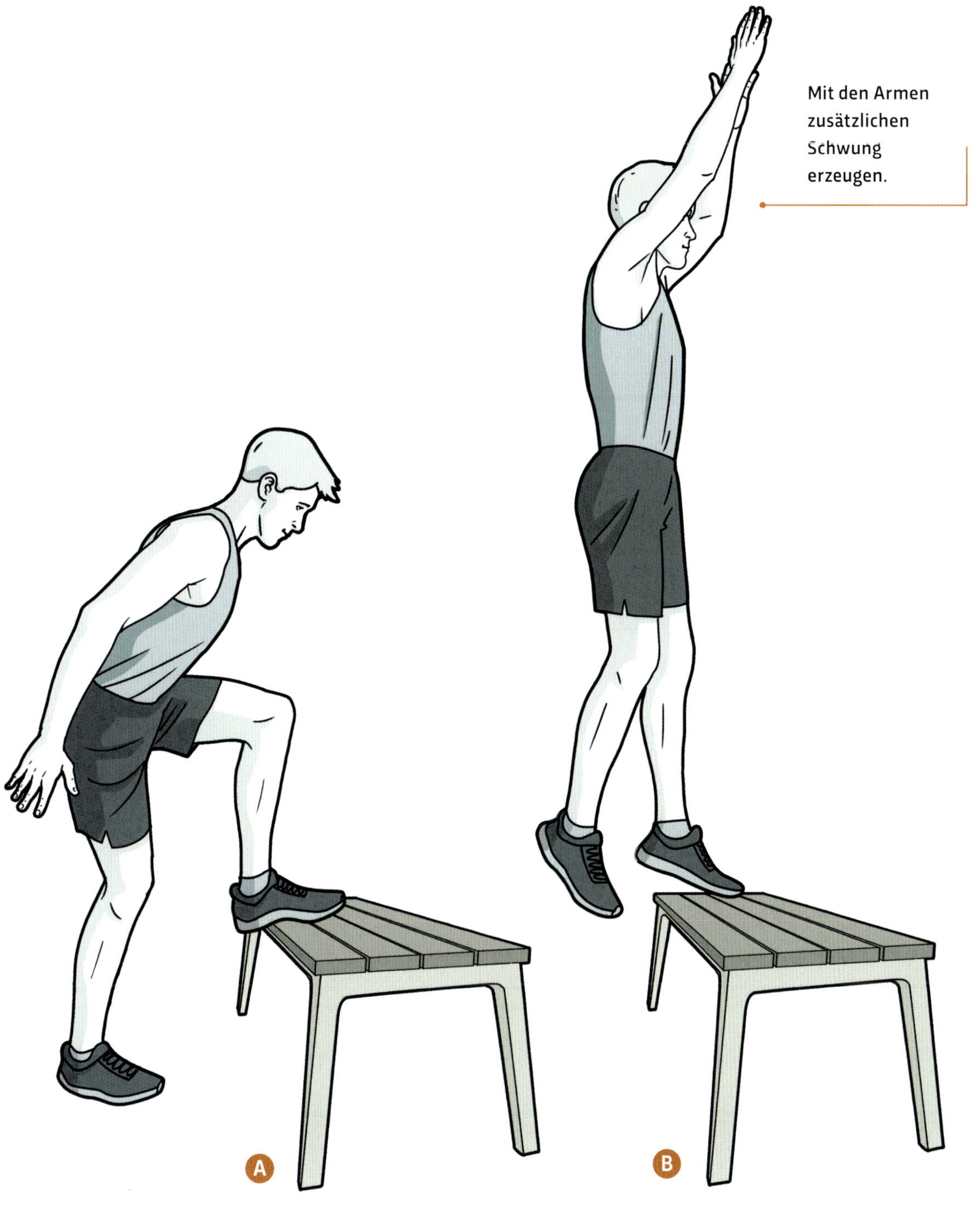
Mit den Armen zusätzlichen Schwung erzeugen.
A
B

DYNAMISCHER SPRUNG

Primäre Muskelgruppen: Quadrizeps, hintere Oberschenkelmuskeln, Gesäßmuskeln
Sekundäre Muskelgruppen: Waden, Bauchmuskeln, Rückenstrecker

31	32	33
GRUNDÜBUNG	GUTE ANFÄNGER	FORTGESCHRITTENE
EISLÄUFER	**WEITSPRUNG**	**POWER-SPRUNG**

SPRUNG-
GELENK

Ein Sprung ist *dynamisch*, wenn Sie Ihren Schwerpunkt dabei stark verlagern und plötzlich die Richtung ändern. Das macht den Sprung für das Nervensystem viel schwieriger, weil das Gehirn dafür verschiedene Muskeln aktivieren muss, damit Sie im Gleichgewicht bleiben. Dynamische Sprünge trainieren die Sprunggelenke, die Hüften und die Beinmuskeln, sodass sie den täglichen Belastungen besser gewachsen sind und den Körper stabilisieren.

SPRUNG-
GELENK

31 / EISLÄUFER

Eisläufer sind dynamische Sprünge, die die Seitwärtsbewegungen imitieren, die Sie auf einem Spielfeld oder Tennisplatz machen, um jäh die Richtung zu ändern. Das Ziel besteht darin, mit jedem Sprung eine möglichst große horizontale Entfernung zurückzulegen – nicht darin, hoch in die Luft zu springen. Auch diese Übung eignet sich hervorragend dafür, die Herzfrequenz zu steigern. Wie der seitliche Ausfallschritt (24) stabilisiert sie die Hüften, weil Sie versuchen, das Knie, das Sprunggelenk und die Hüfte auf gleicher Linie zu halten.

ZIEL: Streben Sie eine Schrittlänge an, die der Hälfte Ihrer Größe entspricht. Wenn Sie 1,80 Meter groß sind, springen Sie also 90 Zentimeter seitwärts.

1 Sie beginnen im Stand. Die Füße sind geschlossen, die Knie leicht gebeugt. Dann so weit wie möglich nach rechts hüpfen und auf dem rechten Fuß landen (A), der genau nach vorne zeigen sollte. Das Knie beugen, um den Aufprall zu dämpfen. Nun das linke Bein am rechten vorbei nach hinten strecken und den Arm quer über den Brustkorb schwingen, um den nächsten Sprung vorzubereiten.

2 Sofort mit dem rechten Fuß abdrücken, in die andere Richtung hüpfen und auf dem linken Fuß landen (B). Weiter zwischen den Füßen abwechseln und horizontal möglichst viel Raum gewinnen.

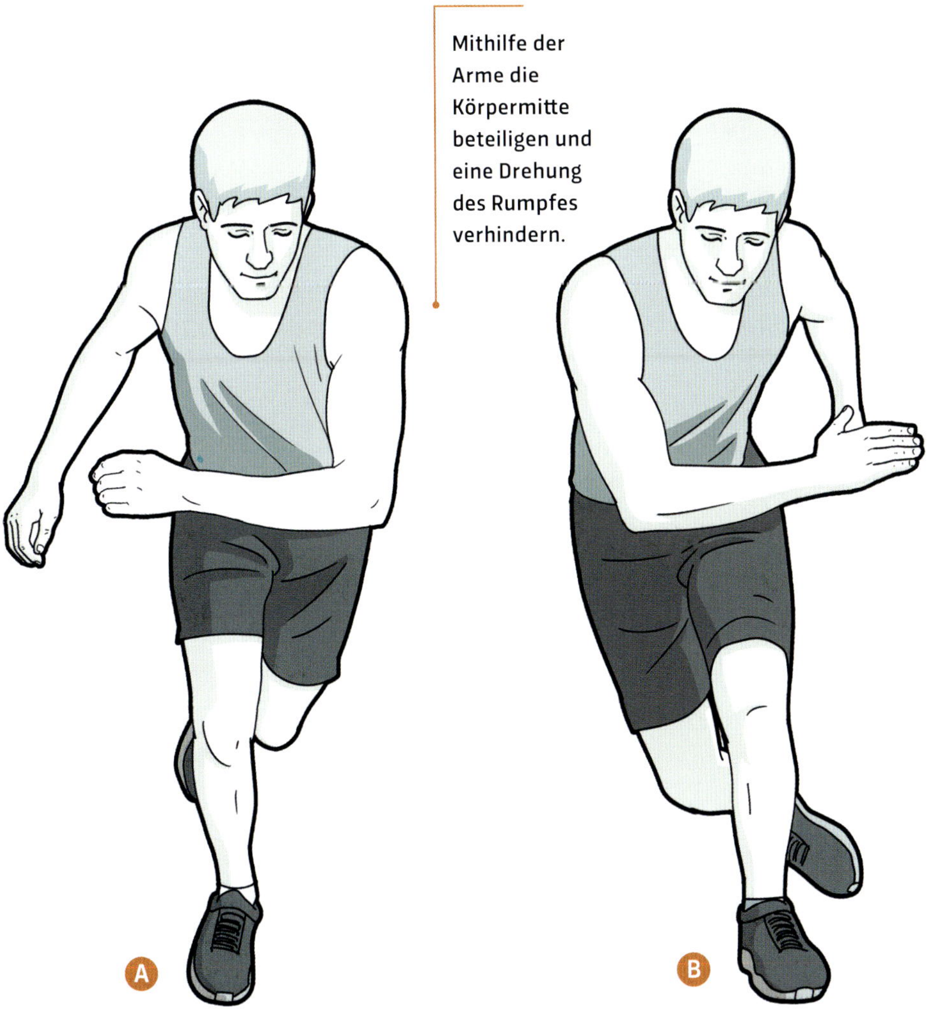
Mithilfe der Arme die Körpermitte beteiligen und eine Drehung des Rumpfes verhindern.
A
B

SPRUNG-GELENK

32 / WEITSPRUNG

Der Weitsprung ist ebenfalls eine explosive Bewegung, bei der Sie in die Luft springen und wieder auf dem Boden landen. Wie beim Eisläufer (31) versuchen Sie, horizontal eine möglichst große Entfernung zurückzulegen; doch dieses Mal springen Sie nicht seitwärts, sondern nach vorne. Beide Füße sollten gemeinsam abheben und landen und dabei so wenig Lärm wie möglich machen. Hüften, Knie und Knöchel bleiben auf einer Linie. Die Knie dürfen sich beim Springen oder Landen nicht nach innen drehen.

ZIEL: Die Füße zwischen den Sprüngen möglichst wenig neu ausrichten. 20 Wiederholungen anstreben.

1 Sie beginnen im Stand. Die Füße sind schulterbreit auseinander. In eine Dreiviertel-Hocke gehen (A), dann weit nach vorne springen, nicht in die Höhe. (B)

---

2 Mit beiden Füßen landen, wieder in einer Dreiviertel-Hocke. (A)

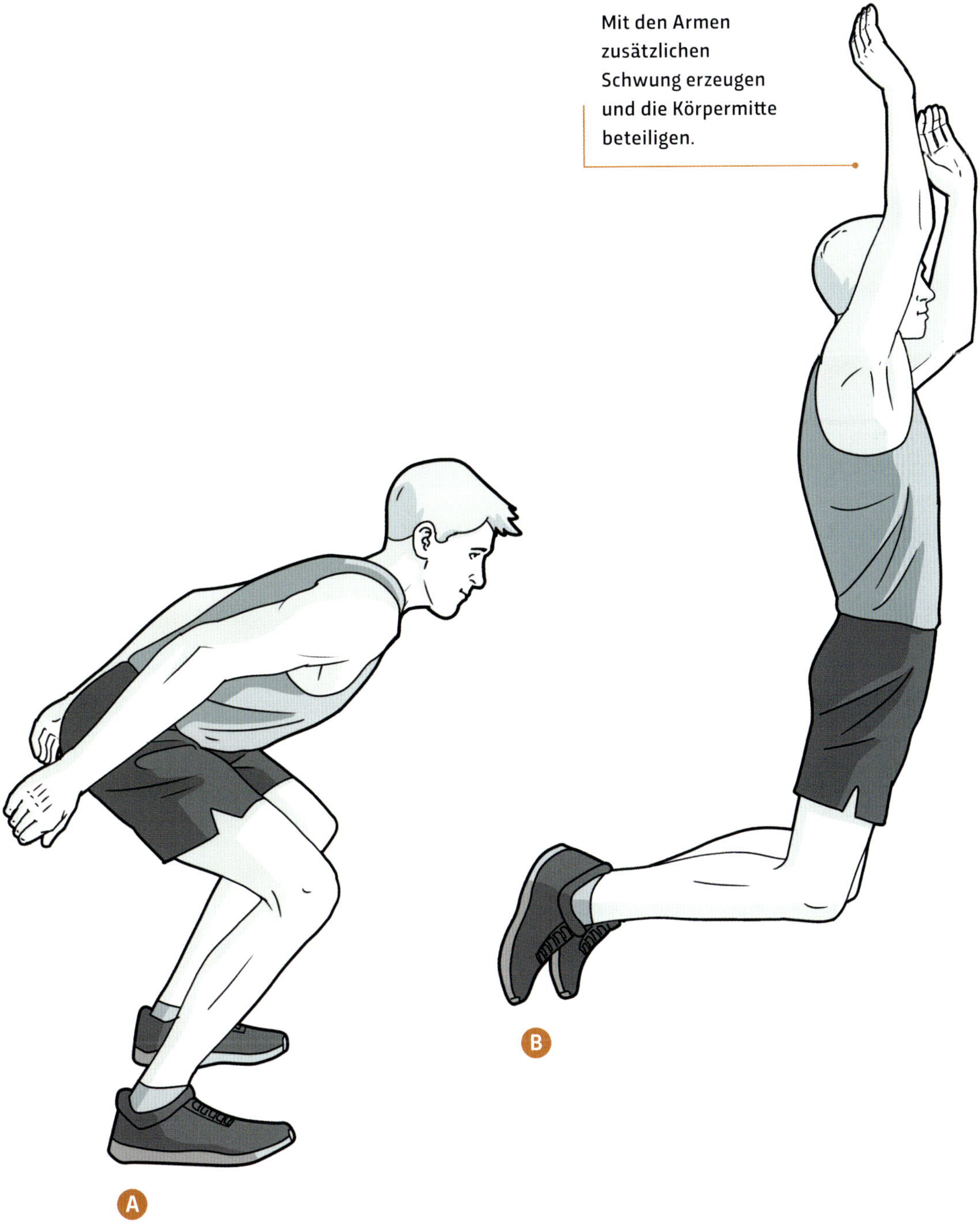
Mit den Armen zusätzlichen Schwung erzeugen und die Körpermitte beteiligen.
A
B

SPRUNG-GELENK

33 / POWER-SPRUNG

Power-Sprünge sind kraftvolle Sprünge, die Sie so weit wie möglich nach vorne bringen. Auch hier ist die Entfernung wichtig; darum brauchen Sie genügend Platz. Wenn der Platz nicht reicht, springen Sie im Kreis, wechseln aber mit jeder Sprungserie die Richtung.

ZIEL: Streben Sie eine Sprungweite an, die drei Vierteln Ihrer Größe entspricht. Wenn Sie 1,80 Meter groß sind, sollten Sie also etwa 1,35 Meter weit nach vorne springen. 20 Wiederholungen auf jeder Seite.

1 Sie beginnen in Schrittstellung. Die Zehen des hinteren Fußes liegen genau hinter der Ferse des vorderen Fußes. Der Arm auf der Seite des hinteren Fußes ist vorne. (A)

---

2 Den Arm, der vorne ist, nach hinten und den anderen nach vorne schwingen und dabei mit dem vorderen Bein so weit wie möglich springen und auf diesem Bein landen. (B)

---

3 Nach der Landung mit dem anderen Bein rasch einen Schritt nach vorne machen. Jetzt sind Sie bereit für einen Sprung mit dem anderen Bein.

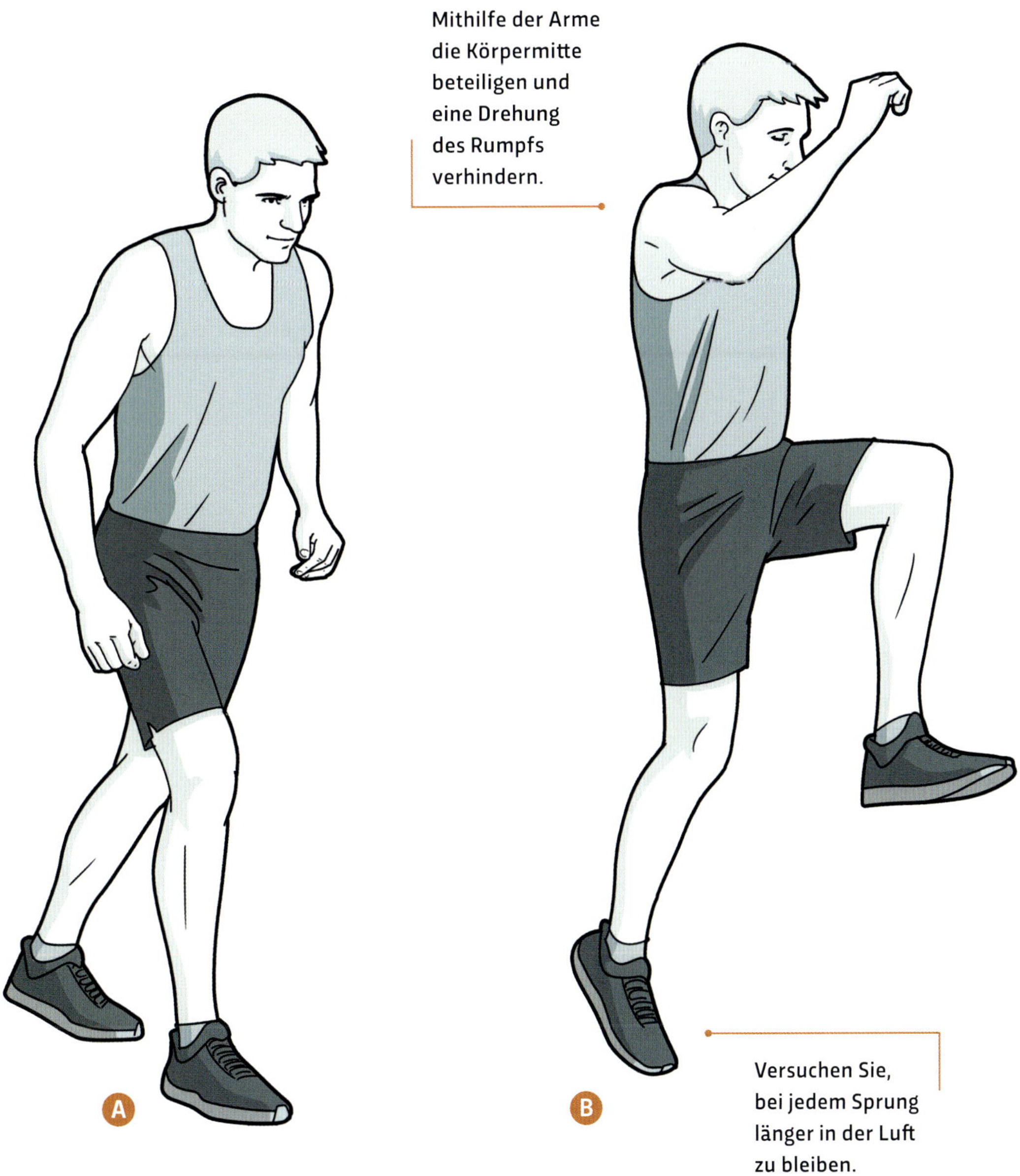
Mithilfe der Arme die Körpermitte beteiligen und eine Drehung des Rumpfs verhindern.
Versuchen Sie, bei jedem Sprung länger in der Luft zu bleiben.
A
B

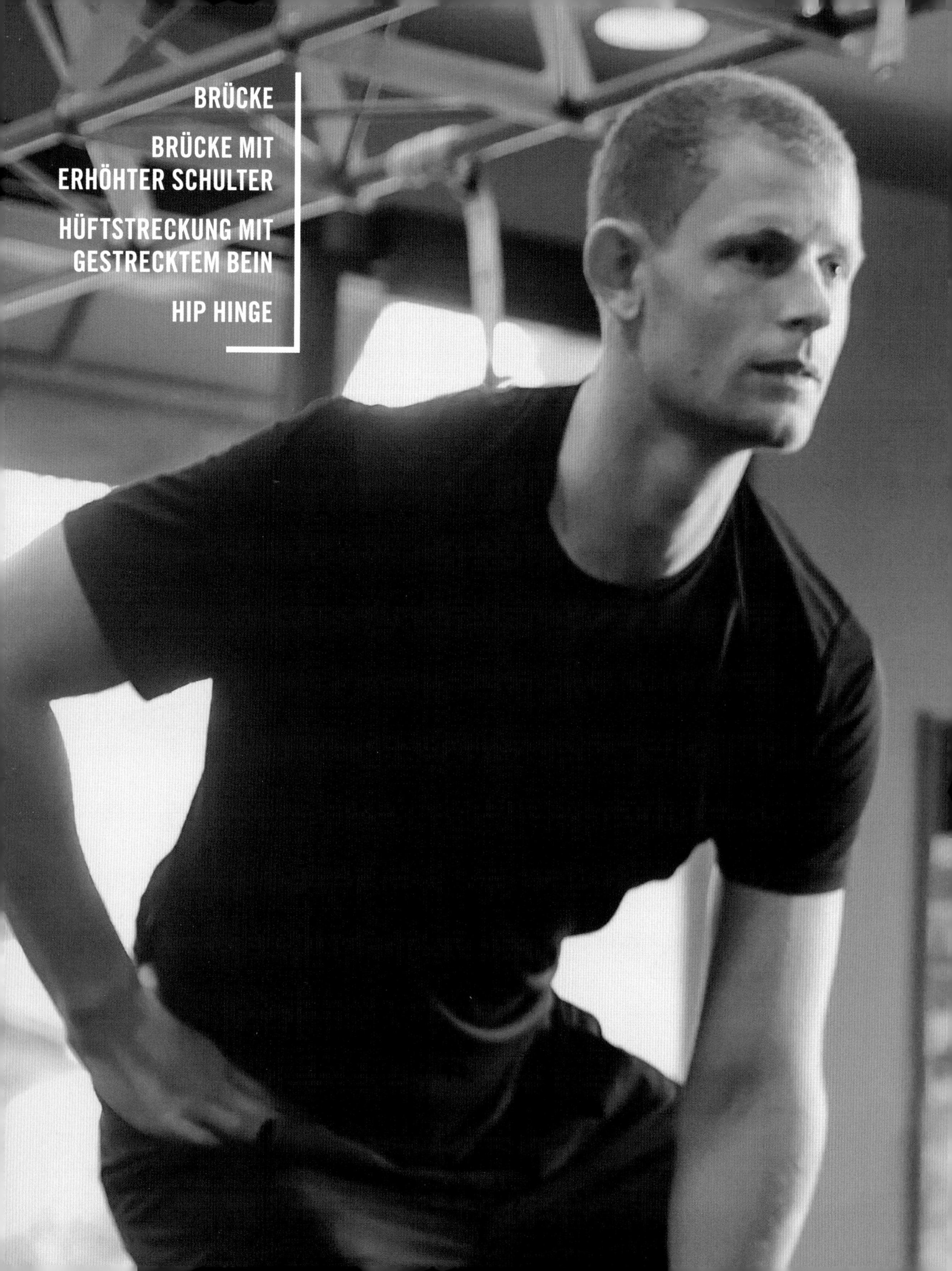

BRÜCKE

BRÜCKE MIT ERHÖHTER SCHULTER

HÜFTSTRECKUNG MIT GESTRECKTEM BEIN

HIP HINGE

FÜNF

Eine Bewegung geht von den Hüften aus, wenn sich bei ihr die Oberschenkelknochen im Becken bewegen. Der untere Rücken sollte sich weder beugen noch strecken, sondern bei allen Bewegungen neutral bleiben. Bei Übungen im Stand, die von den Hüften ausgehen, bleibt das Schienbein vertikal; bei Bodenübungen bleibt das Knie meist statisch, sodass die

HÜFT-EINSATZ

Gesäßmuskeln und die hinteren Oberschenkelmuskeln die Hauptarbeit verrichten. Es ist äußerst wichtig, diese Körperregion steuern zu können, denn die Beckenneigung hat einen enormen Einfluss auf die Stabilität und Sicherheit der hochempfindlichen unteren Wirbelsäule und auf die Fähigkeit der Bauchmuskeln, korrekt zu arbeiten. Wenn Sie keine korrekten Bewegungsmuster in den Hüften aufbauen, bekommen Sie irgendwann Kreuzschmerzen. Die Übungen in diesem Kapitel helfen Ihnen, diese Muster zu entwickeln, sodass Sie die Körpermitte und die Beine stärken, ohne sich zu verletzen.

BRÜCKE

Primäre Muskelgruppen: Gesäßmuskeln, hintere Oberschenkelmuskeln
Sekundäre Muskelgruppen: Bauchmuskeln

34

GRUNDÜBUNG

BODENBRÜCKE

35

GUTE ANFÄNGER

EINBEINIGE BODENBRÜCKE

36

FORTGESCHRITTENE

ERHÖHTE BRÜCKE

Die grundlegendsten Übungen mit Hüfteisatz sind die Brücken. Sie liegen dabei auf dem Rücken und die Knie bleiben ziemlich fixiert, sodass die Bewegung hauptsächlich von den Hüften ausgeht. Das Risiko ist hoch, dass Sie den unteren Rücken nutzen, um die Bewegung ein wenig zu unterstützen. Achten Sie also auf das Becken – seine Neigung darf sich während der ganzen Übung nicht verändern. Diese Übungen trainieren die Hüftstrecker, zum Beispiel die Gesäßmuskeln und die hinteren Oberschenkelmuskeln, und die stabilisierenden Muskeln der Körpermitte. Die nachfolgend beschriebenen Varianten sind die Bodenbrücke, die einbeinige Bodenbrücke und die erhöhte Brücke.

HÜFT-
EINSATZ

34 / BODENBRÜCKE

Die einfache Bodenbrücke bringt den Körper in eine stabile Position, sodass das Nervensystem sich ganz auf die Aufgabe konzentrieren kann, anstatt gegen die Schwerkraft zu kämpfen und das Gleichgewicht zu bewahren. Das ist eine großartige Übung, wenn Sie Bewegungen erlernen wollen, die von der Hüfte ausgehen: Sobald Sie wissen, wie Sie das Becken und den Oberschenkel richtig nutzen, um den unteren Rücken zu stabilisieren, können Sie diese korrekte Technik für alle Übungen mit Hüfteinsatz nutzen. Die schlichte Brücke auf dem Boden benötigt wenig Bewegungsspielraum und ist dennoch eine großartige Eigengewichtübung und Lernchance.

ZIEL: Sie haben die einfache Bodenbrücke gemeistert, wenn Sie dabei nicht die Wirbelsäule bewegen. Streben Sie 20 korrekte Wiederholungen an, ehe Sie sich an die einbeinige Bodenbrücke (35) wagen.

1 Sie liegen mit gebeugten Knien auf dem Rücken. Die Füße stehen auf dem Boden. Die Fersen sollten Sie mit den Fingerspitzen gerade noch erreichen können. (A)

---

2 Die Fersen auf den Boden pressen und das Becken in den Himmel heben. Die untere Wirbelsäule bleibt neutral. (B)

---

3 Sobald die Hüften ganz gestreckt sind, langsam in die Ausgangsstellung zurückkehren. (A)

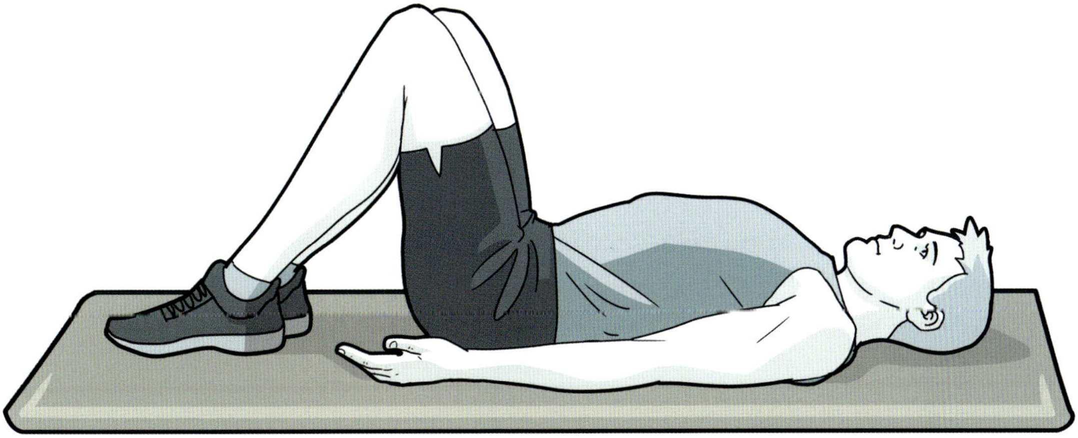

A

Die Bauchmuskeln helfen, die Wirbelsäule gerade zu halten.

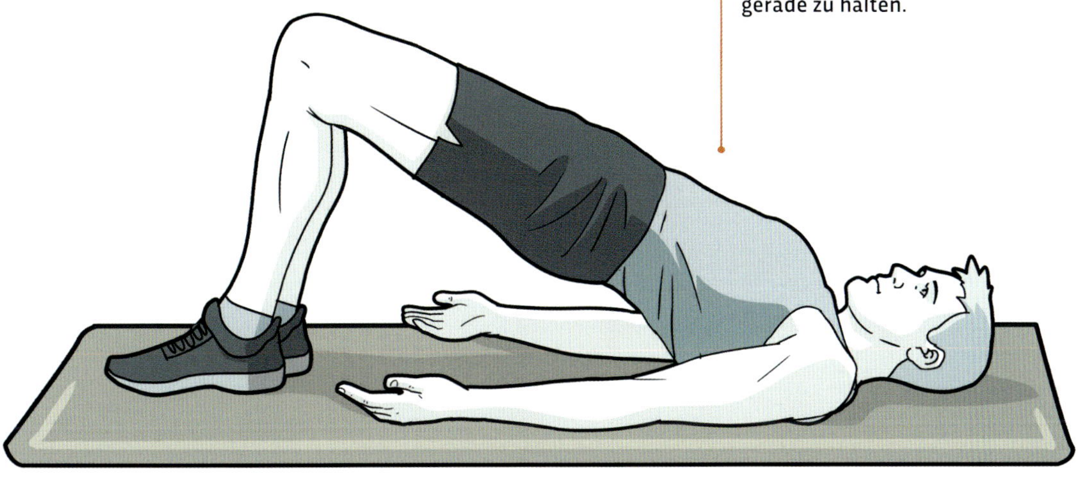

B

Stellen Sie sich die Schultern als Drehpunkt auf dem Boden vor.

HÜFT-
EINSATZ

35 / EINBEINIGE BODENBRÜCKE

Die einbeinige Bodenbrücke trainiert die Kraft und Stabilität der Hüftmuskeln einer Körperseite sowie die Fähigkeit, eine Hüfte zu strecken und zugleich die andere zu beugen. Die meisten Menschen beherrschen dieses Bewegungsmuster im täglichen Leben nicht mehr; deshalb brauchen Sie wahrscheinlich eine Weile, um es wieder zu erlernen. Probieren Sie diese Variante erst, wenn Sie die einfache Brücke (34) gemeistert haben und die Bewegung der Wirbelsäule einschränken können, während der Oberschenkel und das Becken korrekt ausgerichtet zusammenarbeiten.

ZIEL: Nach einiger Zeit sollten Sie imstande sein, die arbeitende Hüfte ganz zu strecken, während beide Hüften parallel zum Boden liegen. Streben Sie 20 Wiederholungen auf jeder Seite an.

1 Sie liegen mit gebeugten Knien auf dem Rücken. Die Füße stehen auf dem Boden. Die Fersen sollten Sie mit den Fingerspitzen gerade noch erreichen können. Nun ein Knie packen und an den Brustkorb ziehen. A

2 Eine Ferse auf den Boden pressen und das Becken in den Himmel heben. Die Hüften müssen neutral bleiben, dürfen sich also nicht in irgendeine Richtung drehen. A

3 Sobald die untere Hüfte ganz gestreckt ist, langsam in die Ausgangsstellung zurückkehren.

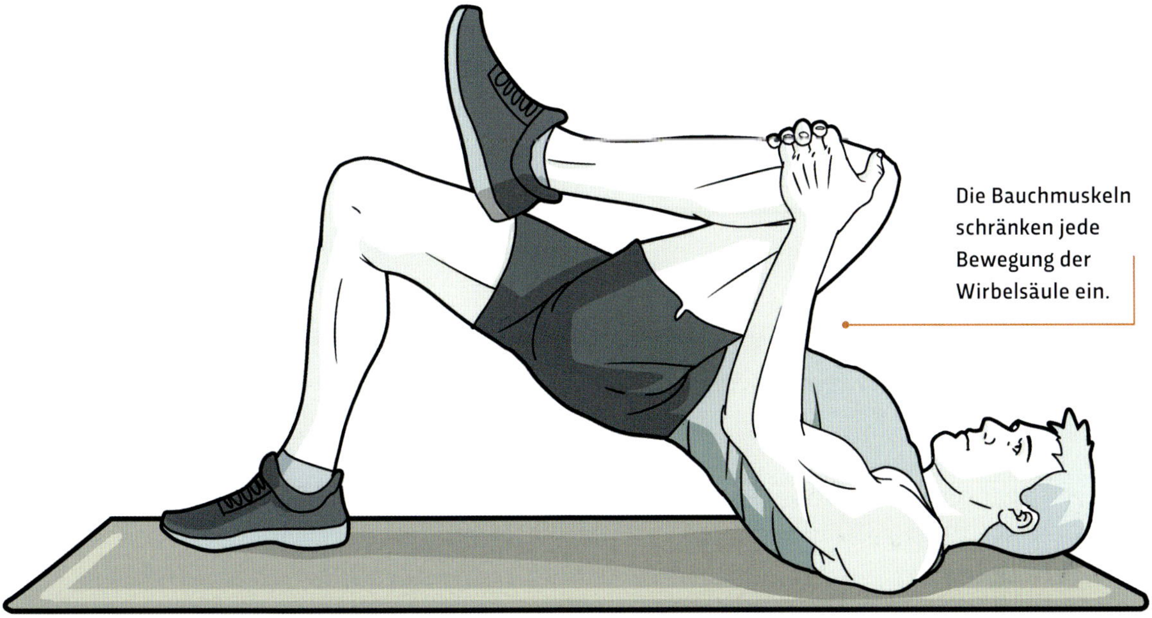

Die Bauchmuskeln schränken jede Bewegung der Wirbelsäule ein.

A

Stellen Sie sich die Schultern als Drehpunkt auf dem Boden vor.

HÜFT-
EINSATZ

36 / ERHÖHTE BRÜCKE

Bei dieser Variante stellen Sie die Füße auf eine kleine Stufe, damit die Hüften einen etwas größeren Bewegungsspielraum haben. Der Oberschenkel und das Becken arbeiten perfekt ausgerichtet zusammen, ohne die Wirbelsäule zu bewegen. Beenden Sie die erhöhte Brücke mit neutralem Becken, nicht mit einem nach vorne geneigten Becken und gekrümmtem unterem Rücken.

ZIEL: 20 Wiederholungen

1 Sie liegen mit gebeugten Knien auf dem Rücken. Die Füße stehen auf einer etwa 10 bis 20 cm hohen Stufe, die Fersen sollten Sie mit den Fingerspitzen eben noch erreichen können. (A)

2 Die Fersen auf den Boden pressen und das Becken in den Himmel heben. Die untere Wirbelsäule bleibt neutral. (B)

3 Sobald die Hüften ganz gestreckt sind, langsam in die Ausgangsstellung zurückkehren. (A)

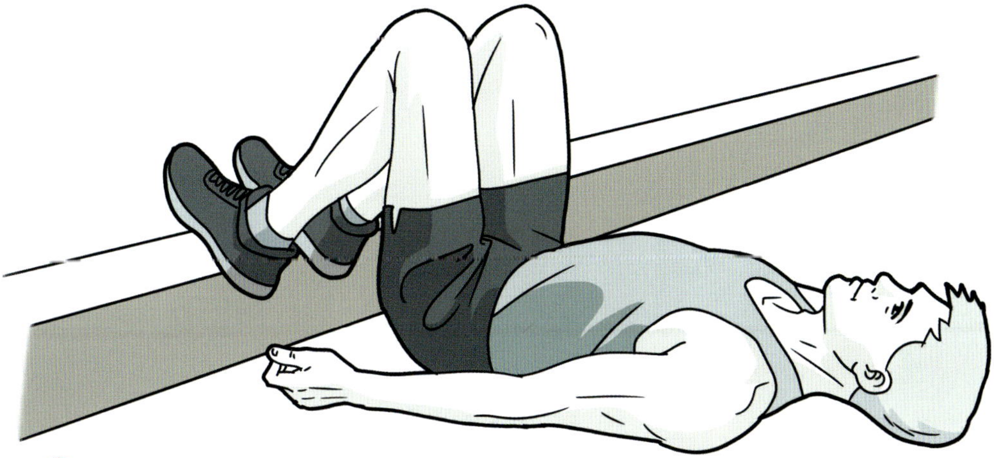

A

Mit jeweils einem Bein wird die erhöhte Brücke schwieriger.

Die Spannung bis zu 7 Sekunden aufrechterhalten, um die Muskeln maximal zu aktivieren.

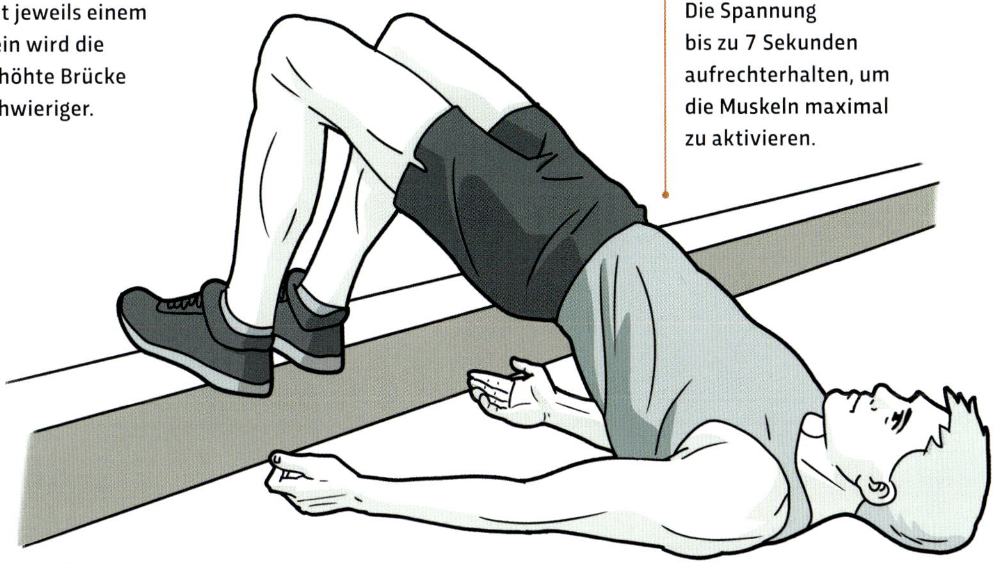

B

BRÜCKE MIT ERHÖHTER SCHULTER

Primäre Muskelgruppen: Gesäßmuskeln, hintere Oberschenkelmuskeln
Sekundäre Muskelgruppen: Bauchmuskeln, Deltamuskeln

37

GRUNDÜBUNG

BRÜCKE MIT ERHÖHTER SCHULTER

38

GUTE ANFÄNGER

EINBEINIGE BRÜCKE MIT ERHÖHTER SCHULTER

39

FORTGESCHRITTENE

EINARMIGE BRÜCKE MIT ERHÖHTER SCHULTER

HÜFT-
EINSATZ

Bei dieser Brückenvariante ermöglichen die erhöhten Schultern den Hüften einen größeren Bewegungsspielraum. Legen Sie die Hände mit nach außen gedrehten Armen auf den Boden, sodass die Innenseiten der Ellbogen nach unten zu den Hüften zeigen. Sie können die Schultern auch auf eine kniehohe Bank legen; aber die Hände auf dem Boden sorgen für eine dynamische Streckung durch den Bizeps und die Vorderseite der Schultern, wenn Sie das aushalten. Wichtig ist, dass Sie die Hüftgelenke, den unteren Rücken und das Becken gut im Griff haben, bevor Sie sich an diese Varianten wagen. Alle Bewegungen sollen von den Hüften und von den Schultern ausgehen, nicht von der Wirbelsäule.

HÜFT-
EINSATZ

37 / BRÜCKE MIT ERHÖHTER SCHULTER

Bei dieser einfachen Brücke mit erhöhter Schulter setzen Sie beide Hände und Beine ein. Sie trainieren die Gesäßmuskeln und die hinteren Oberschenkelmuskeln, indem Sie die Hüften strecken, um aus dem Rumpf eine „Tischplatte" zu machen. Dann kehren Sie in die Ruhestellung zurück – die Hüften ruhen auf dem Boden. Die Wirbelsäule und das Becken bleiben neutral und helfen nicht bei der Bewegung. Wenn bei dieser Bewegung die Schultern schmerzen, legen Sie sie auf eine Bank, anstatt sich mit den Händen hochzudrücken.

ZIEL: Sobald Sie mit völlig neutraler Wirbelsäule 20 Wiederholungen schaffen, sind Sie bereit für die einbeinige erhöhte Schulterbrücke (38).

1 Sie sitzen mit gebeugten Knien auf dem Boden und stützen sich mit den Händen ab. Die Fingerspitzen zeigen nach hinten. Die Füße stehen flach auf dem Boden. (A)

---

2 Der Brustkorb bleibt oben, die Wirbelsäule neutral. Stemmen Sie sich durch die Fersen hoch und strecken Sie die Hüften vollständig, bis der Rumpf sich in einer „Tischplatten"-Position befindet. (B)

---

3 Die Bauchmuskeln sorgen dafür, dass die untere Wirbelsäule und das Becken neutral bleiben. Den Körper nun langsam absenken, bis er sich wieder in der Ausgangsstellung befindet. (A)

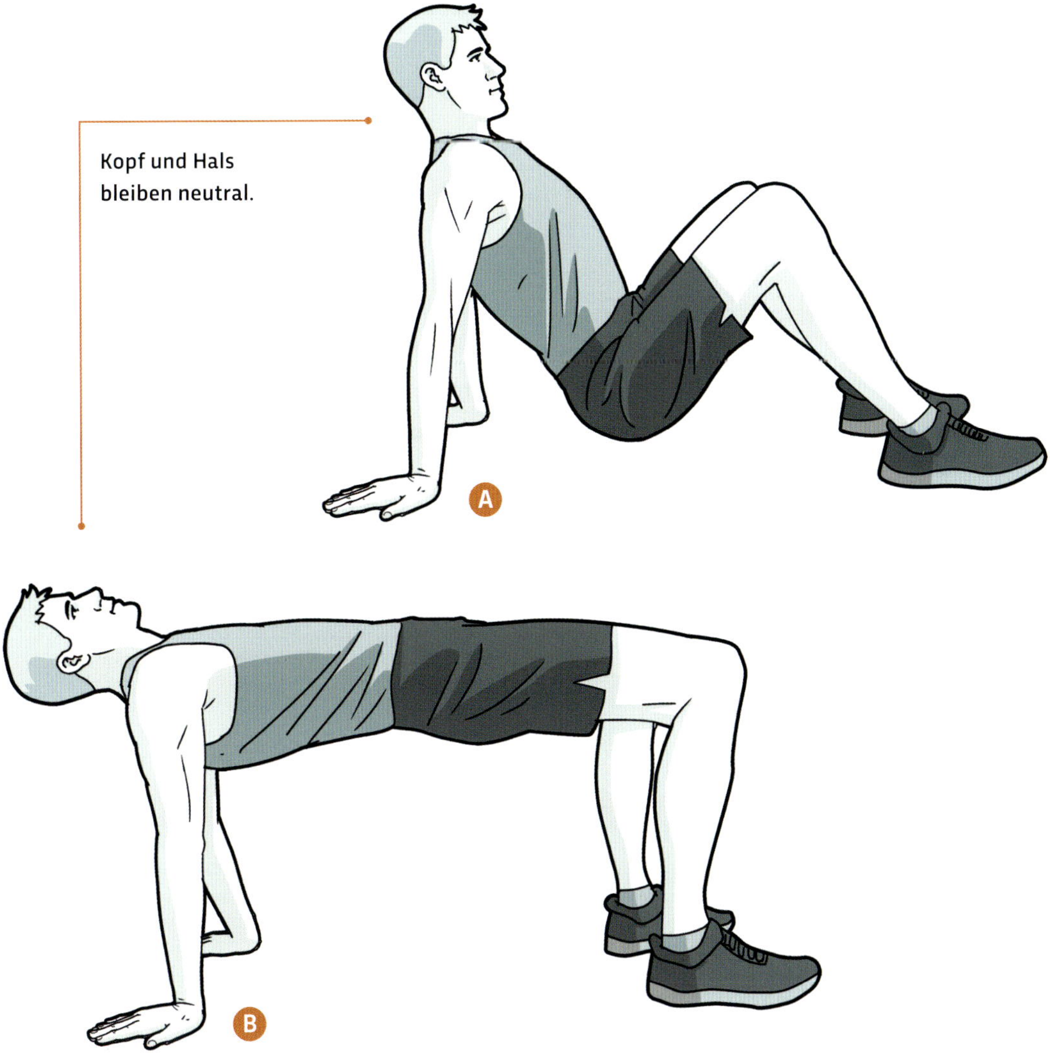

Wenn die Schultern auf einer Bank ruhen, werden sie weniger belastet.

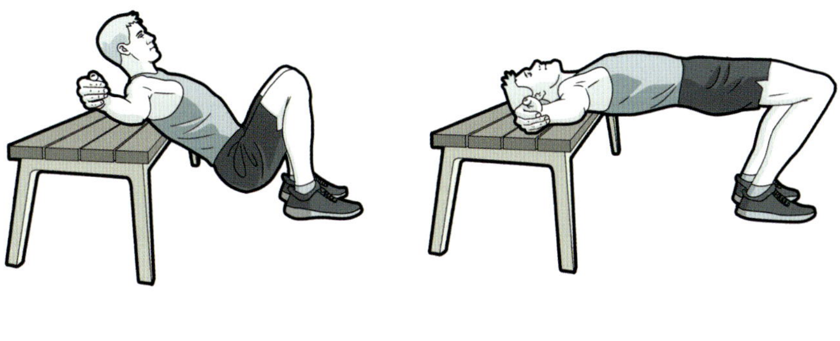

HÜFT-EINSATZ

38 / EINBEINIGE BRÜCKE MIT ERHÖHTER SCHULTER

Diese Variante fordert jeweils eine Hüfte. Sie heben ein Bein und verringern dadurch Ihre Stabilität, dabei müssen Sie der natürlichen Neigung des Körpers, sich zu drehen, um den Mangel an Kontaktpunkten auszugleichen, mithilfe der Körpermitte und der Hüftstabilisatoren widerstehen.

ZIEL: Wenn Sie 20 Wiederholungen auf jeder Seite schaffen und die Wirbelsäule dabei völlig neutral bleibt, sind Sie bereit für die einarmige Brücke mit erhöhter Schulter (39).

1 Sie sitzen mit gebeugten Knien auf dem Boden und stützen sich mit den Händen ab. Die Fingerspitzen zeigen nach hinten. Die Füße stehen flach auf dem Boden.

---

2 Der Brustkorb bleibt oben, die Wirbelsäule neutral. Ein Knie und dadurch das Bein stecken und gestreckt lassen. (A)

---

3 Mit der Ferse, die auf dem Boden ruht, den Rumpf hochdrücken und die Hüften vollständig strecken, bis der Körper eine dreibeinige „Tischplatten"-Position einnimmt. (B)

---

4 Die Bauchmuskeln sorgen dafür, dass die untere Wirbelsäule und das Becken neutral bleiben. Den Körper nun langsam absenken, bis er sich wieder in der Ausgangsstellung befindet.

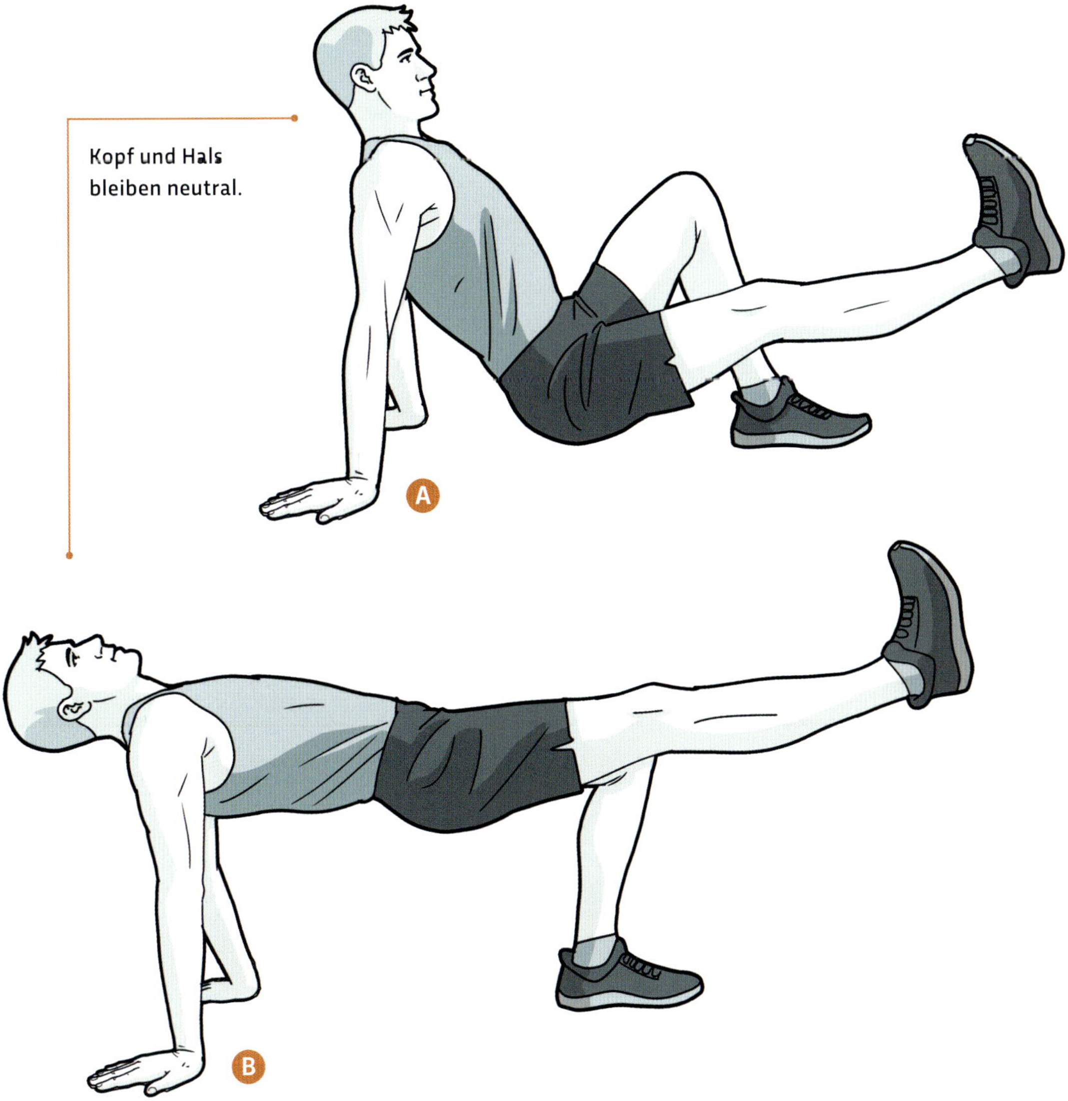

Wenn die Schultern auf einer Bank ruhen, werden sie weniger belastet.

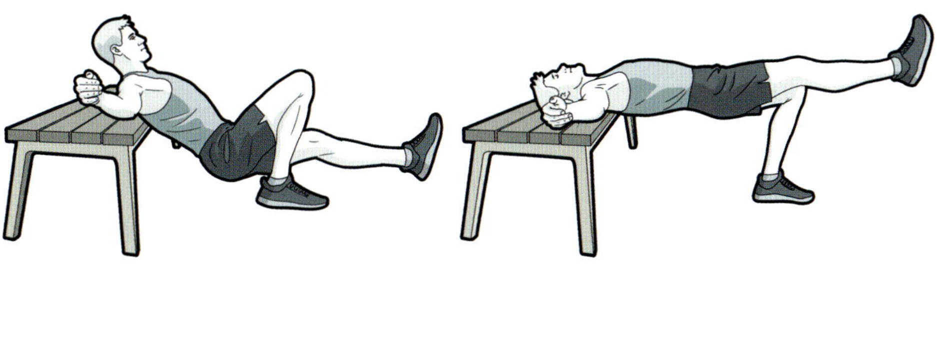

HÜFT-
EINSATZ

39 / EINARMIGE BRÜCKE MIT ERHÖHTER SCHULTER

Diese Übung trainiert die Stabilität der Körpermitte von oben nach unten, anstatt von unten nach oben. Sie setzt große Beweglichkeit und Stabilität der Schultern voraus. Verzichten Sie daher auf diese Übung, wenn die Schultern steif sind und schmerzen – in diesem Fall bleibt die obere Wirbelsäule nicht gerade.

ZIEL: 20 Wiederholungen auf jeder Seite ohne Hüftdrehung.

1 Sie sitzen mit gebeugten Knien auf dem Boden. Die Füße stehen flach auf dem Boden. Auch die Hände liegen auf dem Boden und die Fingerspitzen zeigen nach hinten.

2 Der Brustkorb bleibt oben, die Wirbelsäule neutral. Eine Hand vom Boden heben und an die Körperseite legen. (A)

3 Den Rumpf mit den Fersen hochdrücken und die Hüften vollständig strecken, bis der Körper eine dreibeinige „Tischplatten"-Position einnimmt. (A)

4 Die Bauchmuskeln sorgen dafür, dass die untere Wirbelsäule und das Becken neutral bleiben. Den Körper nun langsam absenken, bis er sich wieder in der Ausgangsstellung befindet.

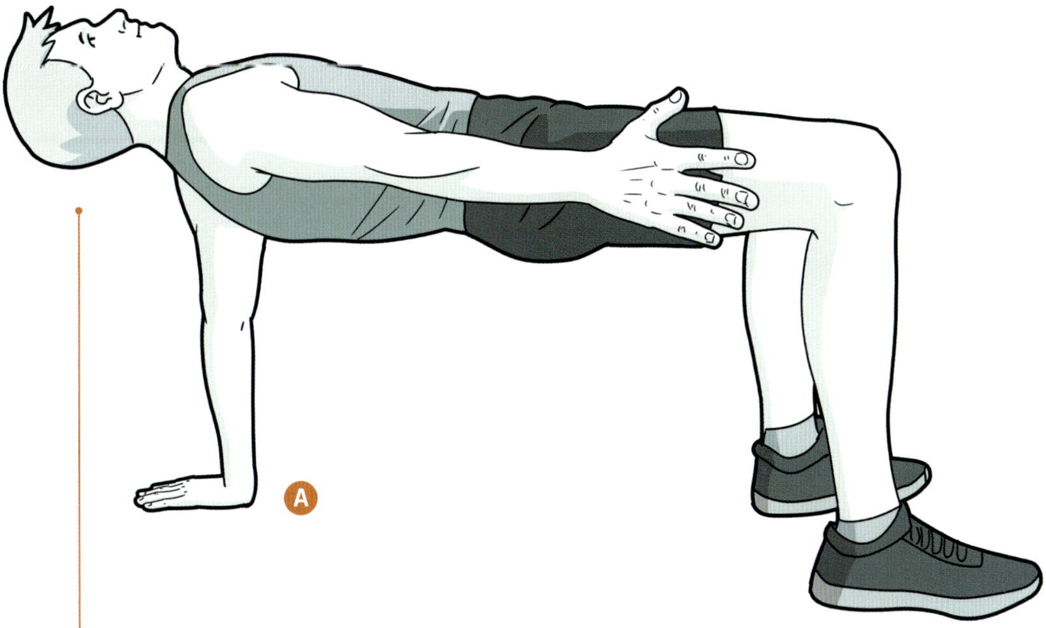

Kopf und Hals
bleiben neutral.

HÜFT-STRECKUNG MIT GESTRECKTEM BEIN

Primäre Muskelgruppe: Gesäßmuskeln
Sekundäre Muskelgruppe: Hintere Oberschenkelmuskeln

40

GRUNDÜBUNG

BEINHEBEN IN SEITENLAGE

41

GUTE ANFÄNGER

VIERFÜSSLER GERADE

42

FORTGESCHRITTENE

VIERFÜSSLER SCHRÄG

HÜFT-EINSATZ

Bei diesen Übungen setzen Sie nur das Hüftgelenk ein. Keine anderen Gelenke dürfen sich gleichzeitig mit ihm bewegen. Sie können dabei auf der Seite liegen oder sich auf alle Viere niederlassen. Jedes Mal strecken Sie die Hüften mit dem fixierten Knie. Sie setzen also für die Bewegung nur die vielen Fasern der Gesäßmuskeln ein. Deshalb eignen sich Hüftstreckungen mit gestrecktem Bein vorzüglich dafür, den Po zu kräftigen und zu straffen. Hier beginnen Sie mit seitlichem Beinheben, um die stabilisierenden Muskelfasern zu aktivieren. Da wir die Gesäßmuskeln oft wenig trainieren, werden die Knie bei Bewegungen, die vom Sprunggelenk ausgehen, schwach. Danach folgen zwei Varianten, die alle Gesäßmuskeln stärken.

HÜFT-EINSATZ

40 / BEINHEBEN IN SEITENLAGE

Diese Übung aktiviert den mittleren Gesäßmuskel, der die Hüfte stabilisiert. Die Zehen müssen dabei nach unten zeigen, der Oberkörper liegt flach auf der Seite. Stützen Sie sich nicht auf die Ellbogen – das führt dazu, dass die Wirbelsäule sich seitwärts biegt.

ZIEL: 20 Wiederholungen auf jeder Seite.

1 Sie liefen flach auf der Seite. Die Hüften sind vertikal parallel. Den Oberkörper nicht auf den Ellbogen stützen.

2 Die Zehen des oberen Fußes zeigen nach unten. Die obere Hand liegt auf den Bauchmuskeln, um unerwünschte Bewegungen wahrzunehmen. (A)

3 Die Knie bleiben gestreckt und die Zehen zeigen weiter nach unten. Den oberen Fuß so hoch wie möglich heben (B), ohne die Wirbelsäule seitwärts zu beugen, um die Bewegung zu erleichtern.

4 Wenn der Fuß ganz oben ist, langsam in die Ausgangsstellung zurückkehren. (A)

Lockern Sie die Hüftbeuger vorher mit einer Schaumrolle, um sie zu entspannen und Überaktivität zu verhindern.

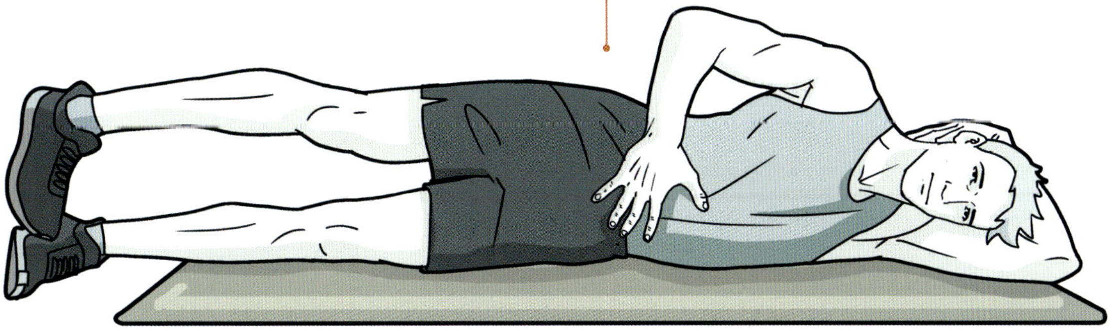

A

Die obere Hüfte leicht nach vorne drehen, um die Gesäßmuskeln noch stärker zu fordern.

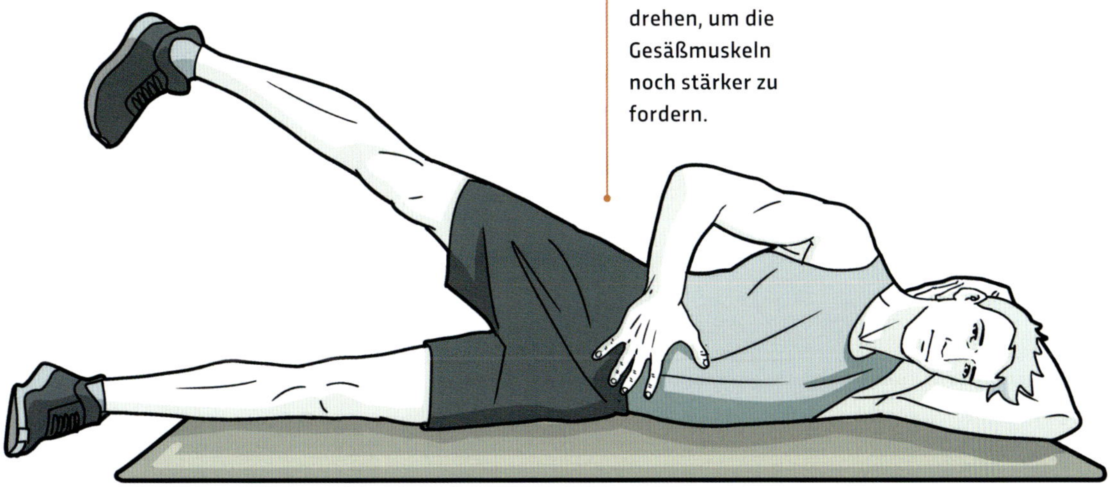

B

HÜFT-
EINSATZ

41 / VIERFÜSSLER GERADE

Diese Übung auf allen Vieren zwingt die Gesäßmuskeln zu isolierten Hüftbeugungen. Es ist wichtig, die Bauchmuskeln zu aktivieren, um eine unerwünschte Streckung der unteren Wirbelsäule zu verhindern.
Das Knie bleibt gestreckt und der Quadrizeps aktiv, damit die hinteren Oberschenkelmuskeln nicht arbeiten und nur die Gesäßmuskeln die Bewegung steuern. Wenn die Hüftbeuger verspannt sind, ist es schwer, die Gesäßmuskeln zu kontrahieren. In diesem Fall sollten Sie beim Abwärmen mehr an der Beweglichkeit arbeiten. Verbringen Sie mehr Zeit in der halb knienden Stellung, um die Hüftbeuger zu dehnen.

ZIEL: Wenn Sie stärker werden, können Sie versuchen, das Bein etwas über die Parallele zur Wirbelsäule hinaus zu heben (trotzdem in neutraler Position). Streben Sie 20 Wiederholungen auf jeder Seite an.

1 Sie beginnen auf allen Vieren. Die Hände befinden sich genau unter den Schultern, die Knie genau unter den Hüften.

2 Ein Bein nach hinten strecken. Nur die Zehen bleiben in Kontakt mit dem Boden.

3 Den Quadrizeps anspannen, damit das Knie gestreckt bleibt (A). Gleichzeitig die Gesäßmuskeln anspannen und das hintere Bein möglichst hoch heben, ohne dafür den unteren Rücken einzusetzen (B). Die Bauchmuskeln verhindern, dass die untere Wirbelsäule dabei hilft.

4 Das Bein langsam auf den Boden senken und mit den Zehen leicht auf den Boden klopfen. Dann folgt die nächste Wiederholung.

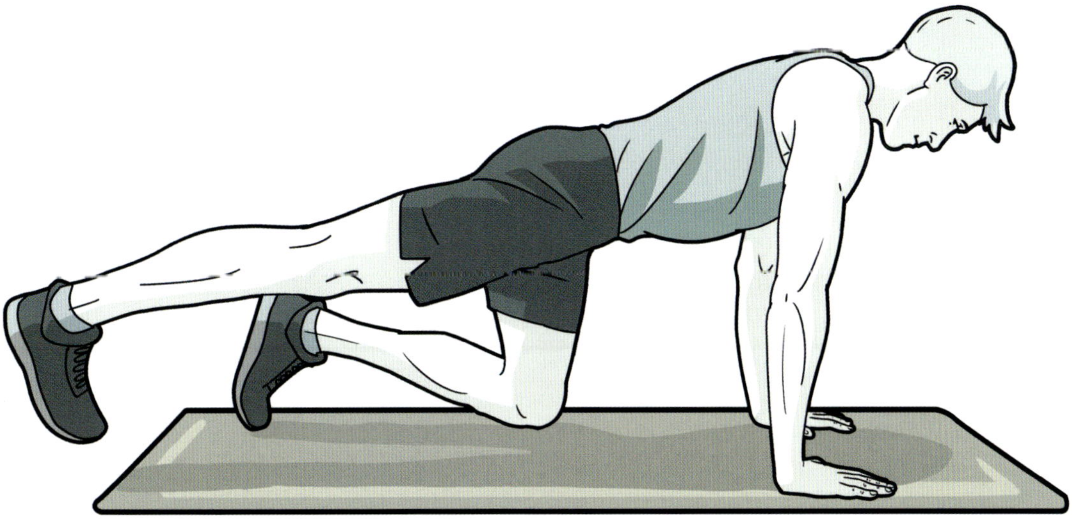

A

Die Spannung bis
zu 7 Sekunden
halten, um die
Muskeln maximal
zu aktivieren.

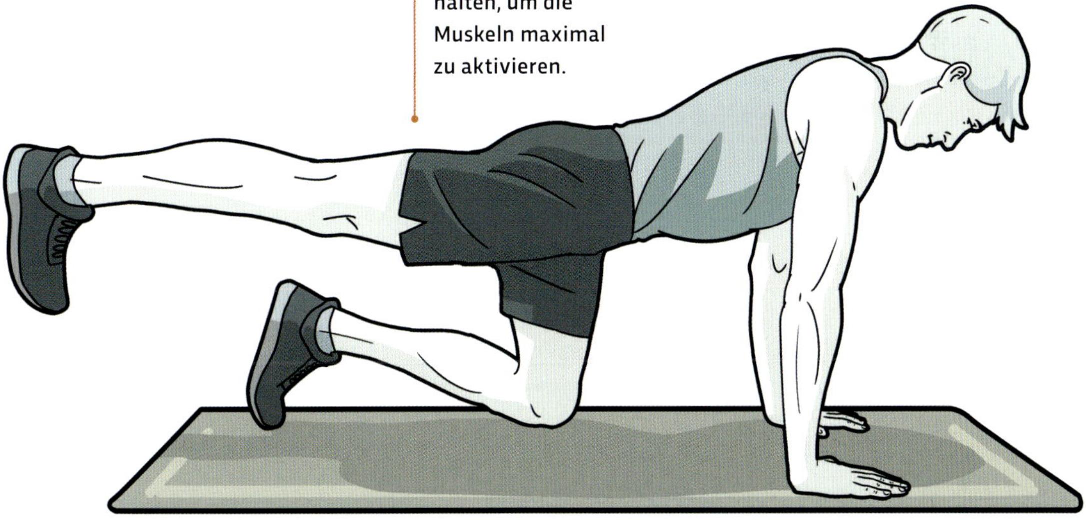

B

HÜFT-EINSATZ

42 / VIERFÜSSLER SCHRÄG

Bei dieser Variante trainieren Sie die Hüftstrecker in drei Positionen: abduziert (von der Körpermittellinie weg), adduziert (auf die Körpermittellinie zu) und neutral. Die Zehen sollten beim Klopfen (nach außen, gerade nach hinten und zur entfernten Seite des anderen Beines) genau nach unten zeigen. Ein Klopfer in jeder Stellung zählt als eine Wiederholung. Um diese Übung korrekt zu machen, müssen die untere Wirbelsäule und das Becken stabil sein.

ZIEL: Streben Sie 20 Wiederholungen an (7 Zyklen zu je 3 Klopfern in verschiedene Richtungen) auf beiden Seiten an.

1 Sie beginnen auf allen Vieren. Die Hände befinden sich genau unter den Schultern, die Knie genau unter den Hüften. Ein Bein nach hinten strecken. Nur die Zehen bleiben in Kontakt mit dem Boden. (A)

2 Den Quadrizeps anspannen, damit das Knie gestreckt bleibt. Gleichzeitig die Gesäßmuskeln anspannen und das hintere Bein möglichst hoch heben. Dann das Bein langsam in die Ausgangsstellung absenken und mit den Zehen leicht auf den Boden klopfen.

3 Bei der nächsten Wiederholung klopfen Sie mit den Zehen nicht genau hinter der Hüfte auf den Boden, sondern ein wenig weiter rechts. Danach ein wenig links vom linken Bein. (B)

4 Klopfen Sie weiter so in Dreierzyklen: ein Mal genau hinten, ein Mal ein wenig seitlich des aktiven Beines und ein Mal ein wenig seitlich des passiven Beines.

5 Dann zum linken Bein wechseln und die Übung wiederholen.

Drehen Sie die Hüften nach innen und außen, um sie zu dehnen, ehe Sie anfangen. Dann können Sie das Bein weiter heben und mehr Muskelfasern aktivieren.

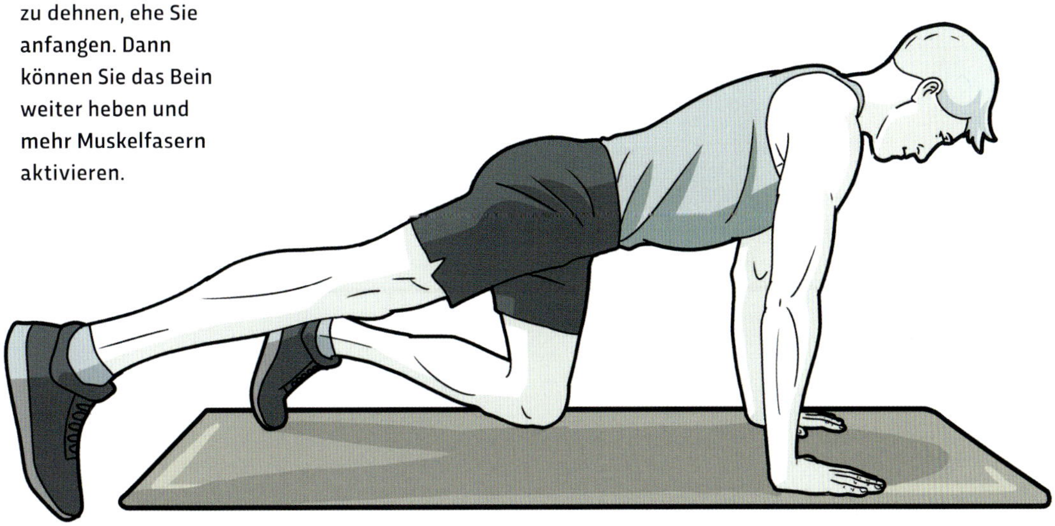

A

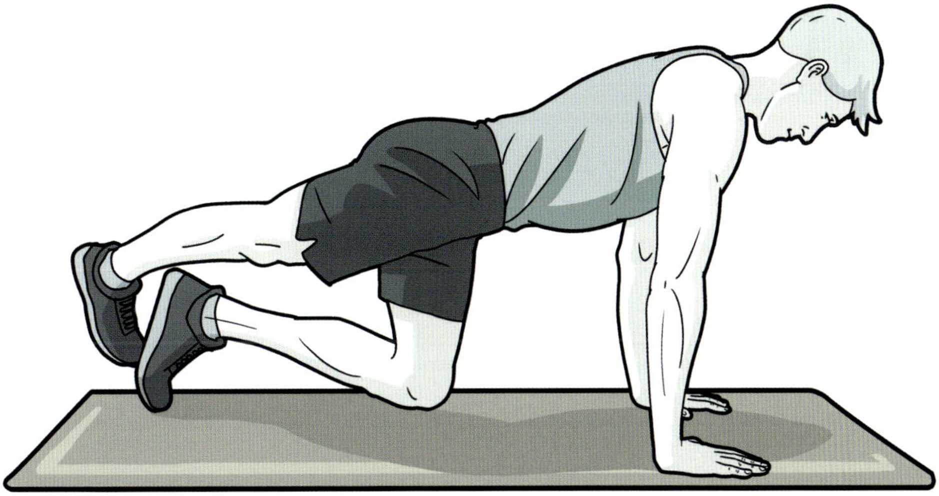

B

HIP HINGE

Primäre Muskelgruppen: Gesäßmuskeln, hintere Oberschenkelmuskeln
Sekundäre Muskelgruppen: Rückenstrecker, Bauchmuskeln

43

GRUNDÜBUNG

ZWEIBEINIGER HIP HINGE

44

GUTE ANFÄNGER

HIP HINGE IN SCHRITT-STELLUNG

45

FORTGESCHRITTENE

EINBEINIGER HIP HINGE

HÜFT-EINSATZ

Der Hip Hinge – die Beugung der Hüften, ohne die Wirbelsäule zu krümmen – ist die wichtigste Übung mit Hüfteinsatz, weil sie eine Bewegung imitiert, die wir jeden Tag oft machen: das Bücken. Die hier gezeigten Hip-Hinge-Varianten zwingen Sie, die Bewegung der Wirbelsäule einzuschränken und dabei dennoch die Hüften zu beugen. Sie beugen sich jedes Mal nach vorne und nutzen den ganzen Bewegungsspielraum der Hüften aus. So verstärken Sie gesunde Bewegungsmuster. Richtiges Bücken setzt voraus, dass Sie die Hüften und das Gesäß dabei nach hinten schieben. Und da diese Übung von der Hüfte ausgeht, nicht von den Sprunggelenken, sollte das Sprunggelenk sich nicht beugen.

HÜFT-
EINSATZ

43 / ZWEIBEINIGER HIP HINGE

Der Hip Hinge ist ein enorm wichtiges Bewegungsmuster. Es bildet das Fundament aller Bewegungen des Unterkörpers – vom Bücken, um die Schlüssel aufzuheben, die Ihnen heruntergefallen sind, bis hin zum perfekten Liegestützsprung. Beim Senken des Oberkörpers bleiben die Knie über den Knöcheln und die Wirbelsäule krümmt sich nicht. Sie dürfen ein wenig in die Knie gehen, damit die Hüften sich nach hinten schieben, dadurch verlagert sich der Schwerpunkt nach hinten. Das ist notwendig für ein gesundes Bücken. Die Knie dürfen sich jedoch nicht nach vorne schieben.

ZIEL: Sobald Sie 20 Wiederholungen schaffen und die Wirbelsäule dabei ganz neutral bleibt, sind Sie bereit für den Hip Hinge in Schrittstellung (44).

1 Sie beginnen im Stand. Die Fußrücken sind schulterbreit auseinander, die Arme liegen an den Seiten.

2 Ein wenig in die Knie gehen und den Schwerpunkt nach hinten verlagern. Dabei den Rumpf nach vorne beugen (A). Die Wirbelsäule bleibt immer neutral.

3 Weiter vorbeugen, bis in den hinteren Oberschenkelmuskeln ein Ziehen zu spüren ist oder die Wirbelsäule parallel zum Boden ist. Dann die Gesäßmuskeln anspannen und in die Ausgangsstellung zurückkehren.

Um die Schwierigkeit zu steigern, die Arme während der Bewegung über den Kopf strecken und nicht bewegen.

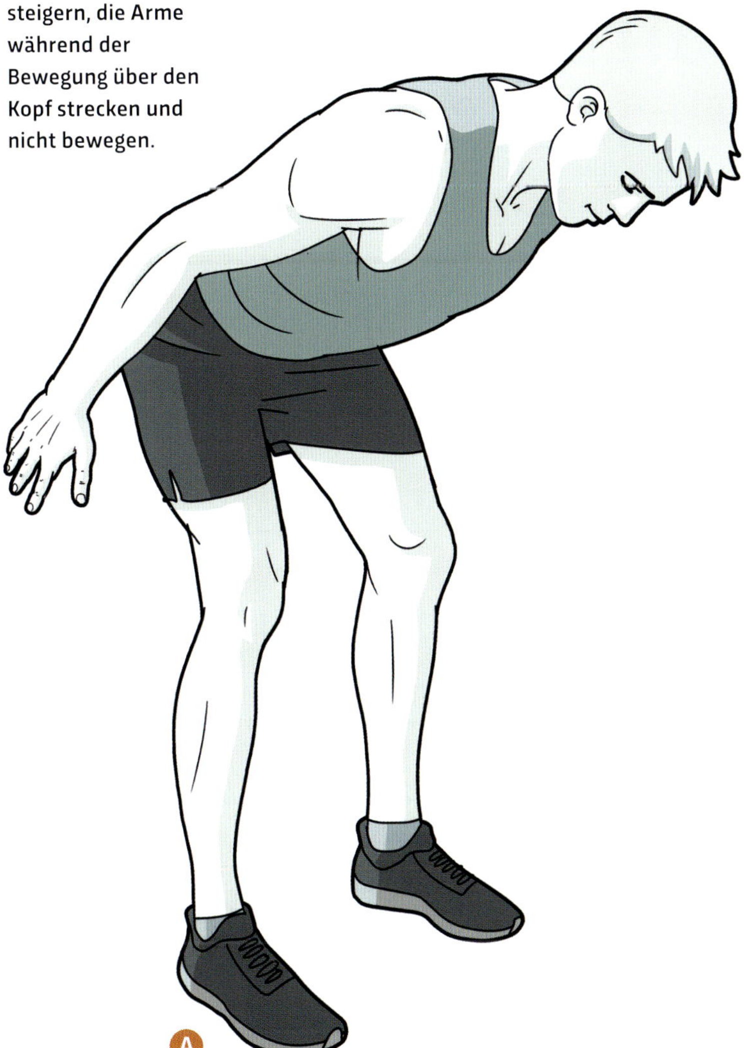

A

HÜFT-
EINSATZ

44 / HIP HINGE IN SCHRITTSTELLUNG

Diese Variante fördert die Stabilität der Hüften. Ein Bein ist aktiv, das andere bleibt passiv, hilft aber, das Gleichgewicht zu bewahren. Die Füße sind viel enger zusammen als beim zweibeinigen Hip Hinge (43) und befinden sich in kleiner Schrittstellung. Der hintere Fuß steht auf den Zehen. Die arbeitende Hüfte darf sich nicht nach außen drehen – das geschieht, weil die Hüftstabilisatoren oft inaktiv sind. Wenn Sie die Hüften parallel zum Boden halten, trainieren Sie die Stabilisatoren, sodass sie früher feuern und mit den anderen Gesäßmuskeln zusammenarbeiten.

ZIEL: 20 Wiederholungen auf jeder Seite, ohne dass die arbeitende Hüfte sich nach außen dreht.

1 Sie beginnen im Stand. Die Füße sind hüftbreit auseinander und ein Fuß steht ein wenig vor dem anderen. Die Zehen des hinteren Fußes befinden sich auf einer Linie mit der Ferse des vorderen. Der vordere Fuß bleibt flach auf dem Boden, die Ferse des hinteren ist angehoben.

2 Ein wenig in die Knie gehen und den Schwerpunkt nach hinten verlagern. Dabei den Rumpf nach vorne senken und das hintere Bein nach hinten strecken. (A) Die Wirbelsäule bleibt neutral, die Hüften drehen sich nicht nach außen.

3 Weiter vorbeugen, bis in den arbeitenden hinteren Oberschenkelmuskeln ein Ziehen zu spüren ist oder die Wirbelsäule parallel zum Boden liegt. Dann die Gesäßmuskeln des arbeitenden Beines anspannen und in die Ausgangsstellung zurückkehren.

Um die Schwierigkeit zu steigern, die Arme während der Bewegung über den Kopf strecken und nicht bewegen.

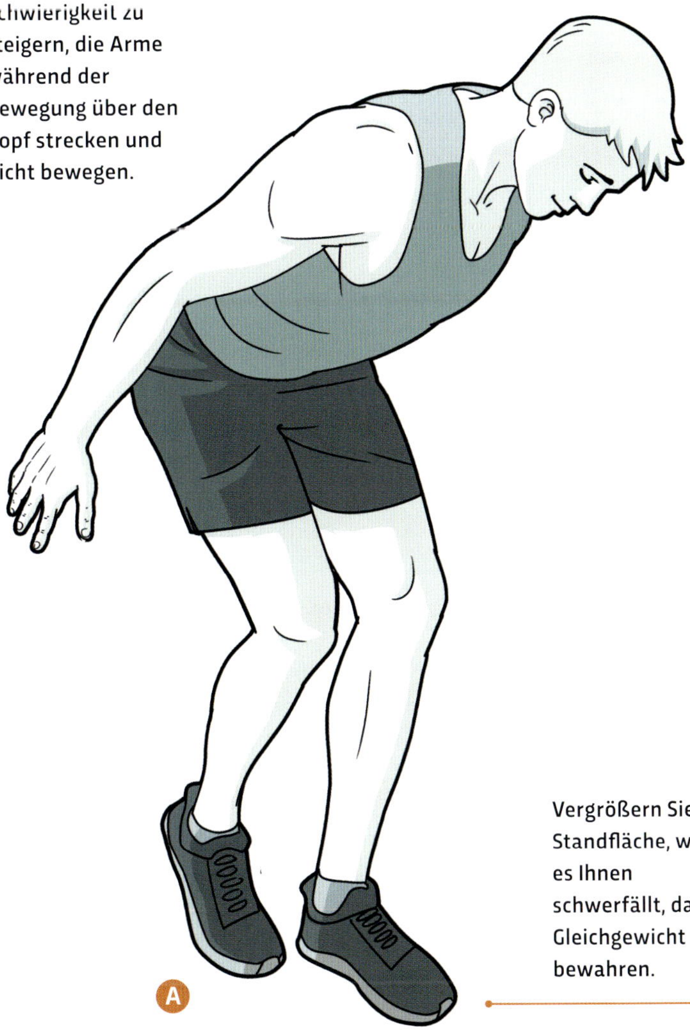

Vergrößern Sie die Standfläche, wenn es Ihnen schwerfällt, das Gleichgewicht zu bewahren.

HÜFT-
EINSATZ

45 / EINBEINIGER HIP HINGE

Der einbeinige Hip Hinge ist die wichtigste aller funktionellen Eigengewichtübungen mit Hüfteinsatz. Er fördert die Balance, die Stabilität der Hüften und der Körpermitte sowie die kontrollierte Beweglichkeit der Hüftgelenke und ist der letzte Schritt der progressiven Hip-Hinge-Übungen. Jeder sollte ihn beherrschen! Wenn Sie Ihren Schwerpunkt auf eine so kleine Standfläche verlagern können, sind Sie stark und können die Balance gut halten. Die Hüften dürfen sich dabei nicht wegen schwacher Stabilisatoren nach außen drehen. Behalten Sie die Zehen des ausgestreckten Beines im Auge: Wenn sie anfangen, nach außen zu zeigen, drehen sich die Hüften nach außen. Spannen Sie die Gesäßmuskeln des ausgestreckten Beines an, um die Bewegung zu stabilisieren.

ZIEL: 20 Wiederholungen auf jeder Seite, ohne dass die arbeitende Hüfte sich nach außen dreht.

1 Sie beginnen im Stand. Die Füße sind hüftbreit auseinander und ein Fuß steht ein wenig vor dem anderen. Die Zehen des hinteren Fußes befinden sich auf einer Linie mit der Ferse des vorderen. Der vordere Fuß bleibt flach auf dem Boden, die Ferse des hinteren ist angehoben.

2 Ein wenig in die Knie gehen und den Schwerpunkt nach hinten verlagern. Dabei den Rumpf nach vorne senken. (A) Die Wirbelsäule bleibt neutral, die Hüften drehen sich nicht nach außen.

3 Weiter vorbeugen, bis in den arbeitenden hinteren Oberschenkelmuskeln ein Ziehen zu spüren ist oder die Wirbelsäule parallel zum Boden ist. Dann die Gesäßmuskeln des arbeitenden Beines anspannen und in die Ausgangsstellung zurückkehren.

Um die Schwierigkeit zu steigern, die Arme während der Bewegung über den Kopf strecken und nicht bewegen.

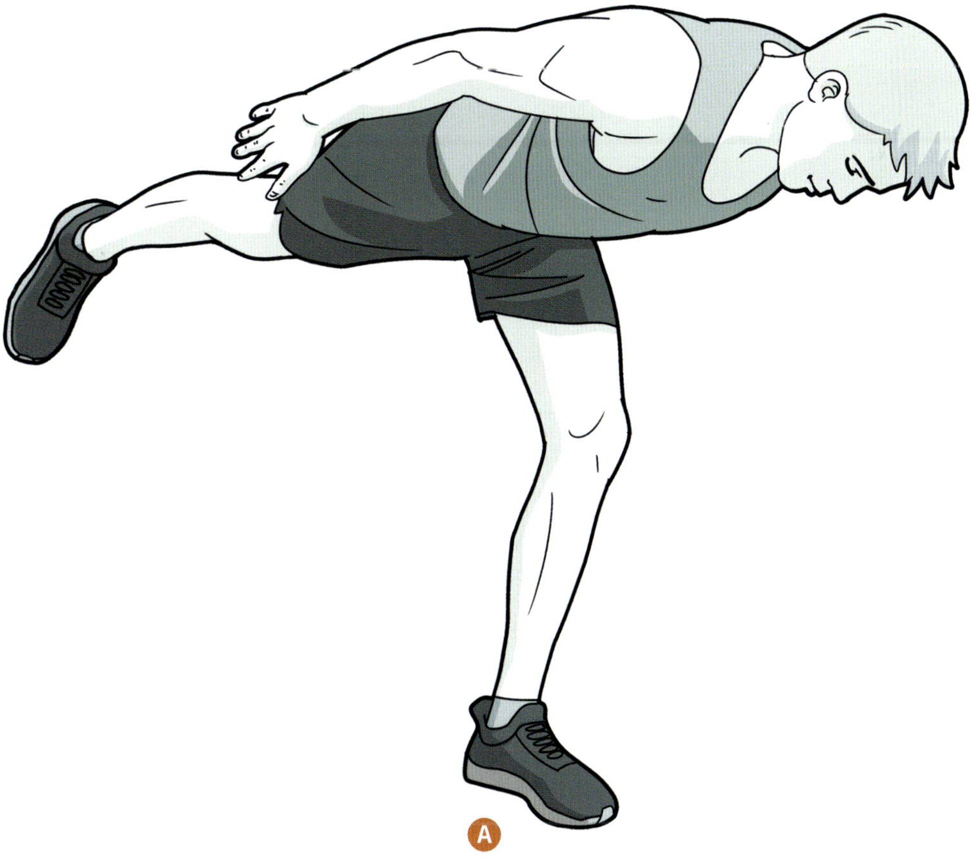

LIEGESTÜTZ

GLEITENDER LIEGESTÜTZ

WINKELLIEGESTÜTZ

DYNAMISCHER LIEGESTÜTZ

STÜTZ

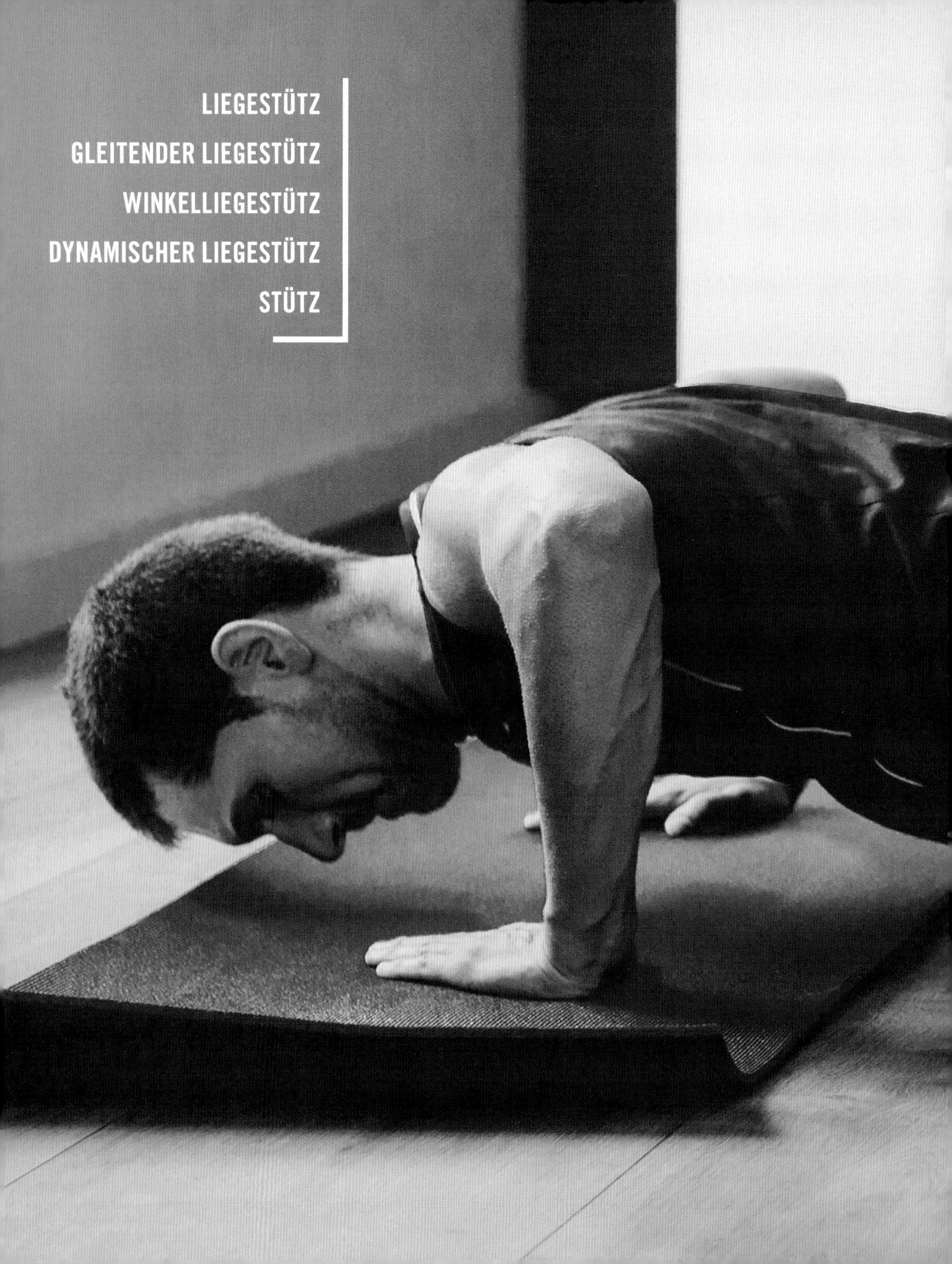

SECHS

Bei den Übungen in diesem Kapitel setzen Sie mehrere Gelenke ein. Sie kräftigen die Brustmuskeln, die Deltamuskeln, den Trizeps und andere stabilisierende Muskeln im Oberkörper. Es gibt zwei Haupttypen von Stößen: horizontale und vertikale. Ein gutes Workout-Programm enthält beide Typen. Deshalb habe ich auch Übungen wie Stemmen, Schulterpressen

STOSSEN

und viele Varianten des Liegestützes aufgenommen. Kraftvolles Stoßen setzt eine stabile Unterlage voraus. Denken Sie an das Kinderspiel im Schwimmbad: Sie saßen auf der Schulter eines Freundes, und wenn dieser nicht stabil stand, konnten Sie den Gegner nicht kraftvoll stoßen. Die Körpermitte ist Ihr „Träger"; sie muss stark sein, damit der „Reiter" – der Oberkörper – erfolgreich sein kann. Wenn Ihnen eine dieser Übungen schwerfällt, sollten Sie prüfen, ob Sie die Körpermitte ausreichend trainiert haben, ehe Sie irgendwelche Stoßmuskeln verantwortlich machen.

LIEGESTÜTZ

Primäre Muskelgruppen: Brustmuskeln, Deltamuskeln
Sekundäre Muskelgruppen: Trizeps, Bauchmuskeln

46

GRUNDÜBUNG

ERHÖHTER LIEGESTÜTZ

47

GUTE ANFÄNGER

KLASSISCHER LIEGESTÜTZ

48

FORTGESCHRITTENE

LIEGESTÜTZ MIT SCHULTER-KLOPFEN

Diese Liegestützvarianten fordern den Brustkorb, die Schultern und den Trizeps, die Bewegungen kraftvoll machen. Die Körpermitte sorgt für die Stabilität, welche die Arme beim Stoßen brauchen. Hier beginnen Sie mit einem erhöhten Liegestütz, um Ihre Technik zu verbessern, bevor Sie mit dem klassischen Liegestütz und mit einer schwereren Version, die die Stabilität testet, weitermachen. Alle Varianten sind horizontale Liegestütze.

STOSSEN

46 / ERHÖHTER LIEGESTÜTZ

Viele Leute glauben, Liegestütze seien keine Übung für Fortgeschrittene. Aber ein korrekter Liegestütz ist schwerer, als Sie glauben. Da er eine Menge Stabilität erfordert, ist er eigentlich keine Grundübung, sondern eine härtere Variante des Bankdrückens, des traditionellen Stoßes im Fitnessstudio. Wenn Ihnen die Stabilität oder die Kraft für mehrere Wiederholungen fehlt, können Sie sich anfangs in einer erhöhten Position abstoßen, zum Beispiel von einer Bank. Dadurch trainieren Sie die Fähigkeit der Körpermitte, die Hüften und die Wirbelsäule zu stabilisieren, aber die Brust- und Schultermuskeln müssen beim Heben des Körpers nicht so hart arbeiten. Sobald die Körpermitte stark genug ist, um die Wirbelsäule und das Becken neutral zu halten, können Sie sich an den klassischen Liegestütz wagen (47).

ZIEL: Streben Sie mindestens 20 Wiederholungen an. Außerdem sollten Sie einen Frontstütz (01) mindestens 1 Minute durchhalten, bevor Sie mit dem klassischen Liegestütz (47) weitermachen.

1 Die Hände auf ein solides erhöhtes Objekt stützen, zum Beispiel auf eine Bank. Um die korrekte Fußstellung zu finden, die Arme wie beim Absenken im Liegestütz beugen und dann die Füße so platzieren, dass die Kante der Bank genau unter dem Brustbein liegt.

2 Den Körper mit den Armen hochdrücken, bis die Ellbogen ganz gestreckt sind. (A) Das Becken bleibt neutral.

3 Nun den Körper langsam und kontrolliert auf die Bank absenken.

4 Sobald die Brust 10 bis 20 cm von der Bank entfernt ist, den Körper erneut mit den Armen hochdrücken, bis die Ellbogen völlig gestreckt sind. (B)

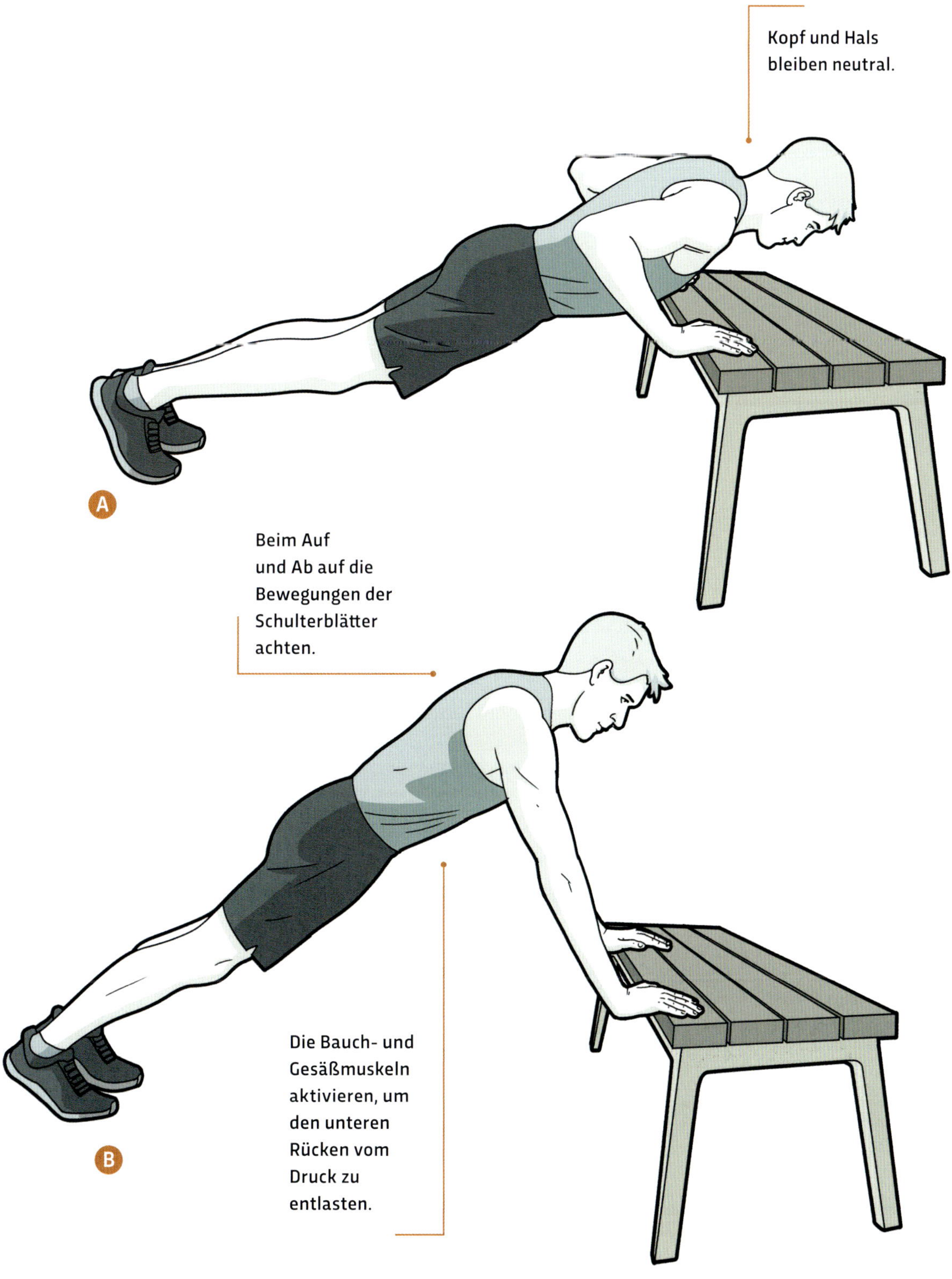
Kopf und Hals
bleiben neutral.
A
Beim Auf
und Ab auf die
Bewegungen der
Schulterblätter
achten.
Die Bauch- und
Gesäßmuskeln
aktivieren, um
den unteren
Rücken vom
Druck zu
entlasten.
B

STOSSEN

47 / KLASSISCHER LIEGESTÜTZ

Diese Übung ist einer der Grundpfeiler des Eigengewichttrainings. Sie werden noch viele Varianten kennenlernen; darum ist es wichtig, diese grundlegende Version zu beherrschen. Sie setzten die Brust- und Schultermuskeln und den Trizeps ein, um das gesamte Körpergewicht zu stemmen, und zwingen die Körpermitte, ihn während der gesamten Bewegung zu stabilisieren. Ohne eine stabile Mitte haben diese Muskeln nichts, wogegen sie stoßen können, und die Kraft, die Sie aufbringen können, nimmt erheblich ab.

ZIEL: Wenn Sie 20 technisch einwandfreie Wiederholungen schaffen, sind Sie für den Liegestütz mit Schulterklopfen (48) bereit.

1 Sie beginnen im Frontstütz. Die Arme sind nach unten gestreckt, die Knie fixiert und die Füße auf dem Boden geschlossen. (A)

2 Mit den Armen die Schultern und Hüften als Einheit zum Boden hin senken. Das Becken bleibt neutral.

3 Wenn die Brust etwa 8 cm vom Boden entfernt ist, die Handflächen auf den Boden pressen und in die Ausgangsstellung zurückkehren. Schultern und Hüften bilden wieder eine Einheit. (B)

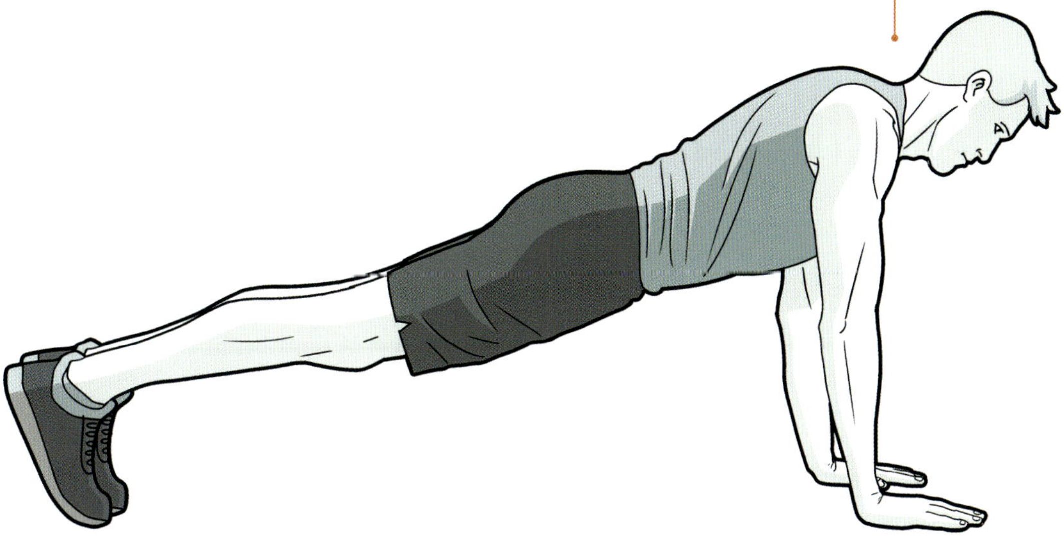
Kopf und Hals bleiben neutral.

A

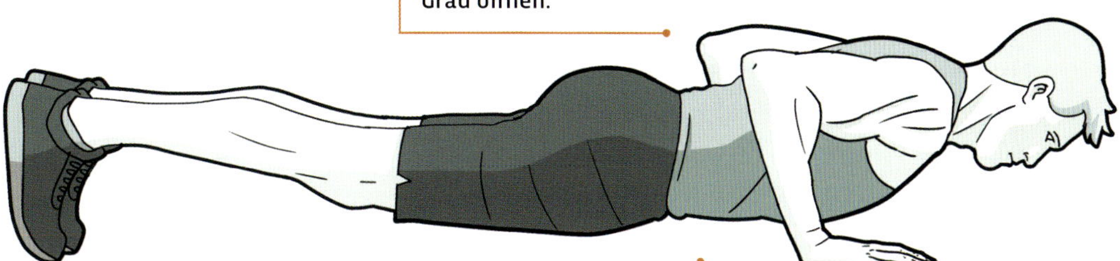
Oberarme und Rumpf bilden einen Winkel von 45 Grad. Nicht bis 90 Grad öffnen.
Die Bauch- und Gesäßmuskeln aktivieren, um den unteren Rücken vom Druck zu entlasten.

B

48 / LIEGESTÜTZ MIT SCHULTERKLOPFEN

Diese Variante des klassischen Liegestützes (47) schult zusätzlich die Stabilität, weil die Stützfläche geringer ist. Zwischen jedem Stoß heben Sie langsam einen Arm vom Boden hoch und klopfen auf die andere Schulter. Wahrscheinlich müssen Sie die Beine anfangs spreizen, um den Körper etwas besser zu stabilisieren. Doch sobald Sie stärker werden, können Sie den Abstand zwischen den Füßen allmählich verringern, um die Übung schwieriger zu machen und die Körpermitte stärker zu fordern.

ZIEL: Nach einiger Zeit sollten die Füße nur noch 30 cm oder weniger auseinander sein. Streben Sie 10 Klapse auf jede Schulter an.

1 Sie beginnen im Frontstütz. Die Arme sind nach unten gestreckt, die Knie fixiert und die Füße auf dem Boden geschlossen.

2 Mit den Armen die Schultern und Hüften als Einheit zum Boden hin senken. Das Becken bleibt neutral.

3 Wenn die Brust etwa 8 cm vom Boden entfernt ist, die Handflächen auf den Boden pressen und in die Ausgangsstellung zurückkehren. Schultern und Hüften bilden wieder eine Einheit.

4 Vor der nächsten Wiederholung eine Hand heben und auf die gegenüberliegende Schulter klopfen. (A) Am Ende jeder Wiederholung die klopfende Hand wechseln.

Versuchen Sie, vor dem nächsten Liegestütz auf beide Schultern zu klopfen, um die Übung schwieriger zu machen.

Die Hüften dürfen sich nicht drehen, um den fehlenden Bodenkontakt einer Hand auszugleichen.

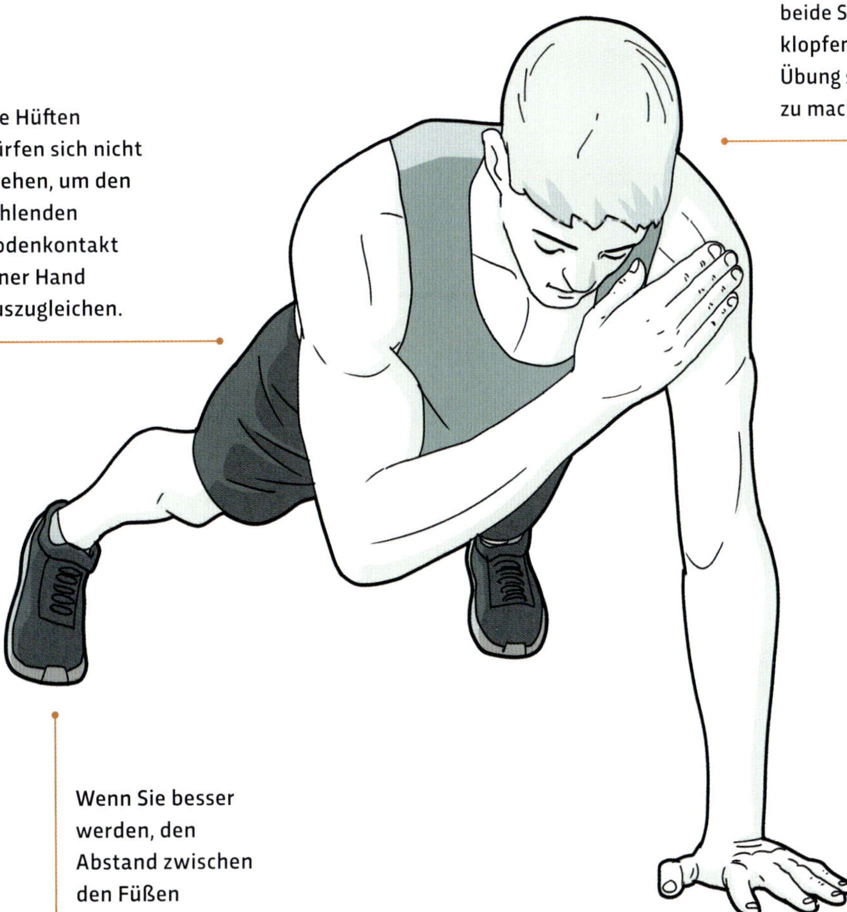

A

Wenn Sie besser werden, den Abstand zwischen den Füßen allmählich verringern, damit die Übung schwieriger wird. Das gelingt auch mit erhöhten Füßen.

GLEITENDER LIEGESTÜTZ

Primäre Muskelgruppen: Brustmuskeln, Deltamuskeln
Sekundäre Muskelgruppen: Trizeps, Bauchmuskeln

49

GRUNDÜBUNG

HORIZONTALER GLEITENDER LIEGESTÜTZ AUF DEN KNIEN

50

GUTE ANFÄNGER

HORIZONTALER GLEITENDER LIEGESTÜTZ AUF DEN FÜSSEN

51

FORTGESCHRITTENE

VERTIKALER GLEITENDER LIEGESTÜTZ

Gleitende Liegestütze sind eine Variante des klassischen Liegestützes. Diese horizontalen Stoßübungen trainieren die Schultern mit einer Art Flugbewegung. Sie üben auf einer Matte mit einem Handtuch unter einer Hand, sodass Sie mit dieser Hand hin und her rutschen können. Hier gleiten Sie zunächst von den Knien aus nach hinten, damit Sie sich an die Bewegung gewöhnen und die Technik perfektionieren. Bei der nächsten Übung setzen Sie die Füße ein und die dritte ist ein vertikales Gleiten.

STOSSEN

49 / HORIZONTALER GLEITENDER LIEGESTÜTZ AUF DEN KNIEN

Bei diesem Liegestütz knien Sie auf dem Boden. Dadurch wird die Stabilität der Körpermitte und der Schultern weniger gefordert, während die Kraft der Brust- und Armmuskeln zunimmt. Die Bewegung ist die gleiche wie beim Liegestütz (47), doch unter jeder Hand liegt ein Handtuch (oder ein Waschlappen, eine Serviette oder Ähnliches). Wenn Sie sich in den Liegestütz herabsenken, schieben Sie eine Hand seitwärts, so weit Sie können. Der gleitende Arm bleibt gestreckt. Wenn Sie in die Ausgangsstellung zurückkehren, versuchen Sie, den gleitenden Arm gestreckt zu halten, damit die Brust- und Schultermuskeln von einem anderen Winkel aus arbeiten müssen. So maximieren Sie den Nutzen der Übung.

ZIEL: 10 Wiederholungen auf jeder Seite, bevor Sie die Übung auf den Füßen machen (50).

1 Auf einer Matte eine modifizierte Liegestützposition einnehmen: Knie auf dem Boden, Hände etwas mehr als schulterbreit auseinander. Jede Hand liegt auf einem Handtuch. A

2 Langsam in den Liegestütz sinken und gleichzeitig eine Hand seitwärts gleiten lassen, bis die Brust nur noch 5 bis 10 cm vom Boden entfernt ist. B

3 Beide Handflächen auf den Boden drücken und die gleitende Hand in ihre Ausgangsstellung zurückziehen. A Der gleitende Arm bleibt gestreckt und zwingt den stabilen Arm zu einer anderen Muskelkontraktion.

4 Nach der anderen Seite wiederholen, danach bei jeder Wiederholung die gleitende Hand wechseln.

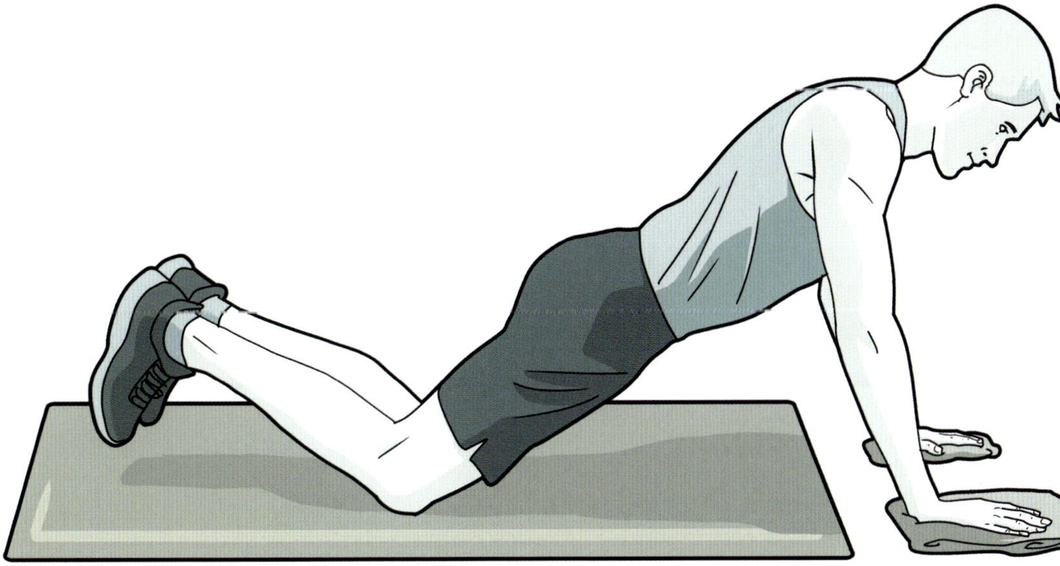

A

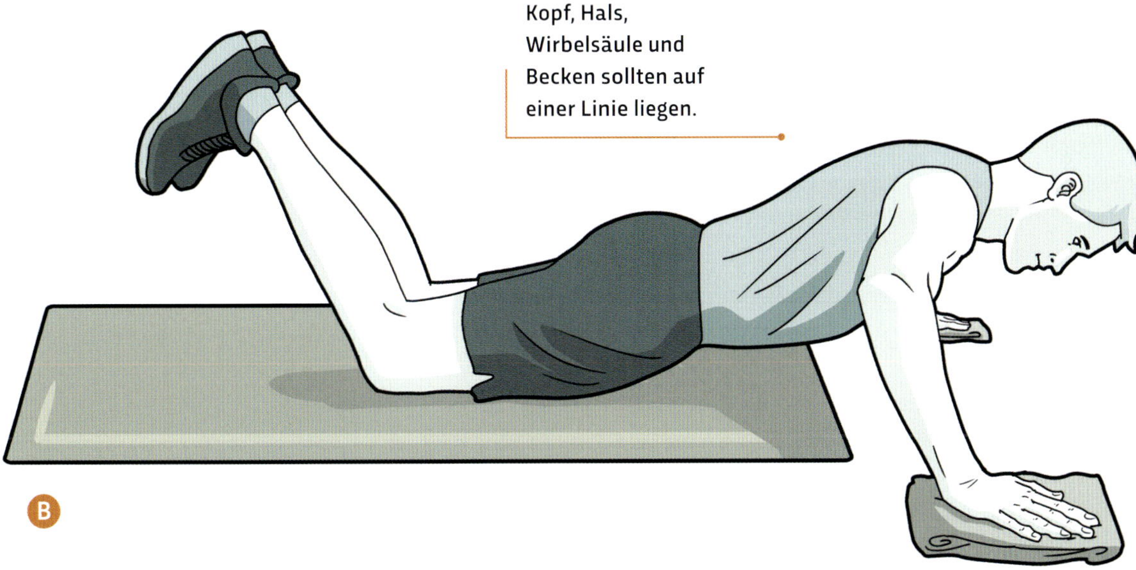
Kopf, Hals, Wirbelsäule und Becken sollten auf einer Linie liegen.

B

50 / HORIZONTALER GLEITENDER LIEGESTÜTZ AUF DEN FÜSSEN

Bei dieser Variante sind nicht die Knie, sondern die Füße auf dem Boden. Da die Schwerkraft hier mehr Wirkung entfaltet, spüren Sie deutlicher, wie stark die Muskeln der Körpermitte und der Brust sich anstrengen müssen. Wegen der Belastung der Schultern müssen Sie die Arme nach außen drehen, das heißt, die Innenseiten der Ellbogen zeigen nach vorne, nicht aufeinander, und bleiben in dieser Stellung. Wenn sie nach innen gedreht sind, steigt die Gefahr einer Verletzung der Schultergelenke oder der Muskel-Sehnen-Kappe. Um die Drehung nach außen zu erleichtern, achten Sie beim Beugen der Arme darauf, dass sie eng am Körper bleiben und nicht etwa weit seitwärts ausbrechen.

ZIEL: 10 Wiederholungen auf jeder Seite.

1 Auf einer harten Fläche langsam die Frontstützstellung einnehmen. Die Hände befinden sich unter den Schultern, die Knie sind fixiert, die Füße stehen auf dem Boden. Unter jeder Hand befindet sich ein Handtuch. (A)

2 Langsam in den Liegestütz sinken und gleichzeitig eine Hand seitwärts gleiten lassen, bis die Brust nur noch 5 bis 10 cm vom Boden entfernt ist. (B)

3 Beide Handflächen auf den Boden drücken und die gleitende Hand in ihre Ausgangsstellung zurückziehen.

4 Nach der anderen Seite wiederholen, danach bei jeder Wiederholung die gleitende Hand wechseln.

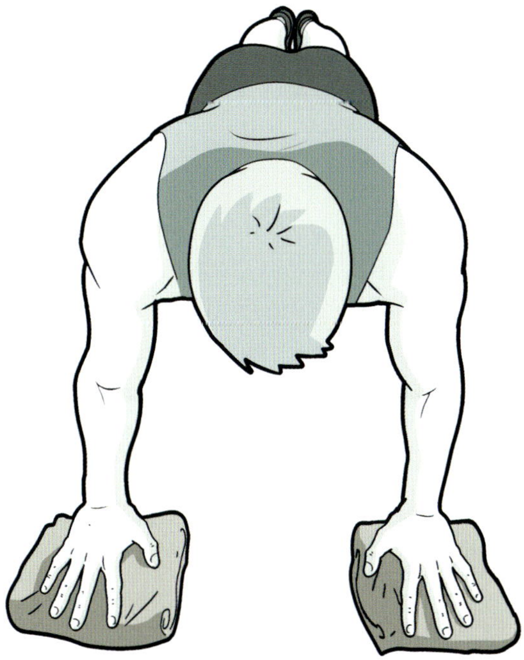

A

Wenn nötig die Beine spreizen, damit die Übung leichter wird.

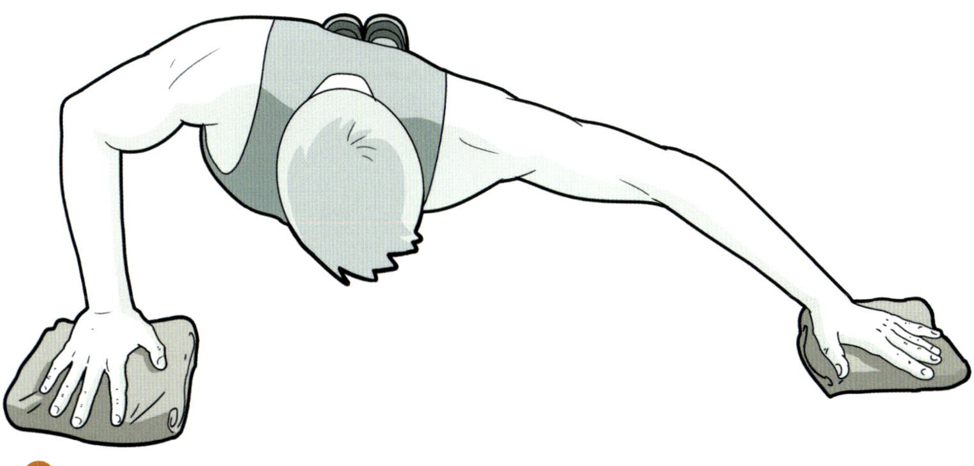

B

51 / VERTIKALER GLEITENDER LIEGESTÜTZ

Diese Variante ähnelt der vorigen (50), aber die Hand gleitet hier vertikal über den Kopf anstatt seitwärts. Vielleicht müssen Sie dabei die Beine etwas weiter öffnen, weil das vertikale Gleiten weniger stabil ist als das horizontale. Doch gerade dieser Mangel an Stabilität kräftigt die Körpermitte. Vertikale Gleitliegestütze nehmen der Brust die Hebelkraft und zwingen die großen Rückenmuskeln, die Bewegung zu unterstützen.

ZIEL: **10 Wiederholungen auf jeder Seite.**

1 Auf einer harten Fläche langsam die Frontstützstellung einnehmen. Die Hände befinden sich unter den Schultern, die Knie sind fixiert, die Füße stehen auf dem Boden. Unter jeder Hand befindet sich ein Handtuch. (A)

2 Langsam in den Liegestütz sinken und gleichzeitig eine Hand nach vorne über den Kopf gleiten lassen, bis die Brust nur noch 5 bis 10 cm vom Boden entfernt ist. (B)

3 Beide Handflächen auf den Boden drücken und die gleitende Hand in ihre Ausgangsstellung zurückziehen. (A)

4 Nach der anderen Seite wiederholen, danach bei jeder Wiederholung die gleitende Hand wechseln.

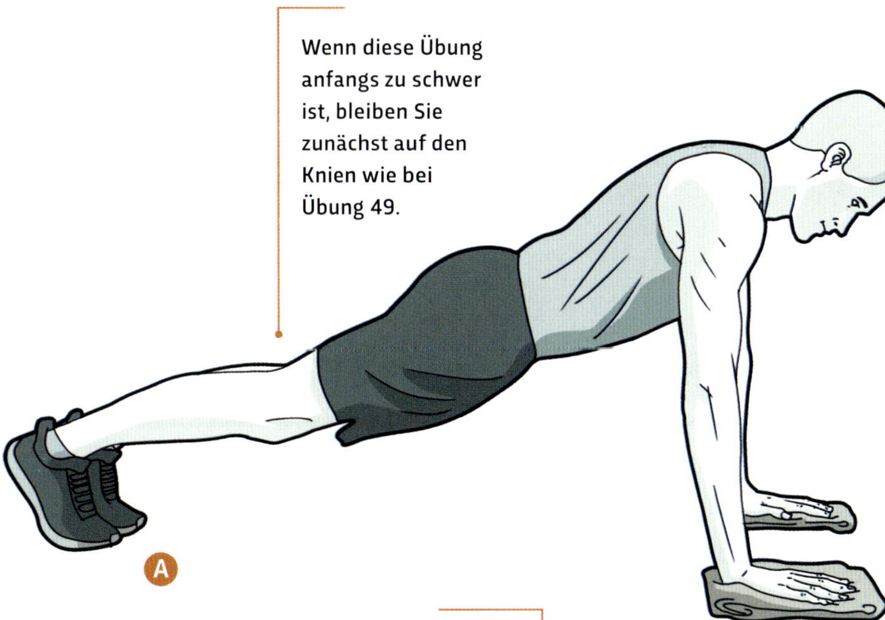
Wenn diese Übung anfangs zu schwer ist, bleiben Sie zunächst auf den Knien wie bei Übung 49.
A

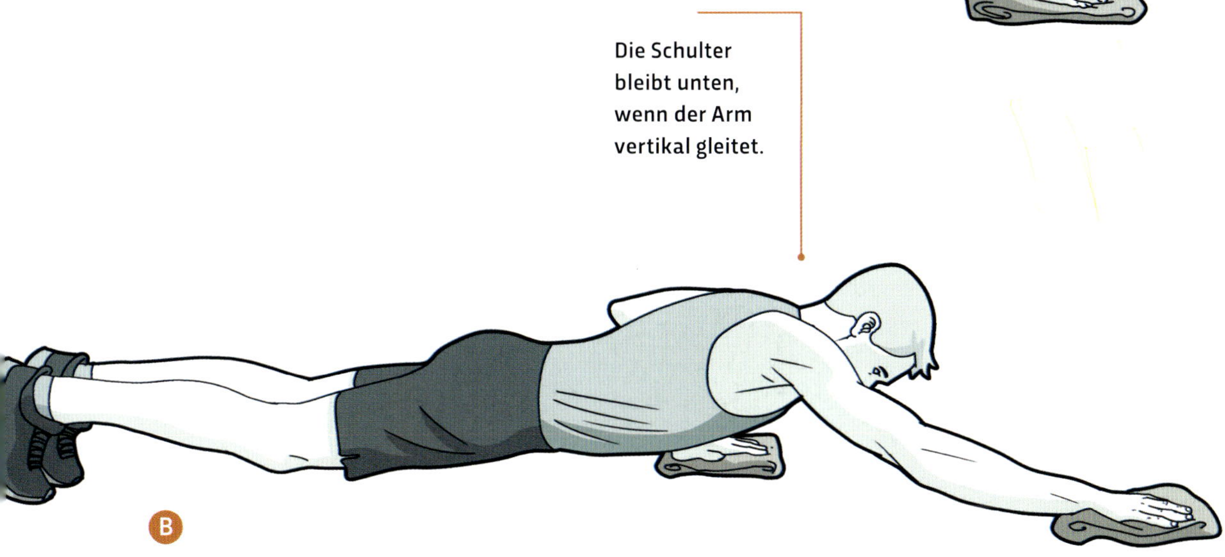
Die Schulter bleibt unten, wenn der Arm vertikal gleitet.
B

WINKEL-LIEGESTÜTZ

Primäre Muskelgruppen: Deltamuskeln, Brustmuskeln
Sekundäre Muskelgruppe: Trizeps

52

GRUNDÜBUNG

WINKEL-LIEGESTÜTZ MIT GEBEUGTEM KNIE

53

GUTE ANFÄNGER

WINKEL-LIEGESTÜTZ MIT GESTRECKTEM BEIN

54

FORTGESCHRITTENE

HANDSTAND-STÜTZ

Bei dieser Übung beugen Sie sich in der Taille, lassen aber die Beine gestreckt. Hier handelt es sich um einen vertikalen Liegestütz, der die Schultern fordert. Er ist die Vorstufe zum Handstand-Stütz (54), erlaubt jedoch viel mehr Wiederholungen und einen etwas größere Bewegungsspielraum; darum bevorzuge ich die beiden ersten Liegestützversionen. Sie können dabei auf dem Boden bleiben oder eine Bank benutzen, um den Schwierigkeitsgrad zu variieren.

52 / WINKELLIEGESTÜTZ MIT GEBEUGTEM KNIE

Bei dieser Variante verwenden Sie eine Bank und beugen die Knie, damit Arme und Schultern nicht zu viel Gewicht tragen müssen. Bei allen Schulterpressen müssen Sie die Schultern nach unten Richtung Hüften ziehen, nicht nach oben zu den Ohren. Das gilt auch, wenn der Kopf tiefer ist als die Füße, so wie hier.

ZIEL: Wenn Sie mühelos 20 Wiederholungen schaffen, sind Sie bereit, die Beine zu strecken (53).

1 Sie stehen mit dem Rücken zur Bank, beugen sich vor, stützen die Hände auf den Boden und stellen die Füße auf die Bank. Dabei beugen Sie die Hüften und die Knie, um den Rumpf, die Arme und die Hände auf eine Linie zu bringen. A

2 Die Arme bleiben nach außen gedreht, sodass die Innenseiten der Ellbogen von den Füßen wegzeigen. Die Ellbogen beugen und den Kopf zum Boden hin senken. B

3 Kurz bevor die Oberseite des Kopfes den Boden berührt, stemmen Sie sich mit den Handflächen hoch, zurück in die Ausgangsstellung. A

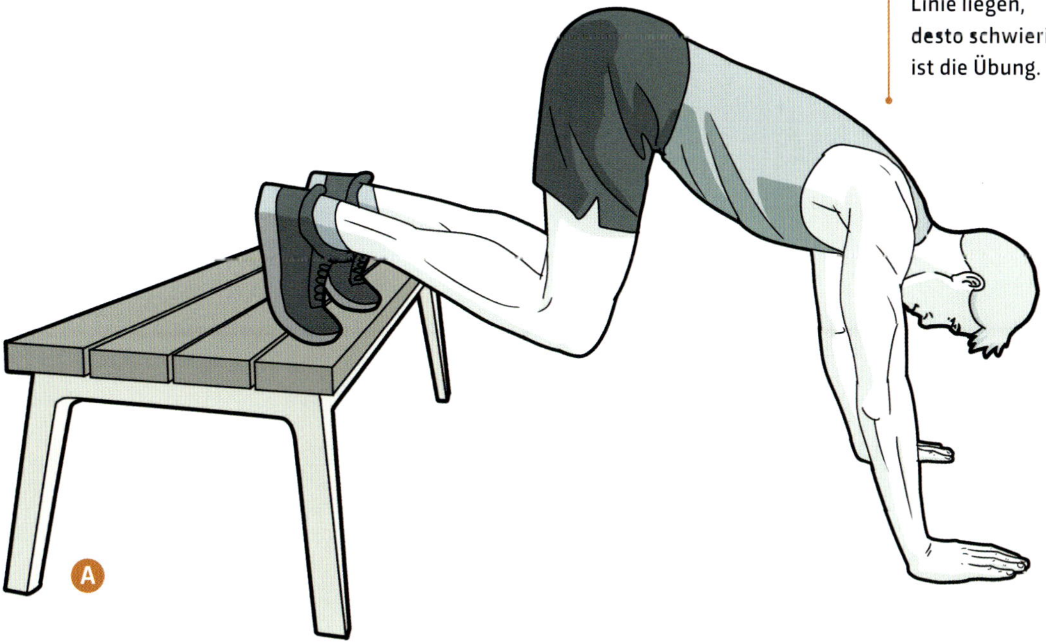
Je genauer der Rumpf und die Arme auf einer Linie liegen, desto schwieriger ist die Übung.
A

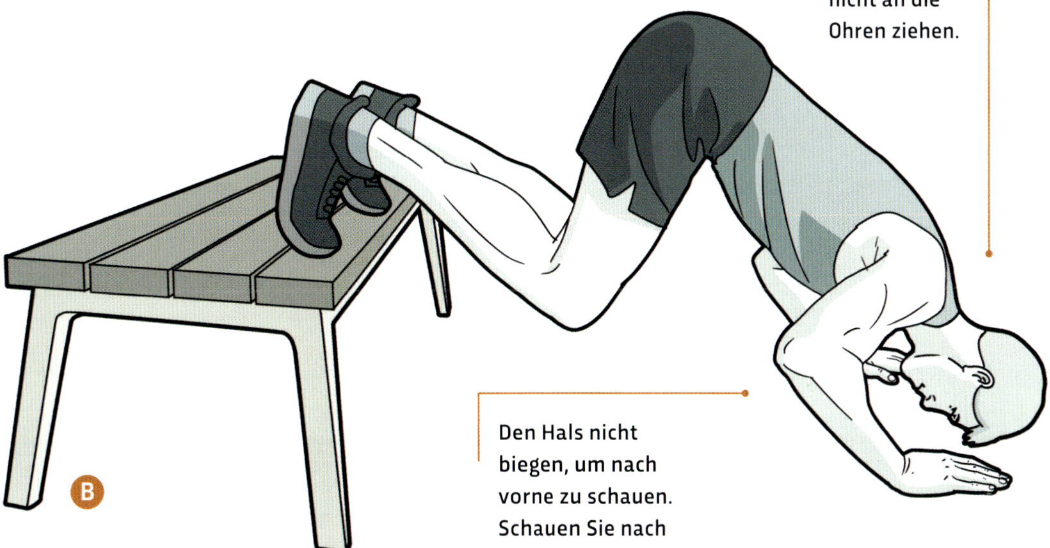
Die Schultern nicht an die Ohren ziehen.
Den Hals nicht biegen, um nach vorne zu schauen. Schauen Sie nach hinten zu den Füßen.
B

STOSSEN

53 / WINKELLIEGESTÜTZ MIT GESTRECKTEM BEIN

Diese Übung können Sie auf dem Boden oder auf einer Bank machen, je nachdem, wie beweglich die Hüften sind. Die Wirbelsäule sollte neutral bleiben. Das heißt: Falls sich der untere Rücken übermäßig rundet, wenn die Füße auf dem Boden stehen, stellen Sie sie auf eine Bank. Je näher die Wirbelsäule der Senkrechten zwischen Armen und Schultern kommt, desto schwieriger wird der Liegestütz und desto mehr nähern Sie sich dem Handstand-Stütz (54). Auch hier ziehen Sie die Schultern Richtung Hüften, nicht zu den Ohren hin. Die Arme bleiben nach außen gedreht und die Ellbogen dürfen sich nicht zu weit abspreizen.

ZIEL: Erst wenn Sie mühelos 20 Wiederholungen schaffen und die Schultern Ihr Gewicht tragen können, sind Sie bereit für den Handstand-Stütz (54).

1 Mit den Händen abstützen und die Füße so weit wie möglich nach oben zu den Händen schieben. Die Knie und die Wirbelsäule bleiben gestreckt. (A) Der Körper sollte eine Art umgekehrtes V bilden. Wenn nötig, die Füße auf eine Bank stellen.

2 Mit gestreckten Beinen so viel Gewicht wie möglich auf die Schultern und Hände verlagern.

3 Die Ellbogen beugen und den Kopf Richtung Boden senken. Dabei die Arme nach außen drehen, sodass die Innenseiten der Ellbogen von den Füßen wegzeigen. (B)

4 Kurz bevor der Scheitel den Boden berührt, stemmen Sie sich mit den Handflächen hoch, zurück in die Ausgangsstellung. (A)

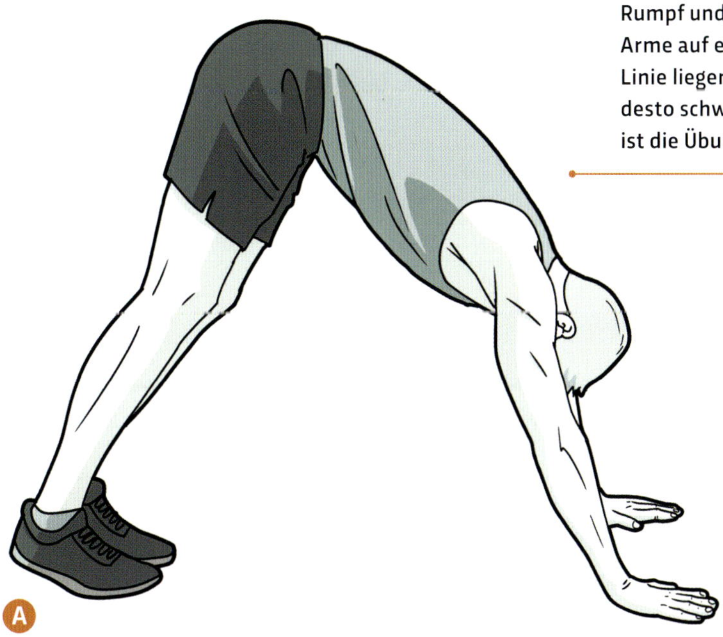
Je genauer der
Rumpf und die
Arme auf einer
Linie liegen,
desto schwieriger
ist die Übung.

A

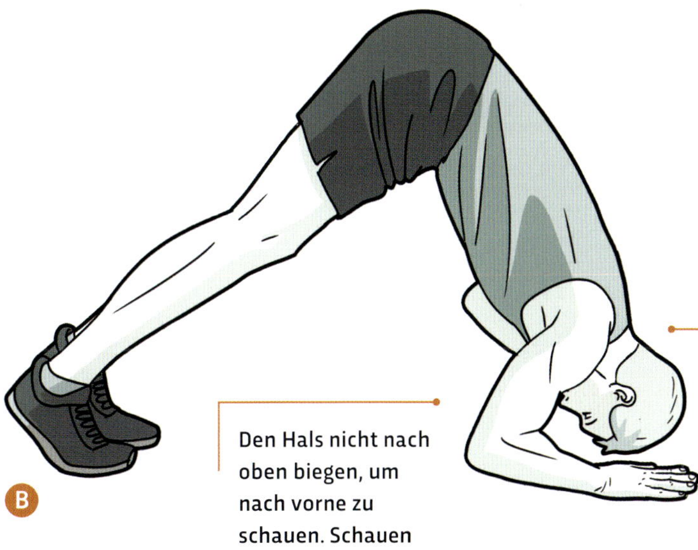
Die Schultern
nicht zu den
Ohren ziehen.
Den Hals nicht nach
oben biegen, um
nach vorne zu
schauen. Schauen
Sie nach hinten zu
den Füßen.

B

STOSSEN

54 / HANDSTAND-STÜTZ

Diese Variante ist wohl der vertikalste aller Liegestütze und gleichzeitig die vermutlich schwierigste Übung in jedem Eigengewicht-Trainingsprogramm. Wenn Sie kein Turner sind, dem ein Handstand leichtfällt, müssen Sie diese Übung an einer Wand machen, um das Gleichgewicht zu bewahren. Ein Sturz auf den Kopf kann ernste Folgen haben!

ZIEL: **10 Wiederholungen**

1 Sie stehen vor einer Wand, beugen sich vor und legen die Hände 30 bis 45 cm von der Wand entfernt auf den Boden.

2 Die Beine in den Handstand nach oben schwingen. Die Wand verhindert, dass Sie kippen. (A)

3 Die Ellbogen beugen und den Kopf absenken. Dabei die Arme nach außen drehen, sodass die Innenseiten der Ellbogen dem Gesicht zugewandt sind. (B)

4 Kurz bevor der Scheitel den Boden berührt (C), den Körper mit den Handflächen hochdrücken und in die Ausgangsstellung (Stand) zurückkehren.

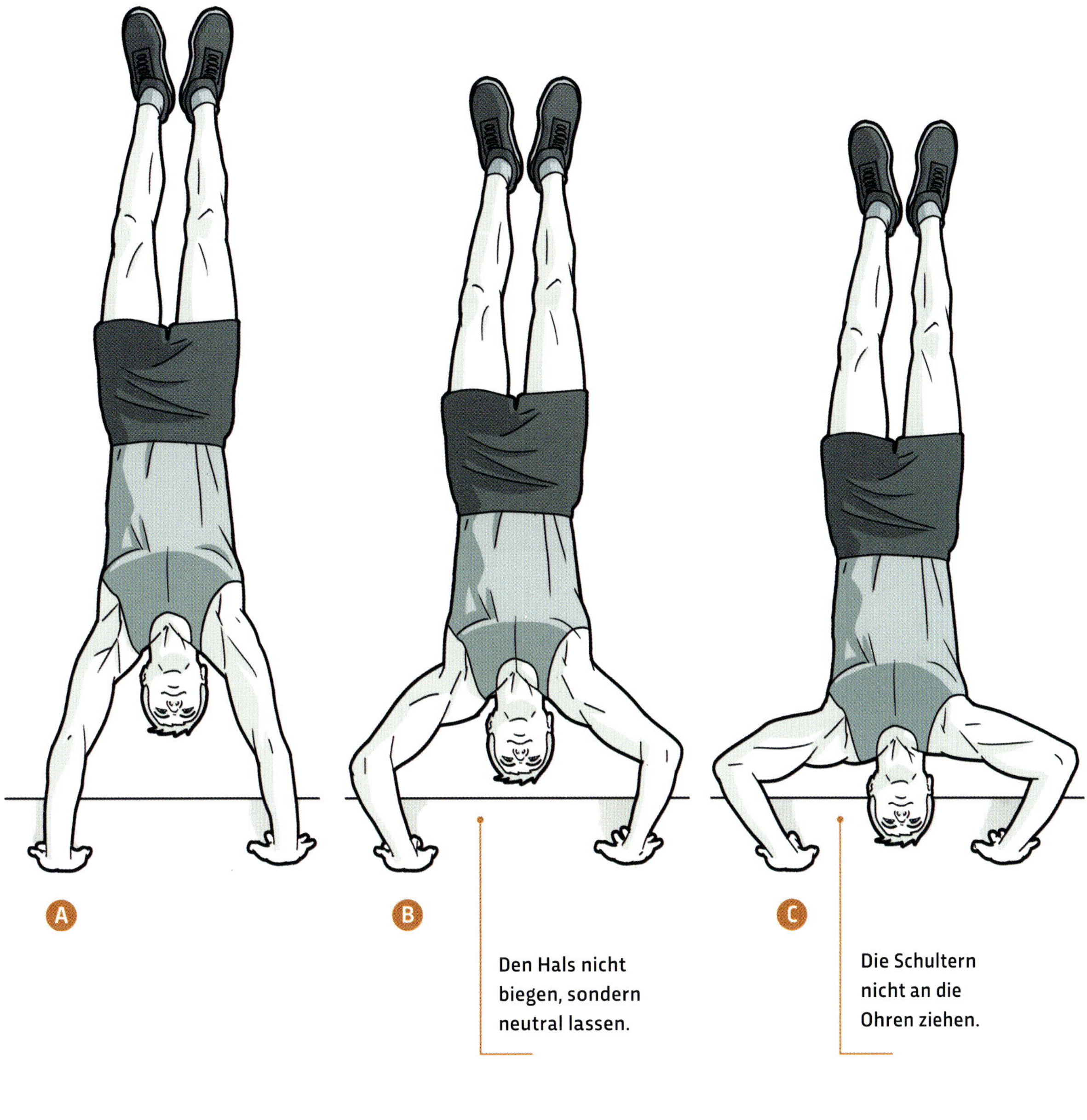
A
B
C
Den Hals nicht biegen, sondern neutral lassen.
Die Schultern nicht an die Ohren ziehen.

DYNAMISCHER LIEGESTÜTZ

Primäre Muskelgruppen: Brustmuskeln, Deltamuskeln
Sekundäre Muskelgruppen: Trizeps, Bauchmuskeln

55

GRUNDÜBUNG

T-LIEGESTÜTZ

56

GUTE ANFÄNGER

SEITLICHER LIEGESTÜTZ

57

FORTGESCHRITTENE

SCHAUFEL-LIEGESTÜTZ

Dynamische Liegestütze sind eine weitere Variante des Liegestützes. Ihr zusätzlicher Nutzen besteht darin, dass sie den Körper während einer Gewichtsverlagerung stabilisieren. Bei zwei Varianten erfolgt diese Verlagerung horizontal, die dritte ist eine flüssige vertikale Bewegungsfolge, die die Kraft und Stabilität der Schultern fordert.

55 / T-LIEGESTÜTZ

Diese Variante kombiniert den klassischen Liegestütz (47) mit einem Seitstütz (02). Zwischen jedem Stütz müssen die Schultern und die Körpermitte den Körper stabilisieren, während er seinen Schwerpunkt horizontal verlagert – bis in den vollständigen Seitstütz.

ZIEL: 10 Wiederholungen auf jeder Seite

1 Sie beginnen in der Liegestütz-Grundstellung; aber die Füße sind etwa 30 cm auseinander. Machen Sie dann einen klassischen Liegestütz (A). Am höchsten Punkt (B) eine Hand hochheben, in den Hüften drehen, auf den Fußseiten abstützen und im Seitstütz zur Ruhe kommen. (C)

---

2 Eine Sekunde halten, dann in den klassischen Liegestütz zurückdrehen. (B)

---

3 Wieder einen Liegestütz machen (A), aber diesmal in die andere Richtung drehen und auf der anderen Seite im Seitstütz zur Ruhe kommen.

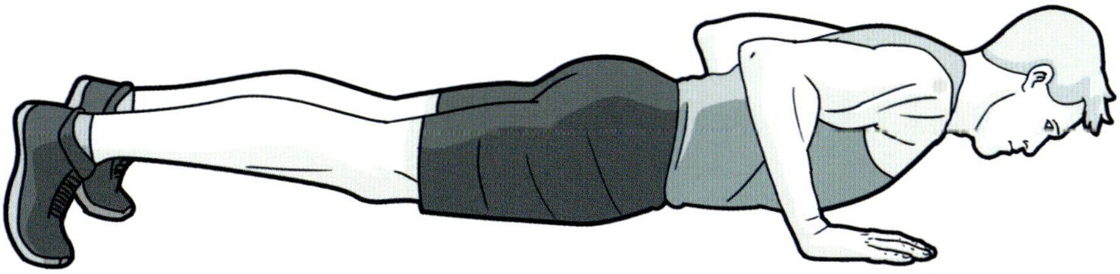

A

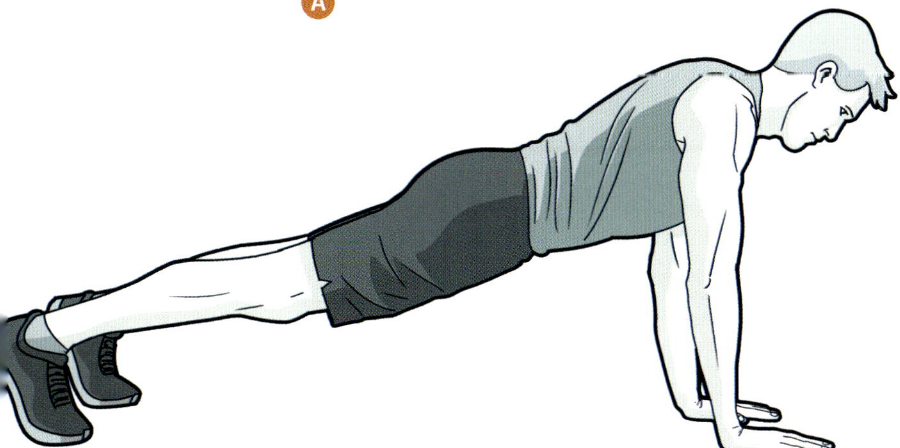

B

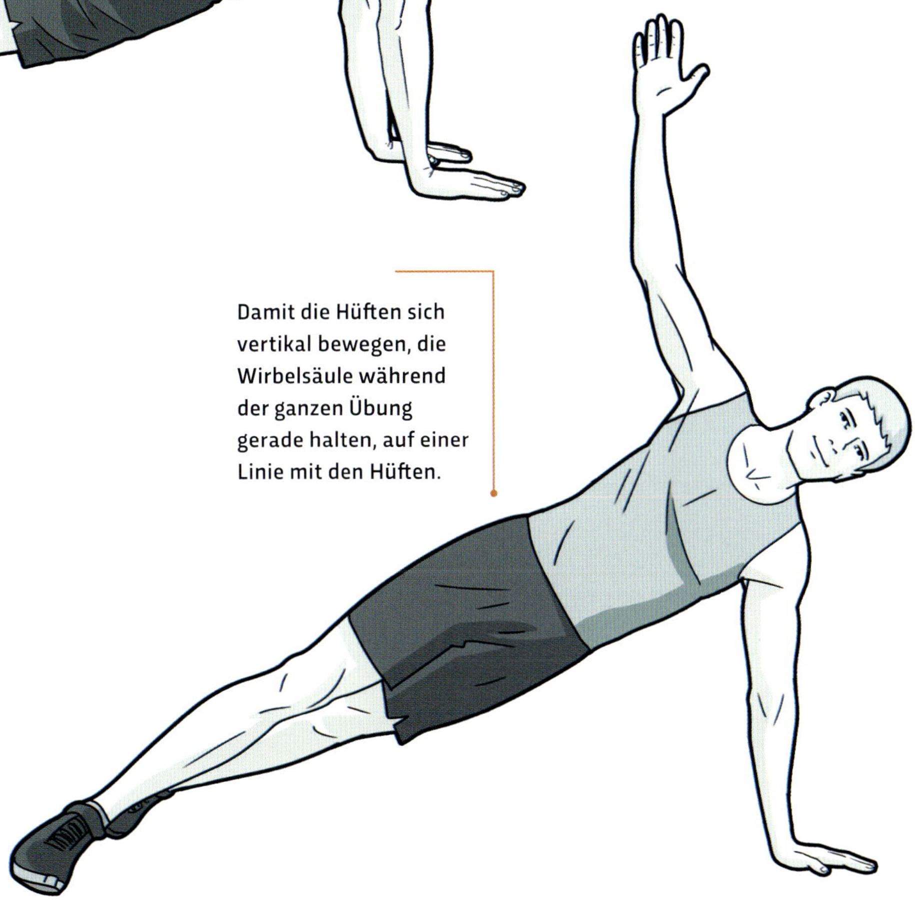
Damit die Hüften sich
vertikal bewegen, die
Wirbelsäule während
der ganzen Übung
gerade halten, auf einer
Linie mit den Hüften.

C

56 / SEITLICHER LIEGESTÜTZ

Diese Variante macht Spaß und kräftigt den Körper mit einer horizontalen Gewichtsverlagerung. Sie beginnen im klassischen Liegestütz (47), aber wenn Sie sich absenken, verlagern Sie den Körper nach einer Seite, wobei eine Schulter genau über der Hand liegt, sodass die Endphase des Liegestützes seitwärts erfolgt. Die Füße sind hier weiter auseinander und nähern sich umso mehr, je besser Sie die Übung beherrschen.

ZIEL: 10 Wiederholungen auf jeder Seite. Nähern Sie die Füße einander allmählich an, bis Sie die Übung mit geschlossenen Beinen schaffen.

1 Sie beginnen in der Liegestützstellung. Die Füße sind 30 cm auseinander (A). Während des Absenkens den Körper geschmeidig seitwärts verlagern, sodass die rechte Schulter in der Endphase genau über der rechten Hand liegt. (B)

---

2 Während des Hochdrückens in die Ausgangsstellung den Körper geschmeidig zurück in die Mitte verlagern. Am Ende des Hochstemmens sollte auch die Verlagerung beendet sein. Dann die Übung auf der linken Seite wiederholen. (C)

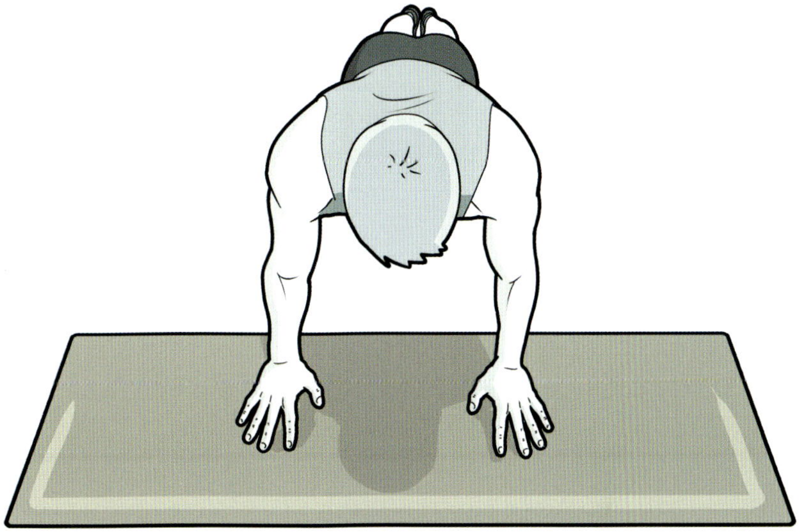

A

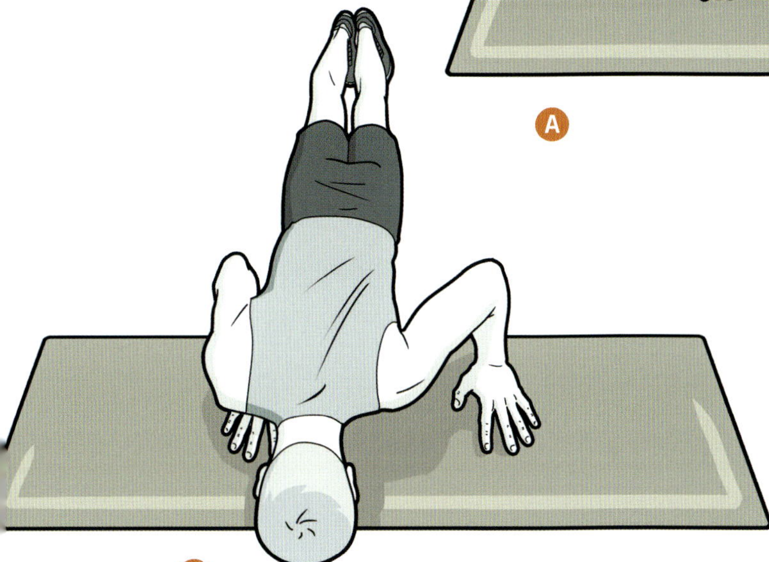

B

So wird es schwieriger: Anstatt nach dem Absenken sofort in die Ausgangsposition zurückzukehren, den Oberkörper seitwärts verlagern und von der anderen Seite aus hochstemmen. Hüften und Knie dürfen den Boden nicht berühren.

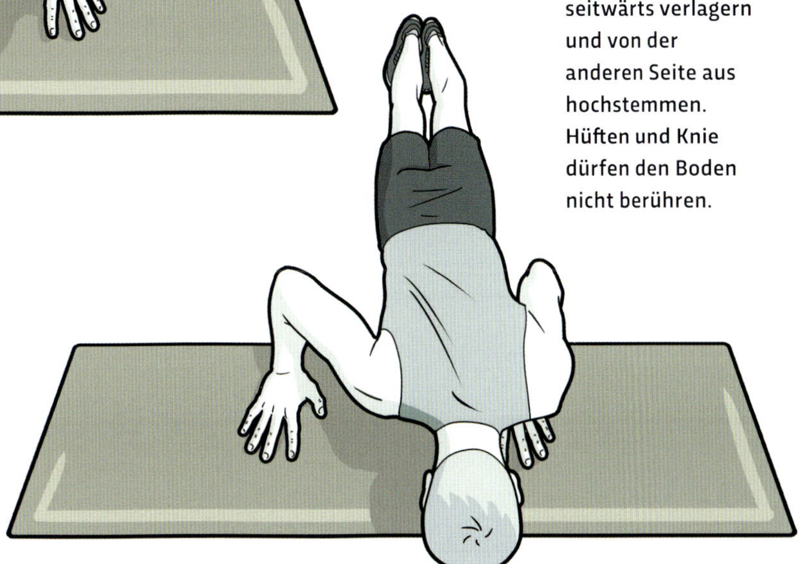

C

57 / SCHAUFEL-LIEGESTÜTZ

Anders als die ersten beiden Varianten ermöglicht diese eine dynamische vertikale Bewegung, gesteuert von den Brust- und Schultermuskeln. Sie beginnt in der Hundestellung anstelle eines Frontstützes und zwingt Sie, das Körpergewicht beim Absenken nach vorne zu verlagern. Wenn der Brustkorb sich an den Händen vorbeischiebt, drücken Sie die Arme nach außen und hinten und biegen die Wirbelsäule in eine Kobrastellung. Dieser „Schaufelbewegung" verdankt die Übung ihren Namen. Dann heben Sie die Hüften, schieben die Schultern zurück (hinter die Hände) und senken den Kopf. Anschließend beginnt alles von vorne. Wenn Sie Schmerzen oder Druck im unteren Rücken oder in den Schultern spüren, ist die Übung vielleicht noch nicht für Sie geeignet.

ZIEL: 20 Wiederholungen

1 Sie beginnen auf Händen und Knien. Die Beine strecken und die Hüften nach oben schieben, bis der Körper eine Art umgekehrtes V bildet (A). Hände, Arme, Schultern, Wirbelsäule und Hüften liegen auf einer Geraden.

---

2 Die Arme nach außen drehen, sodass die Innenseiten der Ellbogen dem Gesicht zugewandt sind. Nun die Ellbogen beugen (sie sollten nach unten zu den Füßen zeigen) und die Schultern nach vorne schieben. (B)

---

3 Wenn die Schultern sich an den Händen vorbeischieben (C), mit den Armen hochdrücken und dabei nur den Kopf und die Schultern heben (D), Die Hüften schweben knapp über dem Boden. Nun die Wirbelsäule kurz nach oben strecken. (E)

---

4 Die Hüften nach hinten und oben schieben und die Schultern senken, bis Sie sich wieder in der Ausgangsposition befinden. (A)

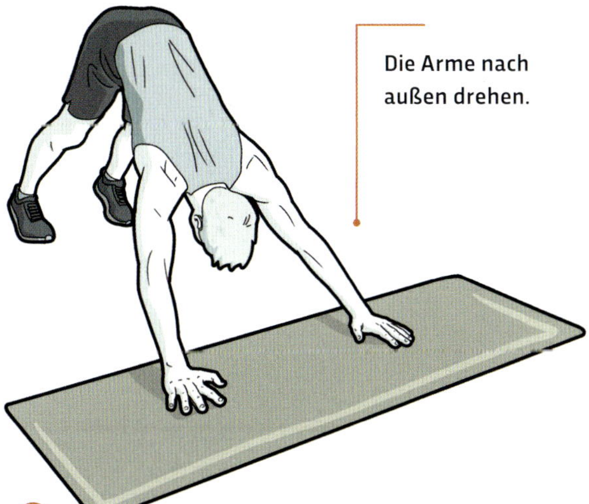

A

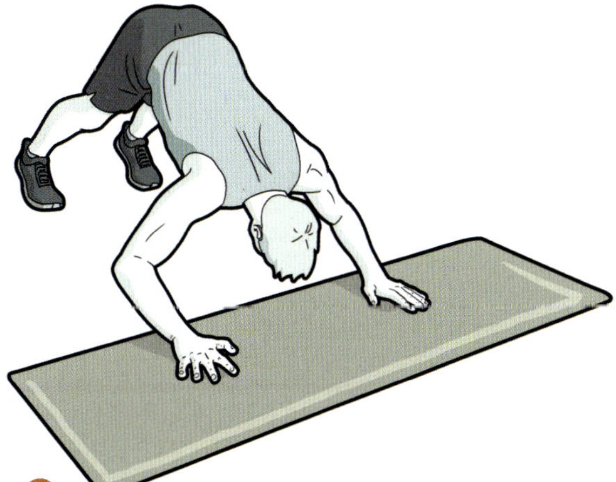

B

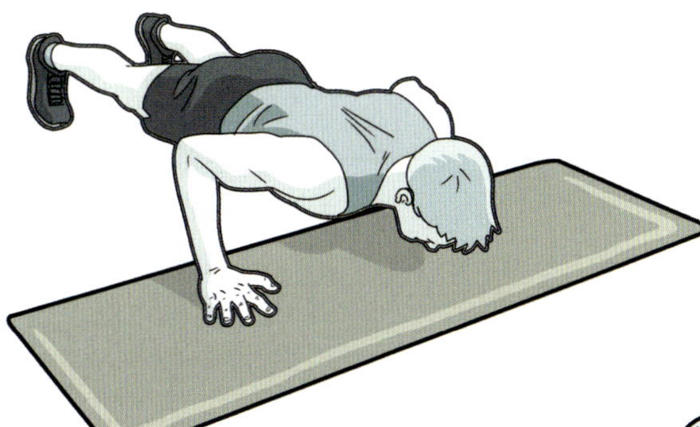

C

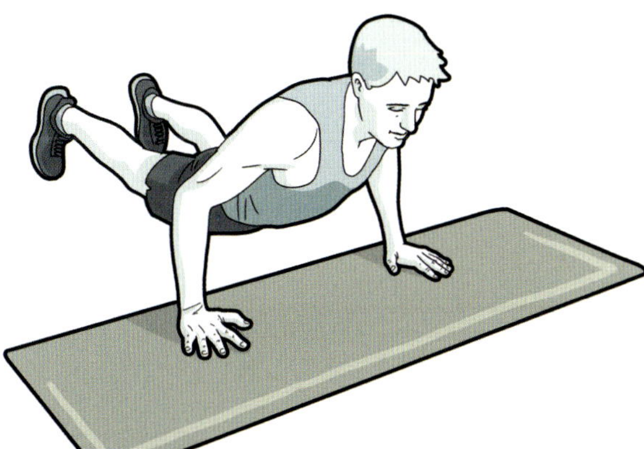

D

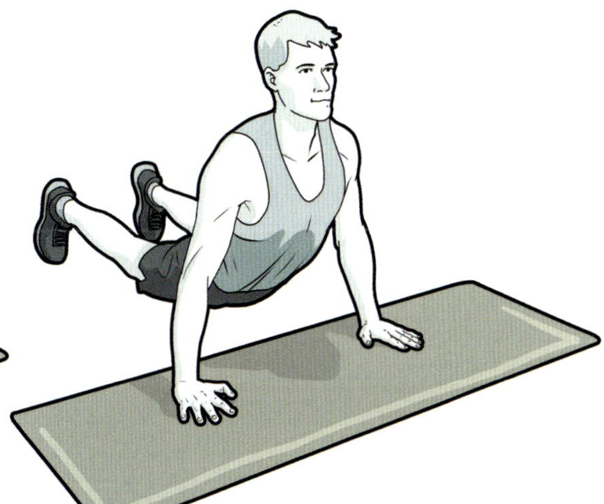

E

STÜTZ

Primäre Muskelgruppen: Deltamuskeln, Trizeps
Sekundäre Muskelgruppen: Brustmuskeln

Der Stütz, auch Dip genannt, ist ebenfalls ein vertikaler Stoß, der den Trizeps und die Deltamuskeln kräftigt. Dips belasten jedoch die Schultergelenke; seien Sie also vorsichtig, wenn Ihre Beweglichkeit eingeschränkt oder die Haltung Ihres Oberkörpers nicht korrekt ist. Falls Sie Schmerzen spüren, bleiben Sie bei Winkelliegestützen. Wenn Sie beweglich sind und eine gute Haltung haben, können Sie viele Dips trainieren, zum Beispiel an Bänken oder am Barren. Hier beschreibe ich zwei Versionen, für die Sie eine Bank und einen Barren verwenden.

58 / BANKSTÜTZ MIT GEBEUGTEM KNIE

Diese Dips sind ein guter Anfang, weil dabei die Knie gebeugt sind und die Füße flach auf dem Boden stehen. Wenn Ihr Oberkörper nicht stark genug ist, um den größten Teil des Körpergewichts zu tragen, können Sie sich also leicht auf die Beine stützen. Für diese Übung brauchen Sie eine mindestens kniehohe Bank, Trittstufe oder Mauer. Nehmen Sie Rücksicht auf die physiologischen Grenzen Ihrer Schultern. Wenn ein Gelenk, zum Beispiel der Ellbogen, die Grenze seines Bewegungsspielraums erreicht, wird es von einem Knochen gestoppt. Da gilt jedoch nicht für die Schultern – sie werden von weichem Gewebe gebremst. Belasten Sie also die Schultern nicht zu stark, sonst können Sie sich verletzen.

ZIEL: Sobald Sie 20 Wiederholungen schaffen, ohne die Beine einzusetzen, sind Sie bereit für den Bankstütz mit gestrecktem Bein (59).

1 Sie stehen mit dem Rücken zu einer mindestens kniehohen Bank oder Trittstufe, gehen in die Hocke und stützen sich mit den Handballen ab. Die Finger um die Kante biegen. (A)

2 Mit den Füßen langsam nach vorne gehen, bis Sie den Körper mit den Armen bequem absenken können. Die Wirbelsäule bleibt senkrecht und streift nicht die Kante der Bank.

3 Nutzen Sie die Bewegung der Ellbogen und Schultern, um den Körper zu senken. Die Knie bleiben gebeugt, die Füße flach auf dem Boden (B). Der Oberarm bleibt parallel zum Boden – nicht nach unten neigen.

4 Mit den Händen hochstemmen, bis die Arme gestreckt sind und der Körper sich wieder in der Ausgangsstellung befindet. (A)

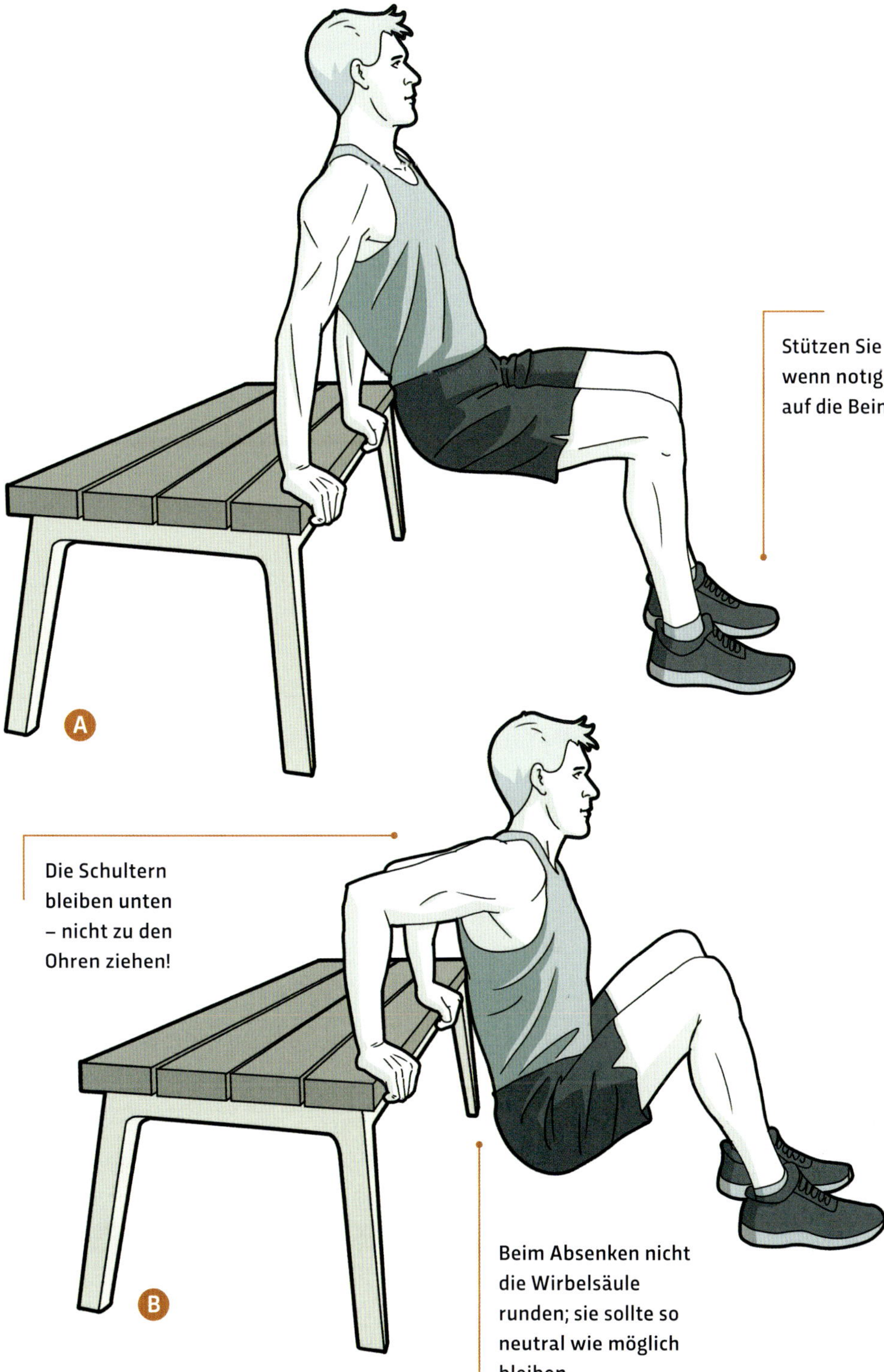
Stützen Sie sich, wenn notig, auch auf die Beine.
A
Die Schultern bleiben unten – nicht zu den Ohren ziehen!
Beim Absenken nicht die Wirbelsäule runden; sie sollte so neutral wie möglich bleiben.
B

59 / BANKSTÜTZ MIT GESTRECKTEM BEIN

Auch für diese Variante benötigen Sie eine Bank oder Trittstufe; doch diesmal bleiben die Beine gestreckt und die Fersen über dem Boden. Die Beine können Sie also nicht stützen, sodass der Oberkörper gezwungen ist, alle Kraft zu liefern, die Sie für die Bewegung brauchen. Die Position der Beine ist optimal, wenn die Wirbelsäule fast immer vertikal bleibt, während sie beinahe die Kante streift, auf die Sie die Hände stützen.

ZIEL: 20 Wiederholungen

1 Sie stehen mit dem Rücken zu einer mindestens kniehohen Bank oder Trittstufe, gehen in die Hocke und stützen sich mit den Handballen ab. Die Finger um die Kante biegen.

2 Mit den Füßen langsam nach vorne gehen. Die Beine strecken und die Fersen auf den Boden legen, in einer Entfernung, in der Sie den Körper mit den Armen bequem absenken können. Die Wirbelsäule bleibt senkrecht und streift nicht die Kante der Bank. (A)

3 Nutzen Sie die Bewegung der Ellbogen und Schultern, um den Körper zu senken. Dabei bleibt die Wirbelsäule so senkrecht wie möglich. (B) Der Oberarm bleibt parallel zum Boden – nicht nach unten neigen.

4 Mit den Händen hochstemmen, bis die Arme gestreckt sind und der Körper sich wieder in der Ausgangsstellung befindet. (A) Dabei bleibt der Brustkorb oben und die Schultern bleiben unten.

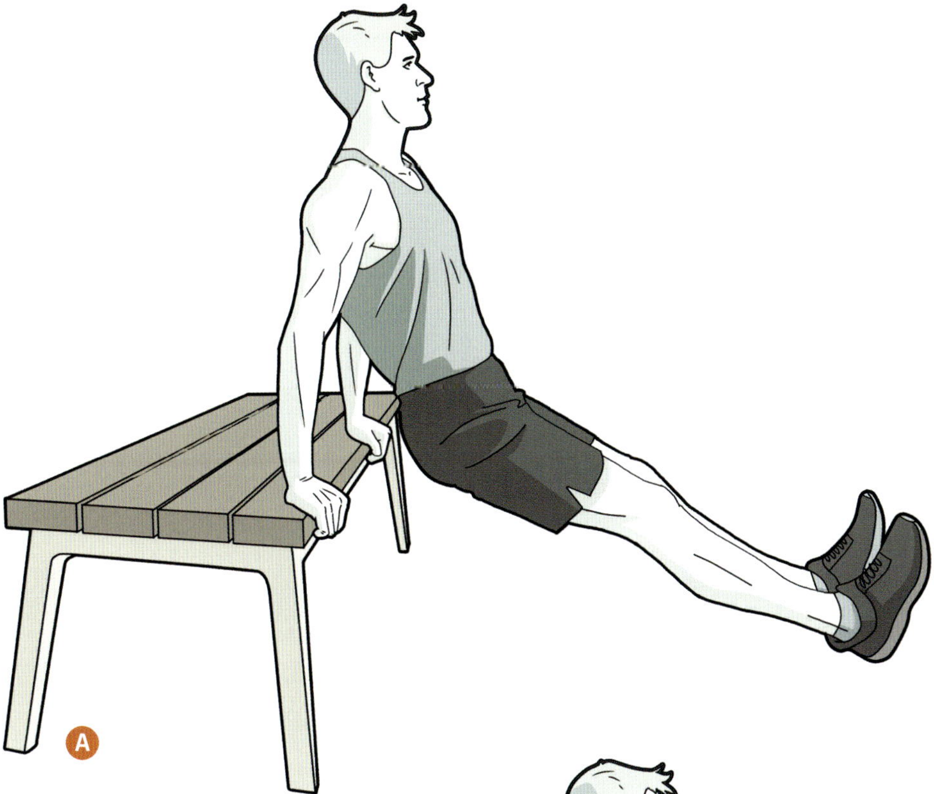

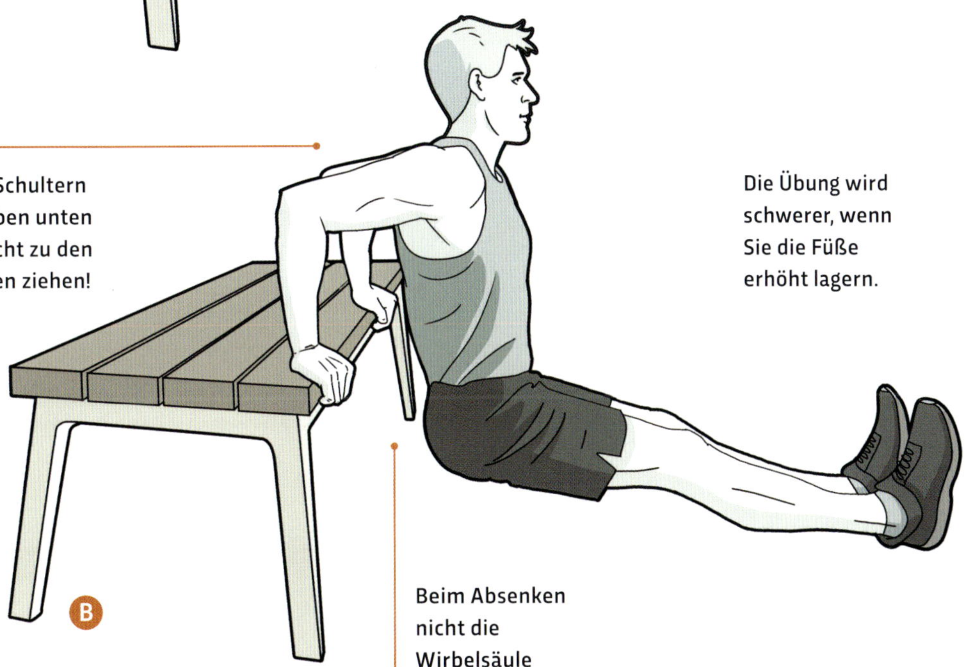

Die Schultern bleiben unten – nicht zu den Ohren ziehen!

Die Übung wird schwerer, wenn Sie die Füße erhöht lagern.

Beim Absenken nicht die Wirbelsäule krümmen.

60 / BARRENSTÜTZ

Für diese Dips brauchen Sie einen Barren, der Sie zwingt, das gesamte Körpergewicht zu stemmen. Wenn Sie sich nach vorne beugen, belasten Sie bei dieser Übung mehr Brustmuskeln, und wenn Sie sich nach hinten neigen, müssen der Trizeps und die Deltamuskeln härter arbeiten. Seien Sie vorsichtig, wenn Sie die maximale Tiefe erreicht haben: Das weiche Gewebe der Schulterkapseln ist kein großer Schutz vor einer Überstreckung. Wenn Sie Schmerzen spüren, senken Sie sich weniger tief ab oder lassen diese Übung aus.

ZIEL: 20 Wiederholungen

1 Sie stehen zwischen den Barrenstangen und legen eine Hand auf jede Stange. Nun die Arme strecken und den Körper hochstemmen. (A)

2 Im Stütz die Ellbogen und Schultern beugen und den Körper langsam absenken. (B) Der Oberarm bleibt parallel zum Boden – nicht nach unten neigen.

3 Mit den Händen hochstemmen, bis die Arme gestreckt sind und der Körper sich wieder in der Ausgangsstellung befindet. (A) Dabei den Brustkorb öffnen und die Schultern nach unten ziehen.

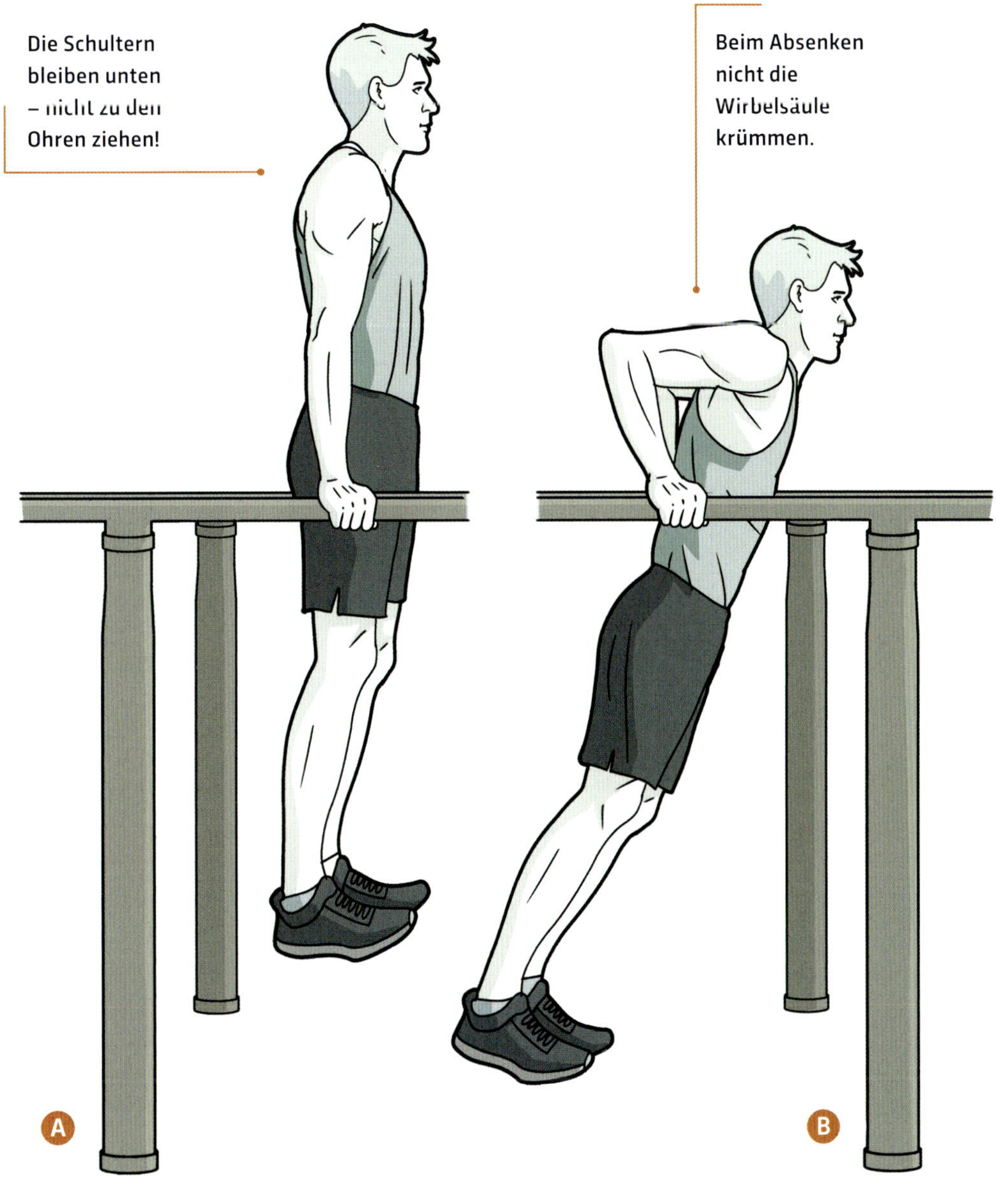
Die Schultern bleiben unten – nicht zu den Ohren ziehen!
Beim Absenken nicht die Wirbelsäule krümmen.
A
B

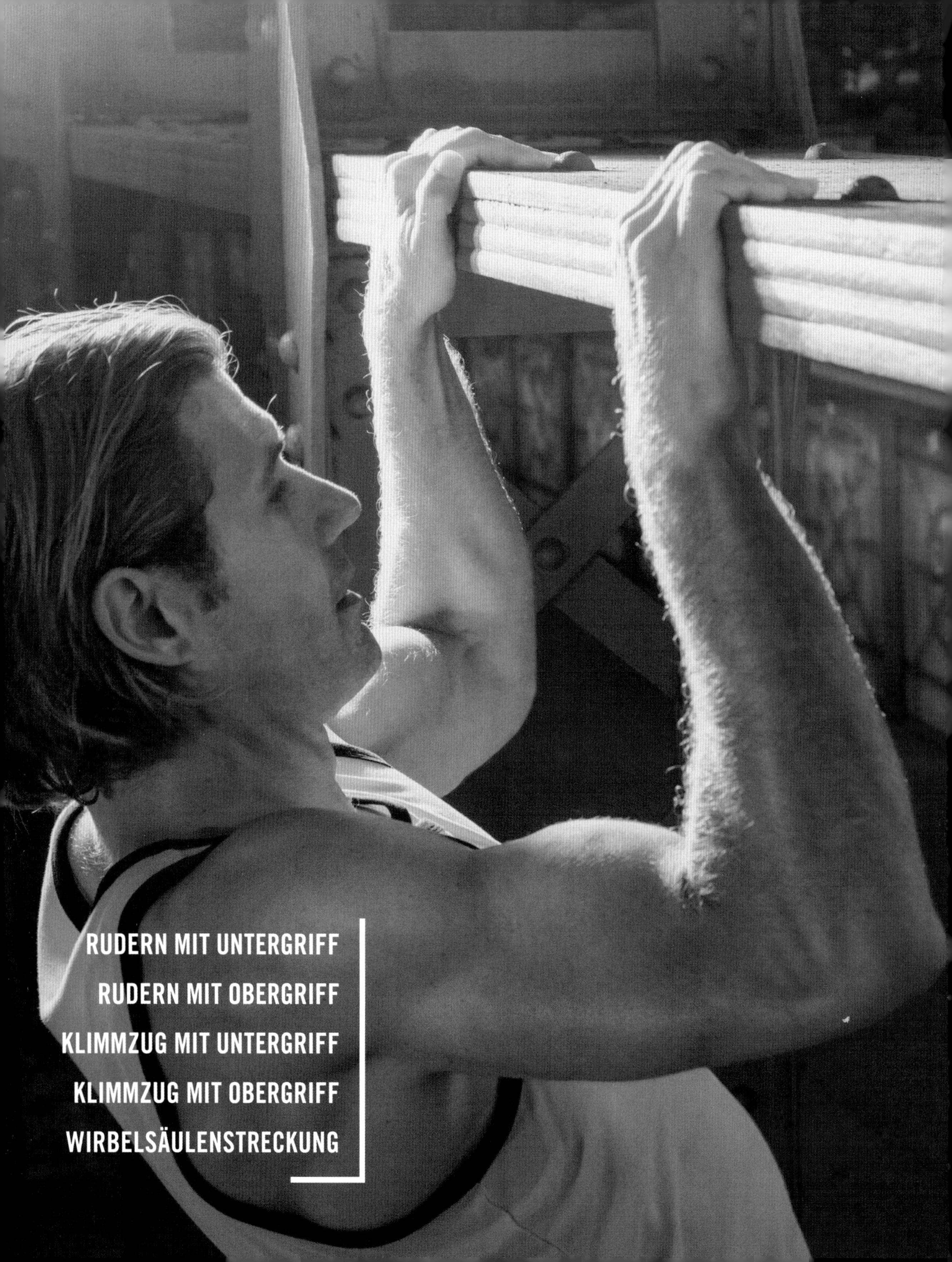
RUDERN MIT UNTERGRIFF
RUDERN MIT OBERGRIFF
KLIMMZUG MIT UNTERGRIFF
KLIMMZUG MIT OBERGRIFF
WIRBELSÄULENSTRECKUNG

SIEBEN

Jede Aktion hat eine gleichwertige Reaktion zur Folge, und zu jedem Stoß gehört ein Zug. Beide müssen in jedem guten Trainingsprogramm ausgewogen sein. Leider sind Zugübungen zu Hause nicht so einfach; darum setzen einige Übungen voraus, dass Sie ins Freie gehen und kreativ sind. Eine Klimmzugstange ist ein sehr gutes Hilfsmittel; aber Sie sollten sich auch an

ZIEHEN

ein Objekt hängen können, das etwa halb so hoch ist, damit Sie auch eher horizontal ziehen („rudern") können. Diese Übungen fordern den Rücken, die Schultern und die Arme. Viele von ihnen verlangen, dass Sie die Schulterblätter ein wenig nach hinten ziehen, bis die Kugelgelenke der Schultern sich zu sträuben beginnen, sich aber noch ein bisschen weiter bewegen könnten. So beugen Sie Verletzungen vor und schulen Ihre Technik. Wenn Sie die Schulterblätter zu weit zurückziehen, heben sich die Schultern und die Arme drehen sich nach innen. Auch hier verringert eine schwache Körpermitte Ihre Zugkraft erheblich. Sorgen Sie also dafür, dass diese Muskeln stark genug sind, bevor Sie sich an die schwierigen Zugübungen wagen.

RUDERN MIT UNTGERGRIFF

Primäre Muskelgruppen: Trapezmuskeln, Deltamuskeln
Sekundäre Muskelgruppe: Bizeps

61

GRUNDÜBUNG

RUDERN MIT UNTERGRIFF UND GEBEUGTEM KNIE

62

GUTE ANFÄNGER

RUDERN MIT UNTERGRIFF UND GESTRECKTEM BEIN

63

FORTGESCHRITTENE

RUDERN MIT GRIFFWECHSEL

Diese Versionen des Ruderns verlangen einen Untergriff. Dabei sind die Arme ganz natürlich nach außen gedreht, was für die Schulter viel sicherer ist. Sie fordern zudem den Bizeps etwas stärker. Sie können diese Übungen mit unterschiedlich hohen Stangen sowie mit gestreckten oder gebeugten Beinen ausführen, je nachdem, wie schwierig sie sein sollen. Je niedriger die Stange ist und je gestreckter die Beine sind, desto härter ist die Übung.

61 / RUDERN MIT UNTERGRIFF UND GEBEUGTEM KNIE

Diese Variante eignet sich vorzüglich, wenn die Stange, an der Sie rudern, niedrig ist. Je tiefer die Stange hängt, desto schwieriger wird das Rudern; dann dürfen Sie die Knie beugen, um es leichter zu machen. Der Untergriff (Handflächen oben) kräftigt die Außenrotatoren der Arme, weil sie den Körper während des gesamten Bewegungsablaufs stabilisieren müssen. Sie werden spüren, dass der Bizeps härter arbeiten muss, weil er stärker gedehnt wird und daher aktiver wird.

ZIEL: 20 Wiederholungen

1 Die Stange so packen, dass die Handflächen oben sind. Die Knie beugen, bis die Beine einen Winkel von etwa 90 Grad bilden. Knie, Hüften, Schultern und Kopf liegen auf einer Geraden. (A)

2 Nun die Trapezmuskeln einsetzen: Die Schultern nach unten (zu den Hüften hin) ziehen und die Schulterblätter ein wenig zurückziehen, um die Schultern zu stabilisieren.

3 Die Arme beugen, die Schulterblätter zurückziehen und dadurch den Brustkorb an die Stange ziehen (B). Dabei nicht die Schultern heben.

4 Sobald der untere Brustkorb die Stange berührt, den Körper langsam absenken, zurück in die Ausgangsstellung. Dabei die Schultern nicht zu stark strecken. (A)

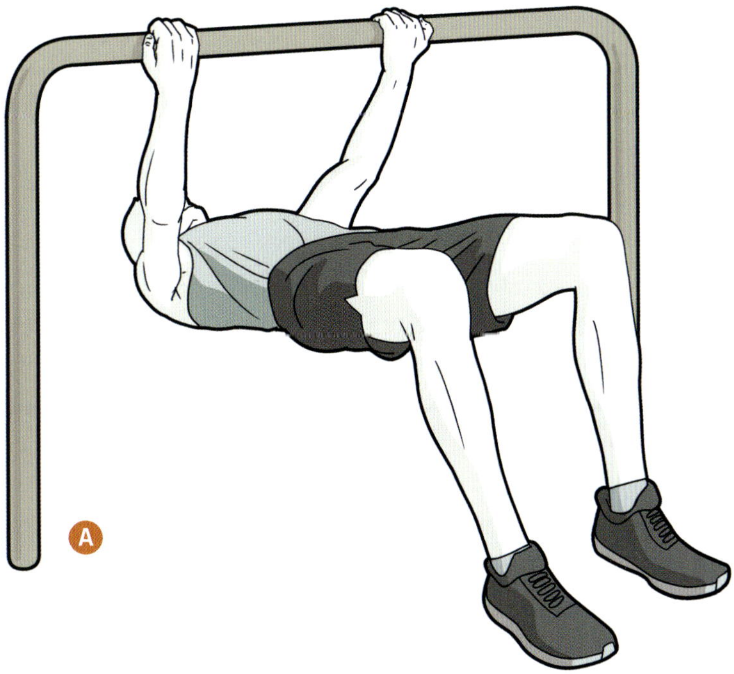
A

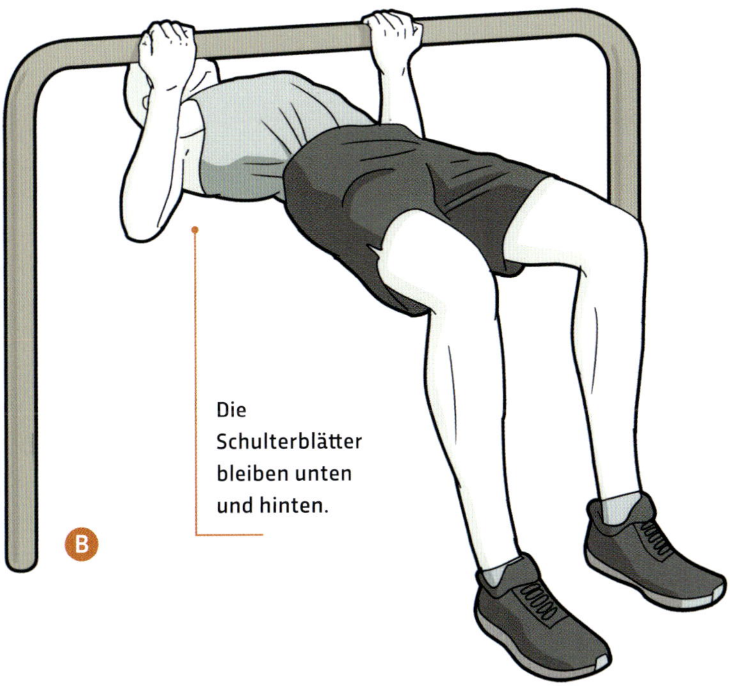
Die
Schulterblätter
bleiben unten
und hinten.
B

62 / RUDERN MIT UNTERGRIFF UND GESTRECKTEM BEIN

Auch hier sind die Handflächen oben. Der Körper bleibt beim Rudern gestreckt. Der untere Brustkorb sollte der Stange nahe kommen oder sie berühren. Wenn der obere Brustkorb oder das Schlüsselbein sie berührt, ist Ihre Haltung falsch oder Sie heben die Schultern beim Rudern zu stark. Die Beine bleiben gestreckt und die Fersen sind der Drehpunkt der Bewegung. Diese Übung erfordert eine viel größere Stabilität der Körpermitte als die vorige. Achten Sie darauf, dass nicht die Hüften mit dem Rudern beginnen. Lassen Sie sie unten und leiten Sie die Bewegung mit den Schultern ein, sodass der Körper in einem umgekehrten Frontstütz bleibt.

ZIEL: 20 Wiederholungen

1 Die Stange so packen, dass die Handflächen Ihnen zugewandt sind. Die Beine strecken und die Fersen auf den Boden stemmen. Die Füße nach hinten (Richtung Gesicht) biegen. Knie, Hüften, Schultern und Kopf liegen auf einer Geraden. (A)

2 Nun die Trapezmuskeln einsetzen: Die Schultern nach unten (zu den Hüften hin) ziehen und die Schulterblätter ein wenig zurückziehen, um die Schultern zu stabilisieren.

3 Die Arme beugen und die Schulterblätter zurückziehen und dadurch den Brustkorb an die Stange ziehen. (B) Dabei nicht die Schultern heben.

4 Sobald der untere Brustkorb die Stange berührt, den Körper langsam absenken, zurück in die Ausgangsstellung. Dabei die Schultern nicht zu stark strecken. (A)

Den Kopf nicht nach vorne strecken.

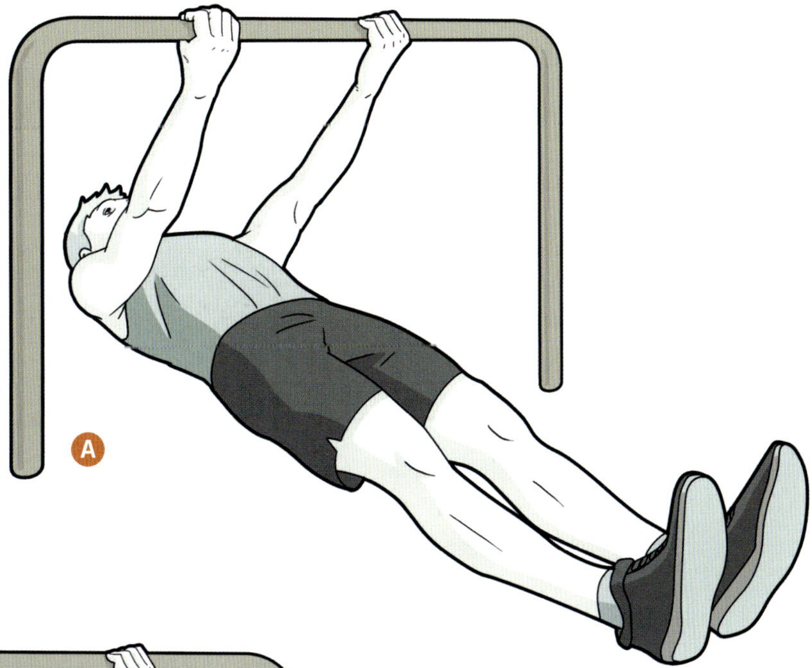

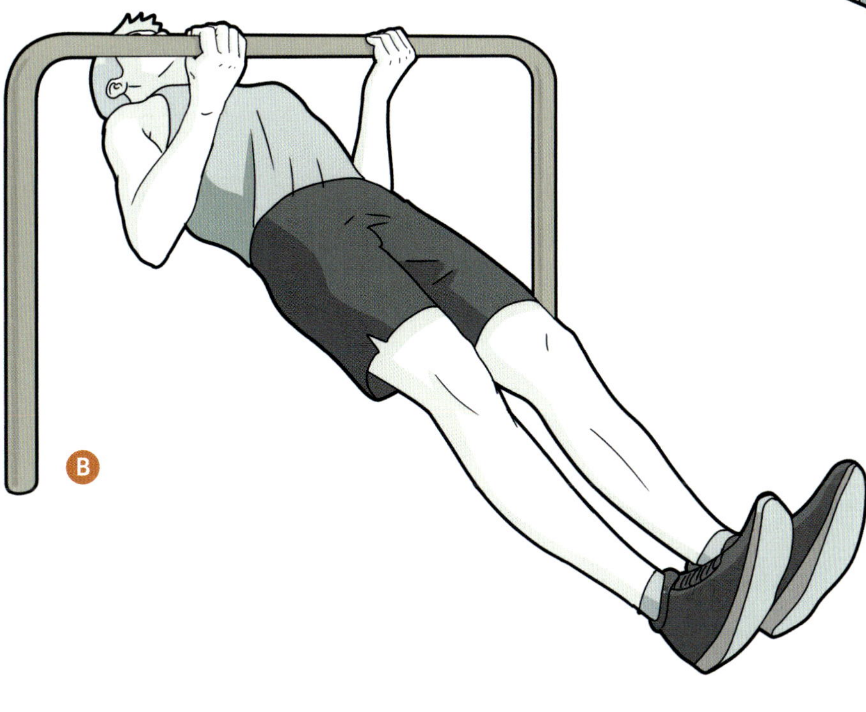

ZIEHEN

63 / RUDERN MIT GRIFFWECHSEL

Diese Übung ist etwas schwieriger, wenn Ihnen die Stange zu hoch vorkommt. Da sie ein wenig riskant ist, sollten Sie aber vorsichtig sein. Sie ziehen sich hier bei jeder Wiederholung mit so viel Schwung hoch, dass Sie die Stange am oberen Ende der Bewegung loslassen und flink den Griff wechseln können.

ZIEL: 20 Wiederholungen

1 Die Stange so packen, dass die Handflächen von Ihnen abgewandt sind (Obergriff). Die Beine strecken und die Fersen auf den Boden stemmen. Die Füße nach hinten (Richtung Gesicht) biegen. Knie, Hüften, Schultern und Kopf liegen auf einer Geraden. (A)

2 Nun die Trapezmuskeln einsetzen: Die Schultern nach unten (zu den Hüften hin) ziehen und die Schulterblätter ein wenig zurückziehen, um die Schultern zu stabilisieren.

3 Den Brustkorb mit so viel Schwung an die Stange ziehen (B), dass Sie die Stange gegen Ende der Bewegung loslassen und im Untergriff (Handflächen oben) packen können. (C)

4 Den Körper im neuen Griff abfangen und fließend in die Ausgangsstellung zurückkehren. (D)

5 Wiederholen; diesmal jedoch im Untergriff beginnen und in den Obergriff wechseln. Eine Wiederholung setzt also zwei Griffwechsel voraus.

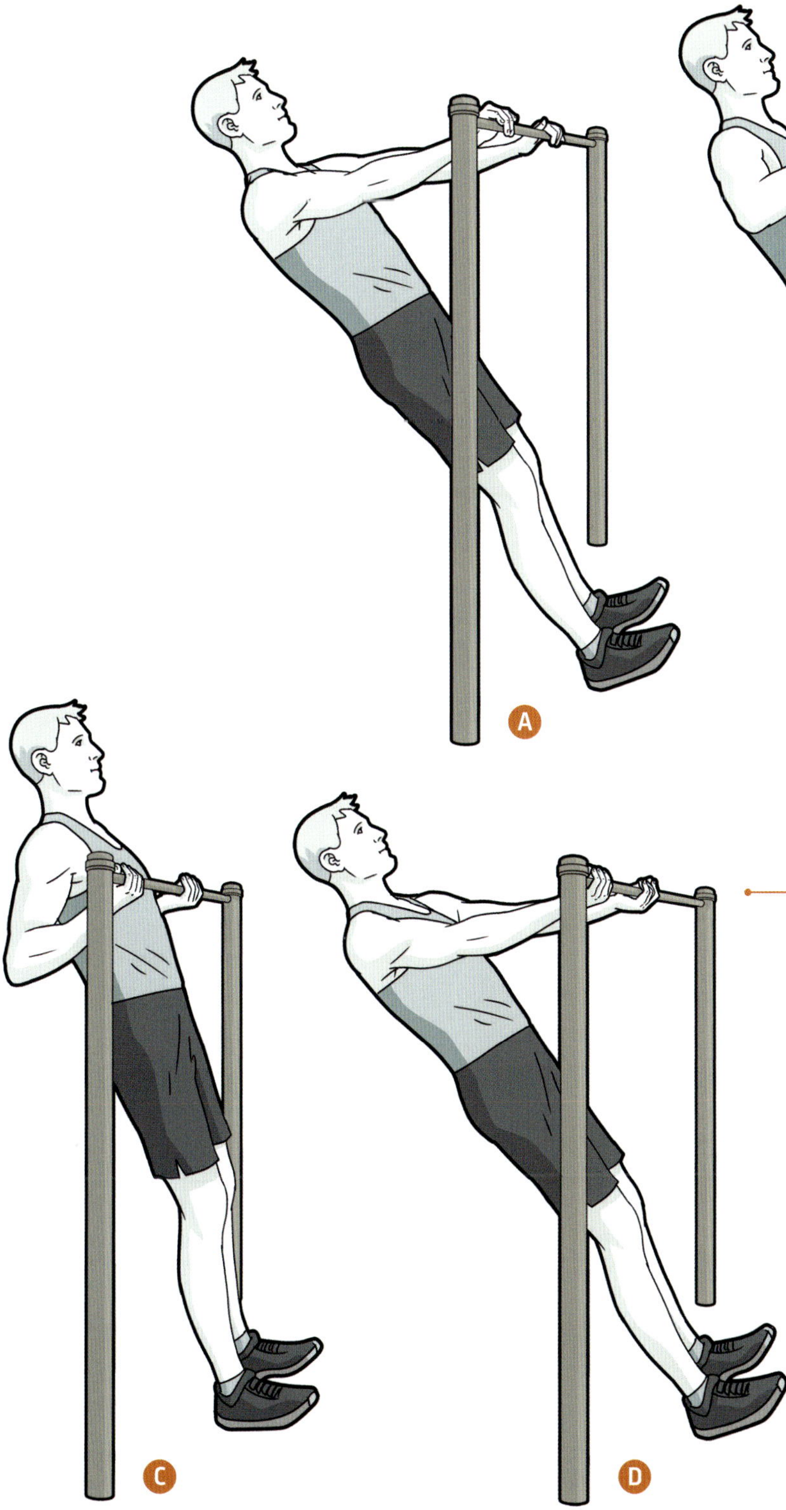

Beginnen Sie mit einer hohen Stange und senken Sie sie allmählich, wenn Sie besser werden und für eine schwierigere Version bereit sind.

RUDERN MIT OBERGRIFF

Primäre Muskelgruppen: Trapezmuskeln, Deltamuskeln
Sekundäre Muskelgruppe: Bizeps

64

GRUNDÜBUNG

RUDERN MIT OBERGRIFF UND GEBEUGTEM KNIE

65

GUTE ANFÄNGER

RUDERN MIT OBERGRIFF UND GESTRECKTEM BEIN

66

FORTGESCHRITTENE

EINARMIGES RUDERN MIT OBERGRIFF

Dies ist ein traditionelles Rudern mit Obergriff (Handflächen unten). Achten Sie dabei auf die Position der Wirbelsäule und des Halses und strecken Sie den Kopf nie nach vorne. Versuchen Sie zudem, die Hüften neutral zu lassen, indem Sie die Gesäß- und Bauchmuskeln gemeinsam anspannen wie beim Frontstütz (01). Bald werden Sie alle Versionen beherrschen. Den Anfang macht eine Variante mit gebeugtem Knie, die das Gewicht verringert, das Sie halten müssen. Dann folgt eine Variante mit gestrecktem Bein und zum Schluss das einarmige Rudern.

64 / RUDERN MIT OBERGRIFF UND GEBEUGTEM KNIE

Bei dieser Variante beugen Sie die Knie, um das Gewicht zu verringern, das Sie hochziehen müssen. Dafür brauchen Sie eine etwa 120 cm hohe stabile Stange, je nach Körpergewicht und Armlänge. Am Ende des Ruderns sollte die Stange vor dem unteren Brustkorb sein. Wenn sie sich vor der Brustmitte oder am Schlüsselbein befindet, haben Sie die Schulterblätter an die Ohren gezogen, was Sie daran hindert, Ihre ganze Kraft einzusetzen. Versuchen Sie wie beim Liegestütz immer, die Schulterblätter nach unten (zu den Hüften hin) zu ziehen.

ZIEL: 20 Wiederholungen

1 Die Stange im Obergriff (Handflächen unten) packen und die Knie so beugen, dass die Beine einen Winkel von etwa 90 Grad bilden. Knie, Hüften, Schultern und Kopf liegen auf einer Geraden. (A)

---

2 Nun die Trapezmuskeln einsetzen: Die Schultern nach unten (zu den Hüften hin) ziehen und die Schulterblätter ein wenig zurückziehen, um die Schultern zu stabilisieren.

---

3 Die Arme beugen und die Schulterblätter zurückziehen und dadurch den Brustkorb an die Stange ziehen. (B) Dabei nicht die Schultern heben.

---

4 Sobald der untere Brustkorb die Stange berührt, den Körper langsam absenken, zurück in die Ausgangsstellung. (A) Dabei die Schultern nicht zu stark strecken.

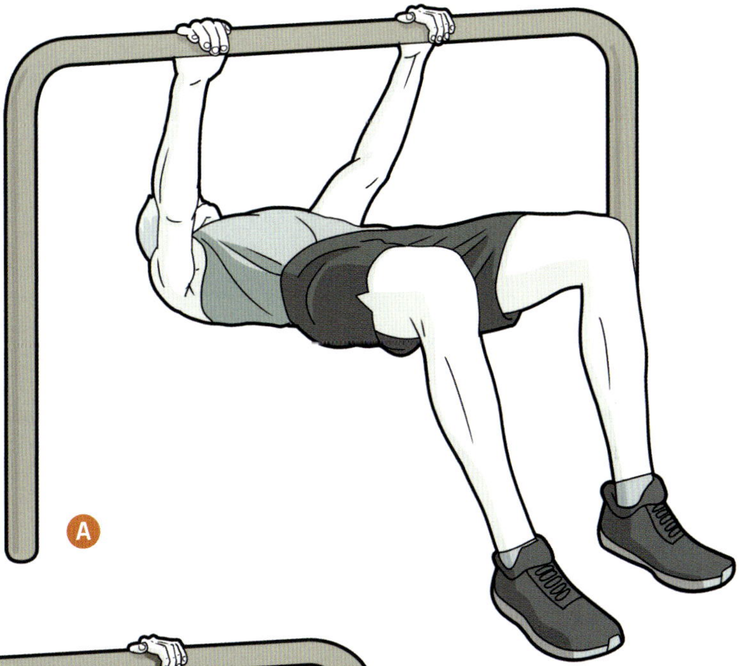

A

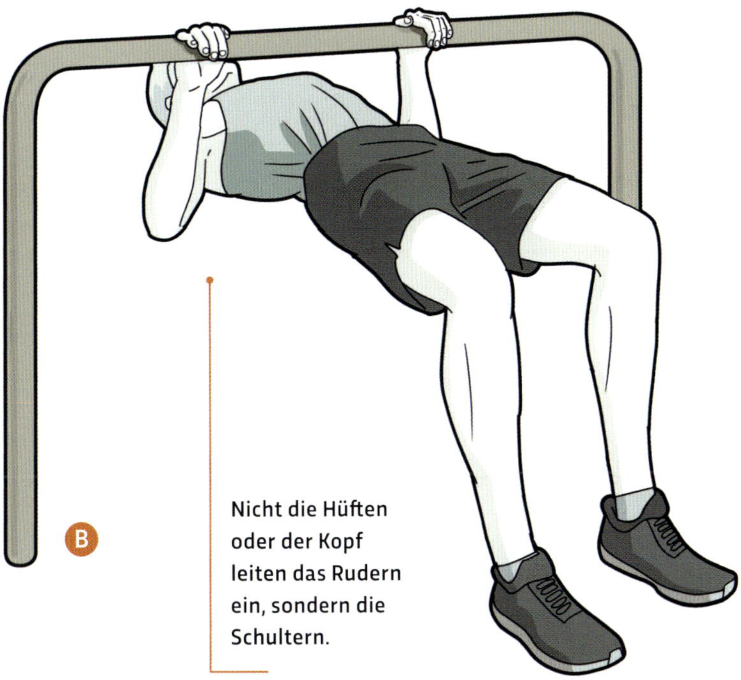

B

Nicht die Hüften oder der Kopf leiten das Rudern ein, sondern die Schultern.

65 / RUDERN MIT OBERGRIFF UND GESTRECKTEM BEIN

Hier strecken Sie die Beine nach vorne und heben den Körper in einen umgekehrten Frontstütz hoch. Dabei müssen Sie viel mehr Gewicht halten als bei der vorigen Übung. Deshalb sollten Sie vielleicht mit den Füßen ein wenig weiter nach vorne gehen, die Stange sollte sich gegen Ende der Ruderbewegung vor dem unteren Brustkorb befinden. Unterstützen Sie die Arme mit den Rückenmuskeln und schieben Sie die Schulterblätter nicht zu weit nach vorne.

ZIEL: Sobald Sie mühelos mindestens 20 Wiederholungen schaffen, können Sie das einarmige Rudern mit Obergriff probieren (66).

1 Die Stange so packen, dass die Handflächen von Ihnen abgewandt sind (Obergriff). Im Hang die Beine strecken und die Fersen auf den Boden stemmen. Die Füße nach hinten (Richtung Gesicht) biegen. (A) Knie, Hüften, Schultern und Kopf liegen auf einer Geraden.

---

2 Nun die Trapezmuskeln einsetzen: Die Schultern nach unten (zu den Hüften hin) ziehen und die Schulterblätter ein wenig zurückziehen, um die Schultern zu stabilisieren.

---

3 Die Arme beugen und die Schulterblätter zurückziehen und dadurch den Brustkorb an die Stange ziehen. (B) Dabei nicht die Schultern heben und den Kopf nicht nach vorne schieben.

---

4 Sobald der untere Brustkorb die Stange berührt, den Körper langsam absenken, zurück in die Ausgangsstellung. (A) Dabei die Schultern nicht zu stark strecken.

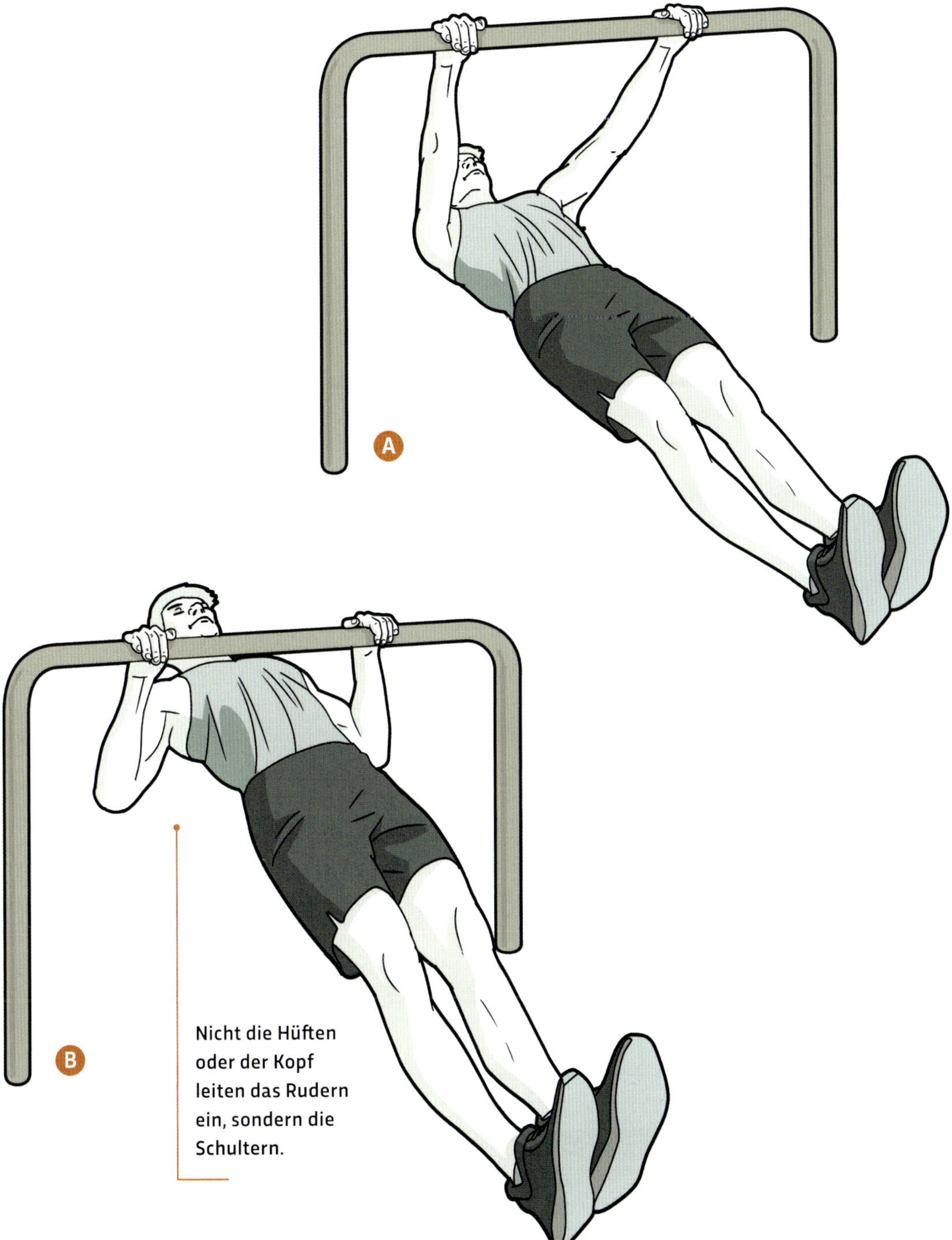
A
B
Nicht die Hüften oder der Kopf leiten das Rudern ein, sondern die Schultern.

66 / EINARMIGES RUDERN MIT OBERGRIFF

Diese Variante ist ziemlich herausfordernd und gut sowohl für die Arme als auch die Stabilität der Hüften und Schultern. Am besten machen Sie diese Übung an einer hohen Stange, damit sie nicht zu schwierig wird. Falls das nicht möglich ist, beugen Sie einfach die Knie. Als zusätzliche Herausforderung können Sie am unteren Ende der Ruderbewegung eine Drehung probieren und dadurch nicht nur die Schulter-, Rücken- und Armmuskeln trainieren, sondern auch einige Brust- und Bauchmuskeln.

ZIEL: 10 Wiederholungen auf jeder Seite

1 Die Stange so packen, dass die Handflächen von Ihnen abgewandt sind, und zurücklehnen, bis die Arme gestreckt sind. Dann die Beine strecken und die Fersen auf den Boden stemmen. Die Füße nach hinten (Richtung Gesicht) biegen.

2 Die linke Hand und die Schulter liegen auf einer Linie. Die rechte Hand von der Stange lösen. (A)

3 Nun die Trapezmuskeln einsetzen: Die Schultern nach unten (zu den Hüften hin) ziehen und die Schulterblätter zurückziehen, um die Schultern zu stabilisieren. Den linken Arm beugen und das Schulterblatt zurückziehen, dadurch den Brustkorb an die Stange ziehen. Dabei nicht die Schultern heben. Den gestreckten rechten Arm über die Stange nach vorne oben schieben. (B)

4 Sobald der untere Brustkorb die Stange berührt, den Körper langsam absenken, zurück in die Ausgangsstellung. (A) Dabei die Schultern nicht zu stark strecken. (C) (Wegen einer zusätzlichen Drehung: Siehe Abbildung unten C.)

5 Dann die Übung auf der rechten Seite wiederholen.

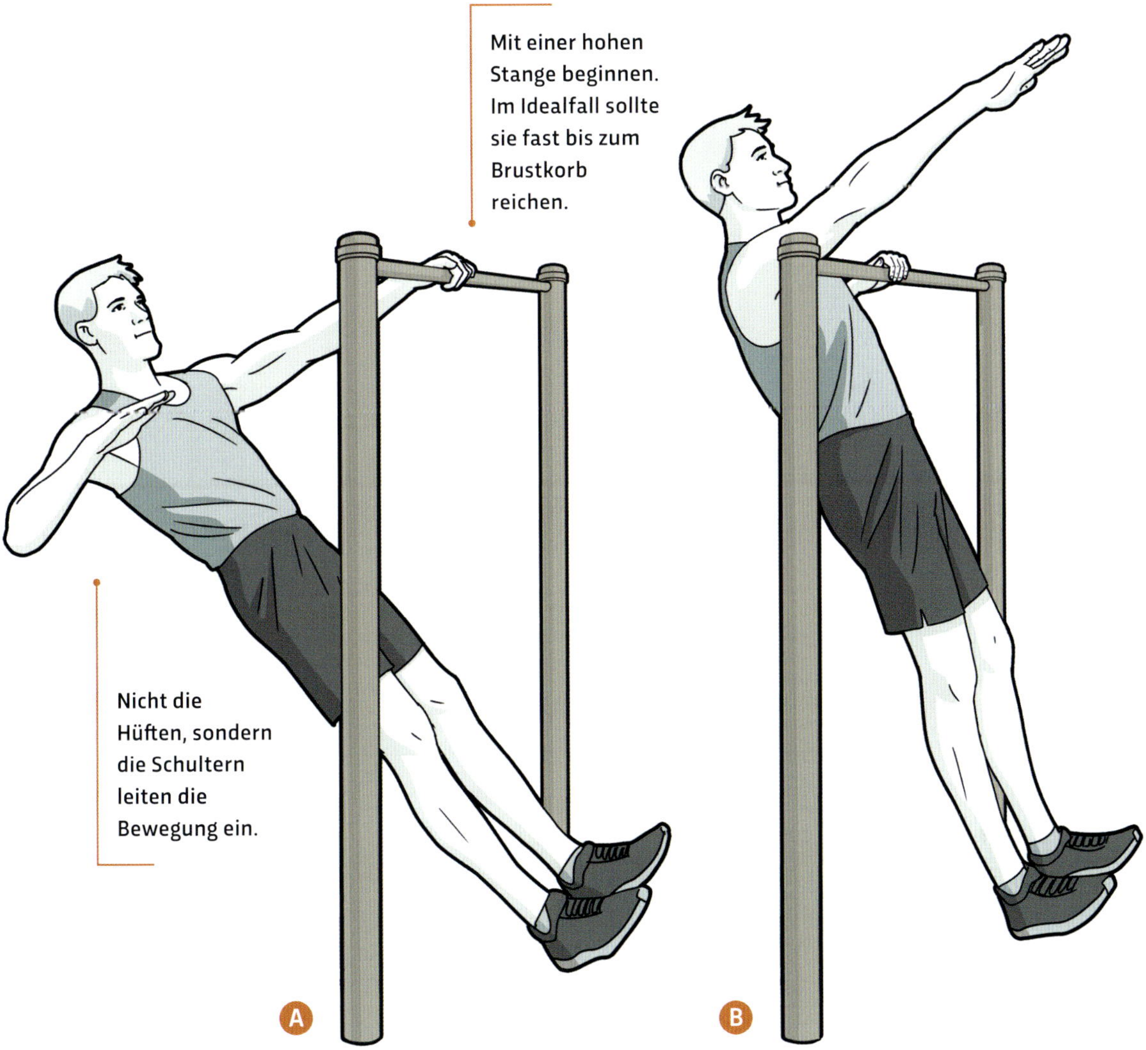
Mit einer hohen Stange beginnen. Im Idealfall sollte sie fast bis zum Brustkorb reichen.
Nicht die Hüften, sondern die Schultern leiten die Bewegung ein.
A
B

Nach Schritt 5 eine langsame Drehung einfügen und die freie Hand zum Boden hin strecken.

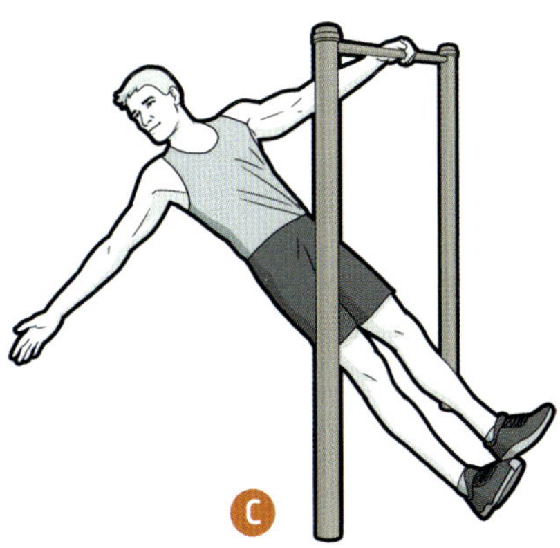
C

KLIMMZUG MIT UNTERGRIFF

Primäre Muskelgruppen: Bizeps, breite Rückenmuskeln
Sekundäre Muskelgruppe: Trapezmuskel

67

GRUNDÜBUNG

HÄNGEN MIT GEBEUGTEN ARMEN

68

GUTE ANFÄNGER

KLIMMZUG MIT UNTERGRIFF

69

FORTGESCHRITTENE

KLIMMZUG MIT UNTERGRIFF IM KIPPHANG

Klimmzüge mit Untergriff sind meist etwas leichter als der klassische Klimmzug; denn wenn die Handflächen oben sind, kann der Bizeps besser und kraftvoller ziehen. Statt negative Klimmzüge zu machen (sich nur absenken), hängen Sie zunächst mit gebeugten Armen an der Stange. Das ist eine sehr gute Übung, um die Schultern zu stabilisieren. Die zweite Variante ist der klassische Klimmzug, die letzte ein Klimmzug mit gestreckten Beinen im Kipphang.

ZIEHEN

67 / HÄNGEN MIT GEBEUGTEN ARMEN

Diese Übung fördert die Stabilität der Schultern, die Sie für gute Klimmzüge brauchen; aber sie ist auch eine große Herausforderung, wenn Sie bereits über diese Kraft verfügen. Sie können dafür eine tiefe Stange verwenden oder eine höhere, unter die Sie eine Trittstufe stellen. Alles ist geeignet, sofern Sie die korrekte Position mit den Füßen in der Luft einnehmen können. Hier geht es nicht um Wiederholungen, sondern um eine bestimmte Zeitdauer.

ZIEL: Anfangs sollten Sie die Position mehrmals hintereinander jeweils 30 Sekunden durchhalten. Wenn Sie stärker werden, steigern Sie sich auf jeweils 60 Sekunden.

1 Sie hängen an einer niedrigen oder einer höheren Stange, unter der eine Bank steht, machen einen Klimmzug (Kinn vor oder über der Stange) und halten in dieser Stellung mindestens 10 Sekunden durch. **A** Die Schultern bleiben unten.

2 Dann senken Sie sich langsam auf den Boden oder auf die Trittstufe ab.

3 Springen Sie wieder nach oben oder steigen Sie auf die Trittstufe, nehmen Sie erneut die Ausgangsposition ein und wiederholen Sie die Übung.

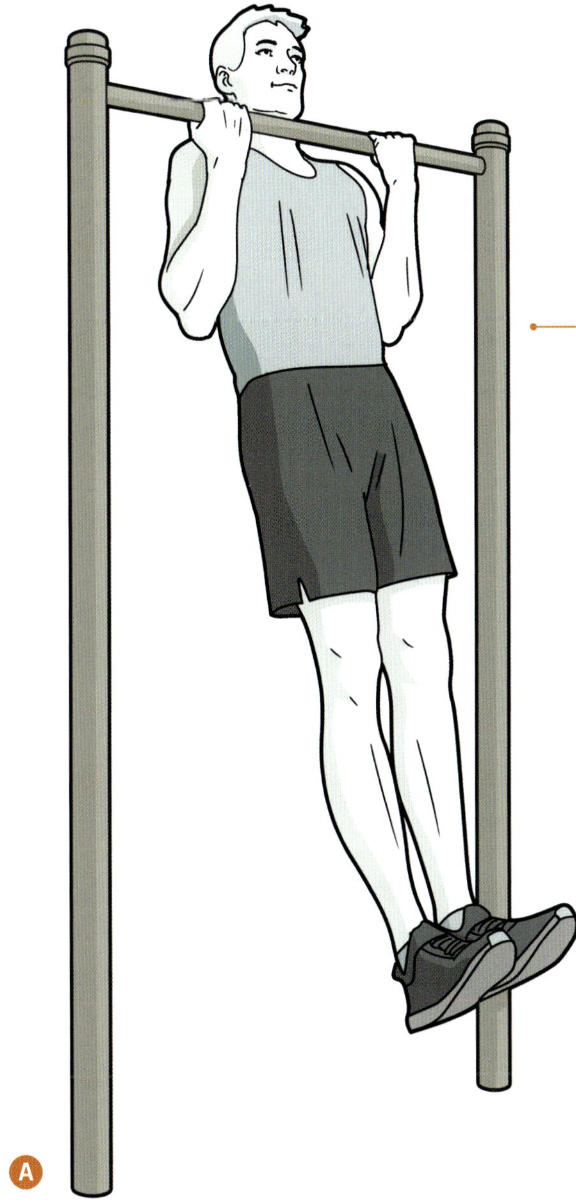

Nur die Muskeln oberhalb der Bauchmuskeln kontrahieren. Die Beine baumeln lassen.

ZIEHEN

68 / KLIMMZUG MIT UNTERGRIFF

Bei dieser Version des Klimmzugs verwenden Sie den Untergriff (Handflächen zeigen nach oben). Er ist meist leichter als der Klimmzug mit Obergriff (Handflächen zeigen nach unten), weil der Bizeps kraftvoller ziehen kann. Versuchen Sie, den Körper stabil zu halten, und schwingen Sie beim Hochziehen nicht vor und zurück. Auf diese Weise werden die breiten Rückenmuskeln gezwungen, sich ganz zu strecken, ohne dabei die Wirbelsäule zu strecken und den Körper in eine Schwingung zu versetzen.

ZIEL: Steigern Sie sich allmählich auf bis zu 20 Wiederholungen.

1 Sie hängen im Untergriff an einer Stange und spannen die Bauchmuskeln an, damit der untere Rücken sich nicht zu sehr streckt..

---

2 Nun ziehen Sie sich hoch (A), bis das Kinn knapp über der Stange liegt. (B) Dann senken Sie sich ab und kehren in die Ausgangsstellung zurück.

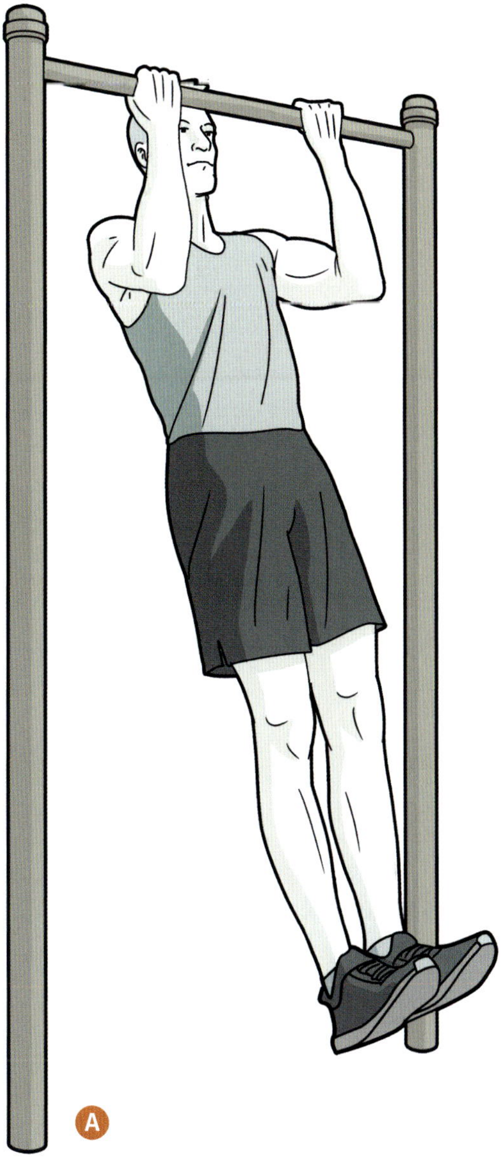

A

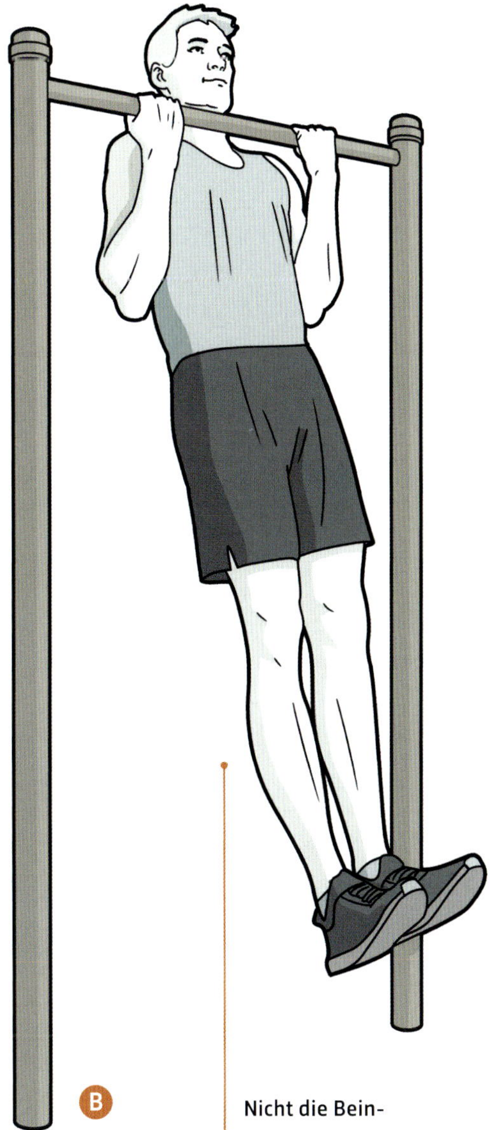

B

Nicht die Bein- oder Hüftmuskeln einsetzen. Der Oberkörper sollte die ganze Arbeit erledigen.

69 / KLIMMZUG MIT UNTERGRIFF IM KIPPHANG

Diese Variante des Klimmzugs zwingt die Bauchmuskeln, die Beine während der gesamten Bewegung waagrecht zu halten. Dadurch wird verhindert, dass der untere Rücken sich streckt, weil die Stabilisatoren der Körpermitte schwach sind. Zudem müssen sich die breiten unteren Brustmuskeln ganz strecken und können nicht mogeln und kurz bleiben, wodurch sie den unteren Rücken strecken würden.

ZIEL: 20 Wiederholungen

1 Sie hängen an einer Stange. Die Handflächen sind vorne.

2 Die Bauchmuskeln anspannen und die Beine nach vorne in den Kipphang strecken. (A)

3 Hochziehen, bis das Kinn knapp über der Stange liegt. (B) Die Schultern bleiben unten. Dann langsam in die Ausgangsstellung absenken. (A)

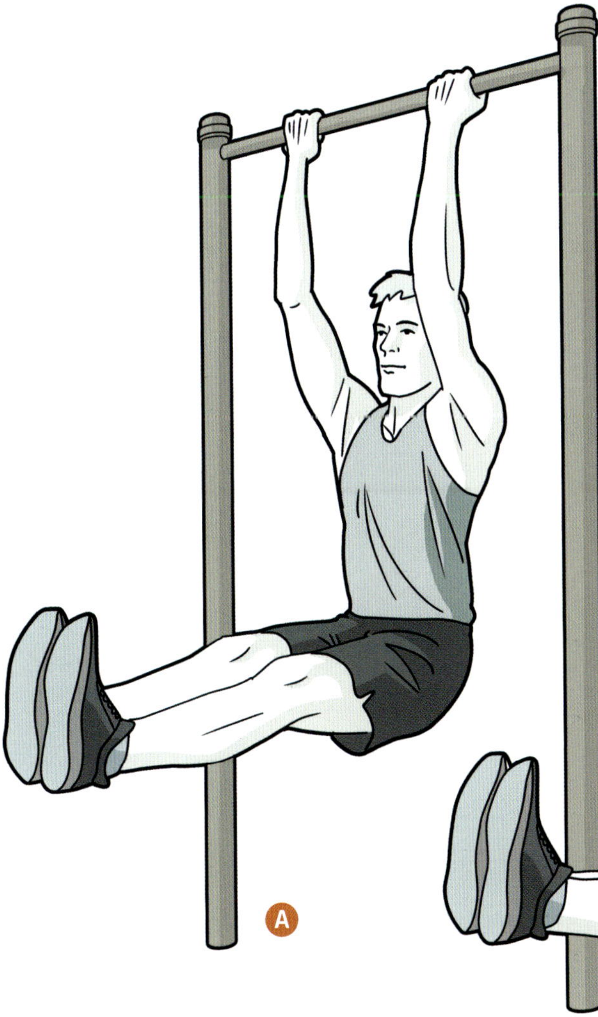

A

Wenn nötig, die Knie beugen, damit der Klimmzug leichter wird.

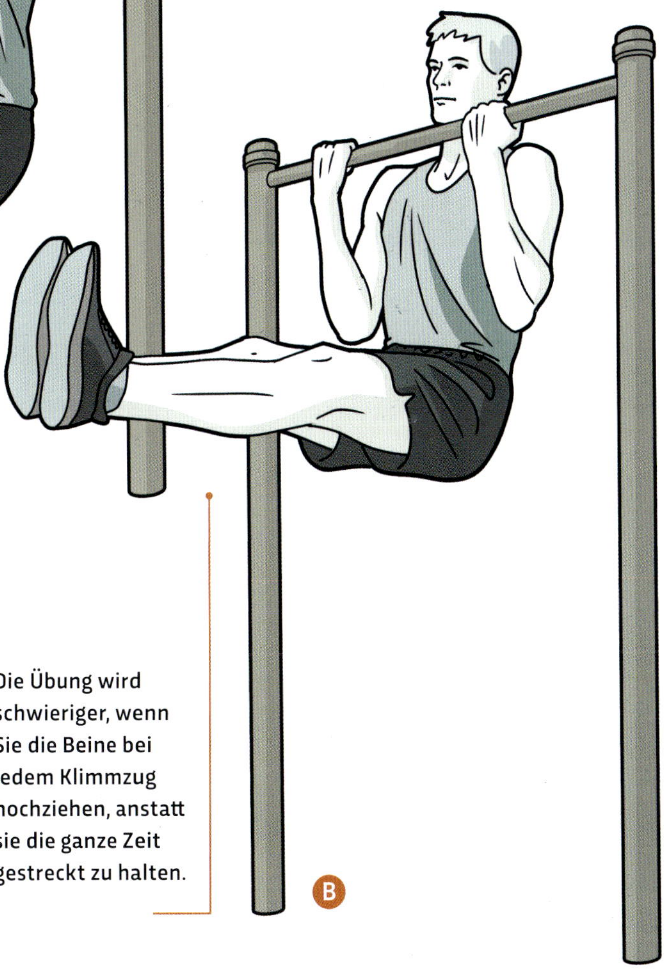

B

Die Übung wird schwieriger, wenn Sie die Beine bei jedem Klimmzug hochziehen, anstatt sie die ganze Zeit gestreckt zu halten.

KLIMMZUG MIT OBERGRIFF

Primäre Muskelgruppen: Bizeps, breite Rückenmuskeln
Sekundäre Muskelgruppe: Trapezmuskel

70	71	72
GRUNDÜBUNG	GUTE ANFÄNGER	FORTGESCHRITTENE
NEGATIVER KLIMMZUG	**KLIMMZUG MIT WEITEM GRIFF**	**BERGSTEIGER-KLIMMZUG**

Klimmzüge sind vielleicht die schwierigsten Eigengewichtübungen – aber sie zeigen auch am besten, wie stark Sie sind. Da wir diese Bewegung im täglichen Leben selten machen, verlieren die Muskeln allmählich Kraft und ihre Verbindung zum Gehirn. Deshalb ist es wichtig, den Körper regelmäßig zu trainieren und seine Bewegungsspielräume zu nutzen; andernfalls verlieren wir langsam die Kraft, die wir für seltenere Bewegungen brauchen. Die erste Variante dieser Übung ist ein exzentrischer oder negativer Klimmzug. Dann folgt der echte Klimmzug und den Schluss bildet eine horizontale Verlagerung.

70 / NEGATIVER KLIMMZUG

Hierfür benötigen Sie eine niedrigere Stange (Kopf- oder Brusthöhe) oder eine Trittstufe unter einer höheren Stange. Sie müssen imstande sein, den Körper mühelos in die Position zu bringen, in der Sie sich am Ende eines Klimmzugs befinden: Sie halten sich oben und die Stange ist unter dem Kinn. Dann senken Sie sich langsam ab, bis die Arme ganz gestreckt sind. Es ist eine Art umgekehrte oder „negative" Version des normalen Klimmzugs, weil Sie sich darauf konzentrieren, den Körper langsam zu senken statt zu heben. Die Schultern bleiben während des gesamten Absenkens unten und dürfen sich nicht nach oben zu den Ohren schieben. Das stärkt die unteren Trapezmuskeln, da sie die Schulterblätter aktivieren und stützen müssen.

ZIEL: Sobald Sie 20 Wiederholungen schaffen, sind Sie bereit für den Klimmzug mit weitem Griff (71).

1 Nehmen Sie die Position ein wie am Ende eines Klimmzugs. (A) Die Ellbogen sollten gebeugt und die Stange unter dem Kinn sein.

2 Nun die Schultern nach unten ziehen, um die unteren Trapezmuskeln zu aktivieren. Die Arme langsam strecken und den Körper absenken (B), bis die Ellbogen gestreckt sind. (C)

3 Wieder hochspringen oder auf die Trittstufe steigen und in die Ausgangsstellung zurückkehren. (A) Dann die Übung wiederholen.

Um die Übung zu erschweren, am obersten Punkt des Klimmzugs hin und her schwingen.

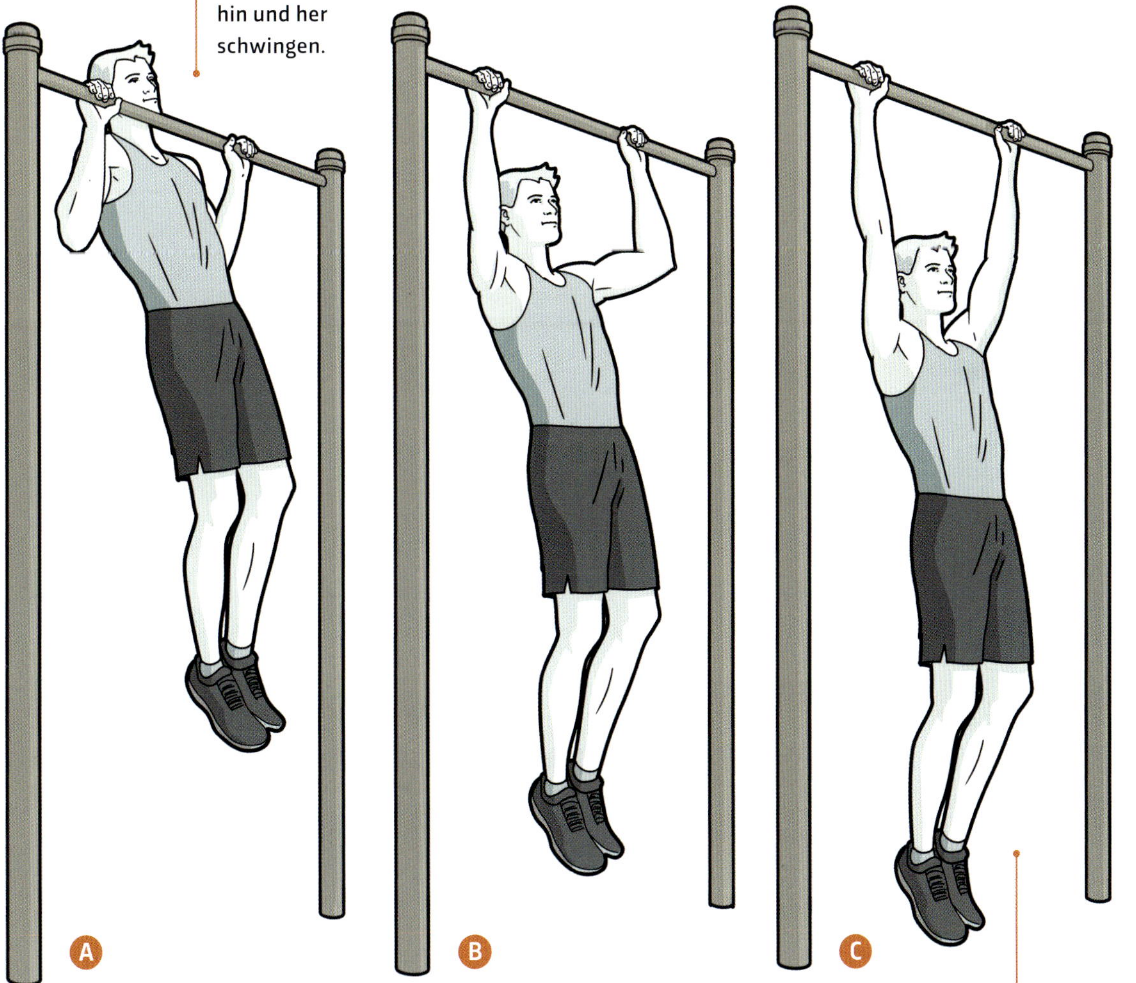

Wenn Sie stärker werden, können Sie mit möglichst vielen Klimmzügen beginnen und den Satz mit negativen Klimmzügen beenden.

ZIEHEN

71 / KLIMMZUG MIT WEITEM GRIFF

Hier ist er: der ultimative Test Ihrer Körpergewichtstärke. Sie beginnen mit völlig gestreckten Armen, an einer Stange hängend. Wenn der Klimmzug gut ist, heben Sie das Kinn über die Stange, jedoch ohne den Kopf nach hinten zu neigen, um ein paar Zentimeter Höhe herauszuschinden. Zwischen den Wiederholungen müssen Sie die Arme nicht vollständig strecken, es sei denn, Sie wollen die Übung schwerer machen; die Ellbogen sollten jedoch fast gestreckt sein. Die unteren Trapezmuskeln und die Bauchmuskeln bleiben in allen Phasen dieser Übung angespannt.

ZIEL: Streben Sie 20 Wiederholungen an.

1 Sie hängen an einer Stange; die Handflächen zeigen von Ihnen weg. (A)

2 Die Bauchmuskeln aktivieren, um eine zu starke Streckung des unteren Rückens zu verhindern.

3 Den Körper hochziehen (B), bis das Kinn sich über der Stange befindet. (C) Die Schultern bleiben dabei unten. Dann langsam zurück in die Startposition sinken. (A)

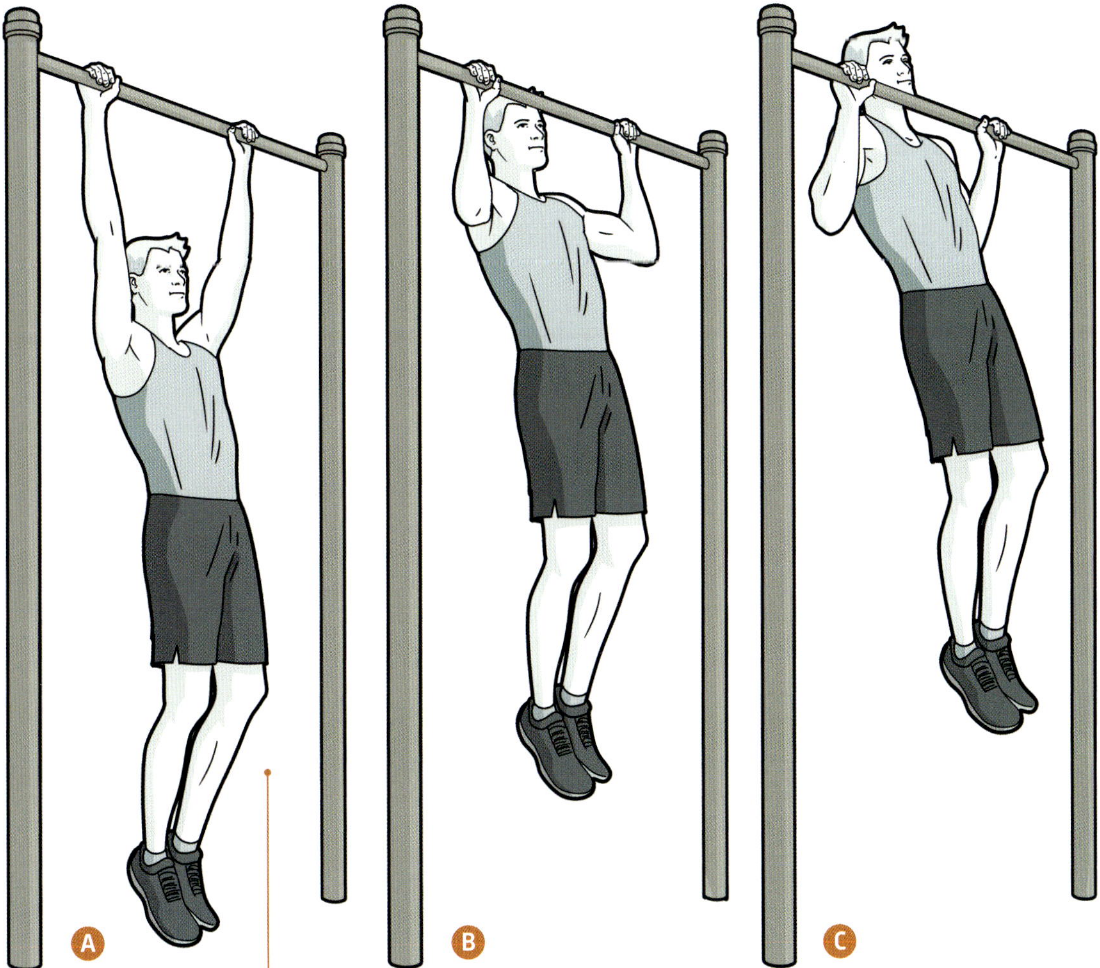

Beugen Sie die Knie, um die Bauchmuskeln zu entlasten – dabei aber nicht den unteren Rücken zu sehr strecken.

72 / BERGSTEIGER-KLIMMZUG

Diese Klimmzüge verlagern den Körper von einer Seite zur anderen, sodass jede Körperseite abwechselnd stärker gefordert wird. Das Ziel besteht darin, mit der rechten Schulter die rechte Hand und danach mit der linken Schulter die linke Hand zu berühren. Versuchen Sie, sich beim Hochziehen und Absenken fließend seitwärts zu bewegen, im Einklang mit der vertikalen Bewegung. Je weiter der Griff, desto schwerer ist diese Übung.

ZIEL: 20 Wiederholungen auf jeder Seite

1 Sie hängen an einer Stange; die Handflächen nach vorne an die Stange gelegt.

2 Die Bauchmuskeln aktivieren, um eine zu starke Streckung des unteren Rückens zu verhindern.

3 Nun die rechte Schulter zur rechten Hand hochziehen. Die Schultern dabei nicht nach oben strecken. A

4 Dann langsam zurück in die Startposition sinken. Auf der linken Seite wiederholen. B

Ein engerer Griff macht die Übung etwas einfacher und die Seitwärtsverlagerung leichter.

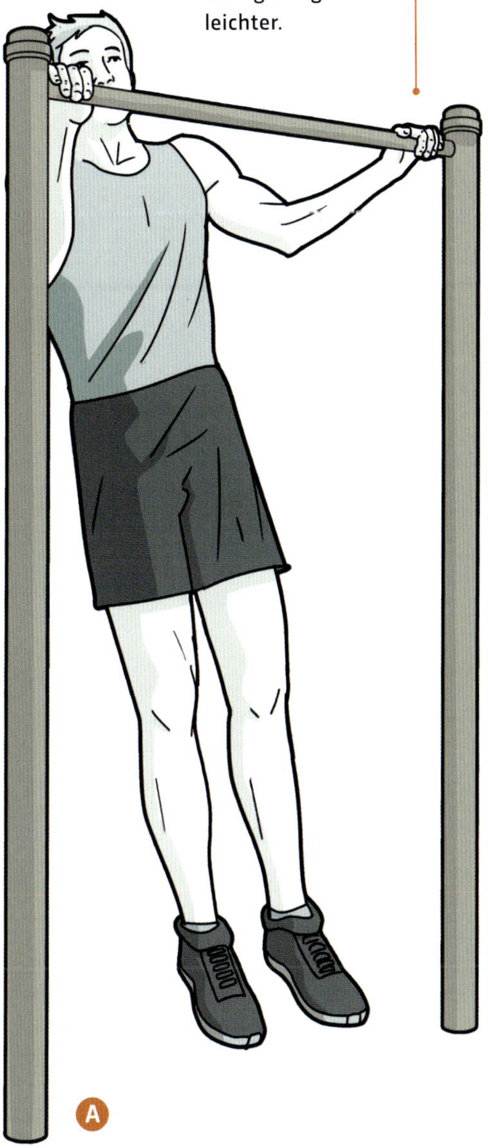

Es wird schwieriger, wenn Sie am höchsten Punkt hin und her schwingen.

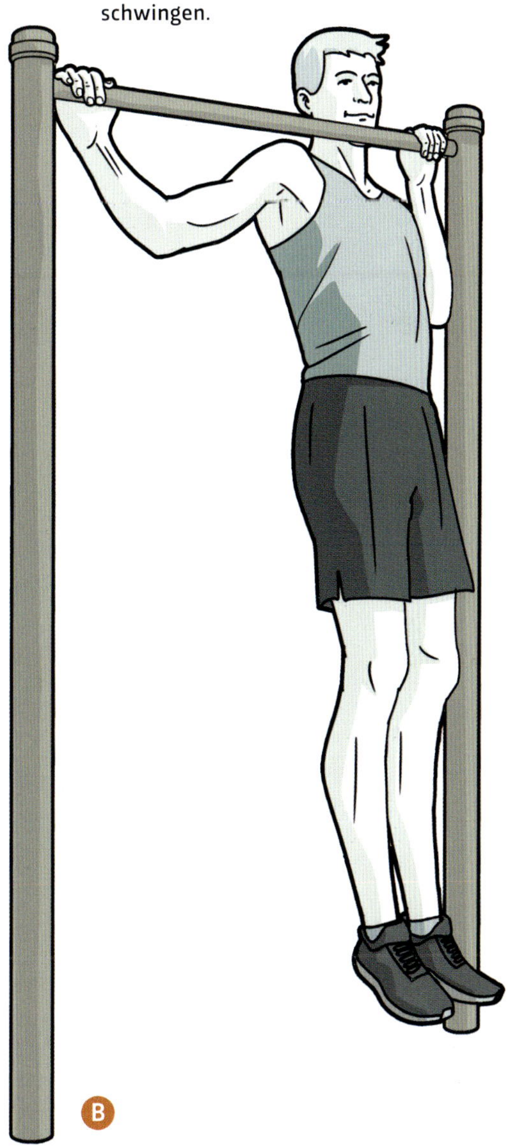

WIRBELSÄULEN-STRECKUNG

Primäre Muskelgruppen: Rückenstrecker, Trapezmuskeln
Sekundäre Muskelgruppe: Deltamuskeln

73	74	75
GRUNDÜBUNG	GUTE ANFÄNGER	FORTGESCHRITTENE
WIRBELSÄULEN-STRECKUNG IN BAUCHLAGE	**SCHWIMMEN IN BAUCHLAGE**	**SCHULTER-DRÜCKEN IN BAUCHLAGE**

Die Wirbelsäulenstreckung ist eine sehr gute Übung, wenn Sie die Rückenstrecker stärken und die mittleren und unteren Trapezmuskeln – sie stützen die Schulterblätter – aktivieren wollen. Ein guter Rhythmus zwischen den Schulterblättern und den Armen ist wichtig für gesunde Bewegungen. Üben Sie also das korrekte Senken und Zurückziehen der Schulterblätter, damit die oberen Trapezmuskeln nicht überaktiv werden, wenn die Arme sich über dem Kopf befinden. Diese Übungen helfen Ihnen sehr dabei. Beginnen Sie jede Übung in Bauchlage.

73 / WIRBELSÄULENSTRECKUNG IN BAUCHLAGE

Dies ist die einfachste Übung zum Strecken der Wirbelsäule. Sie heben den Kopf, die Schultern und den Brustkorb vom Boden hoch, während die Beine und Hüften neutral und auf dem Boden bleiben. Wie beim Hängen mit gebeugten Armen (67) geht es hier nicht um Wiederholungen. Sie versuchen vielmehr, die Position eine bestimmte Zeit zu halten und dabei die Schultern nach außen zu drehen. Die Ellbogen sollten tiefer als die Handgelenke liegen.

ZIEL: Halten Sie die Position anfangs mehrere Male 30 Sekunden und steigern Sie sich allmählich auf 60 und schließlich auf 90 Sekunden.

1 Sie liegen auf dem Bauch. Die Handflächen zeigen nach unten und sind etwas mehr als schulterbreit auseinander.

2 Die Schulterblätter ein wenig zurück und nach unten ziehen (Richtung Hüften).

3 Kopf, Schultern und Arme als Einheit etwa 15 bis 20 cm anheben. (A) Die Bewegung sollte von der Mitte der Wirbelsäule ausgehen; die untere Wirbelsäule bleibt relativ entspannt.

4 Diese Stellung 30 Sekunden halten, tief atmen und den Brustkorb und den Nacken mit jedem Ausatmen mehr strecken.

Wenn Ihnen die Übung schwerfällt, zuerst mit der Dehnung der Brustmuskeln im Liegen (Seite 259) die Brustmuskeln und die mittlere Wirbelsäule strecken.

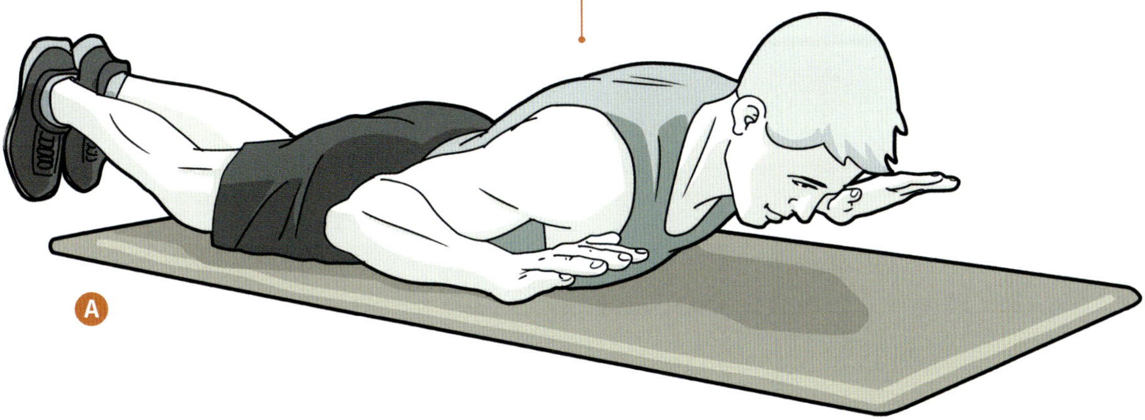

A

74 / SCHWIMMEN IN BAUCHLAGE

Diese Variante trainiert die Aufwärts- und Abwärts-Rotatoren der Schulterblätter (Scapulae), wenn Sie die Arme nach vorne strecken. Es geht darum, die Außenrotatoren der Schultern zu stärken und die Arme über den Kopf zu strecken, ohne dass die oberen Trapezmuskeln zu aktiv werden. Die Schultern sollen nicht nach oben an die Ohren wandern. Wenn Sie die Arme nicht vollständig strecken können, ohne die oberen Trapezmuskeln einzusetzen, strecken Sie sie einfach so weit wie möglich. Strecken Sie die Arme abwechselnd und konzentrieren Sie sich darauf, sie so zurückzuziehen, dass die oberen Trapezmuskeln sich zwischen den Wiederholungen ganz entspannen.

ZIEL: 20 Wiederholungen

1 Sie liegen auf dem Bauch. Die Handflächen zeigen nach unten und sind etwas mehr als schulterbreit auseinander.

2 Die Schulterblätter nach unten (Richtung Hüften) und ein wenig nach hinten ziehen.

3 Kopf, Schultern und Arme als Einheit etwa 15 bis 20 cm anheben. (A) Die Bewegung sollte von der Mitte der Wirbelsäule ausgehen; die untere Wirbelsäule bleibt entspannt.

4 Die Arme und Hände knapp über dem Boden lassen und langsam einen Arm nach vorne strecken. (A) Versuchen Sie, den Ellbogen zu strecken und eine zu starke Aktivität der oberen Trapezmuskeln zu verhindern.

5 Während Sie diesen Arm in die Ausgangsstellung zurückziehen, den anderen Arm strecken. (B)

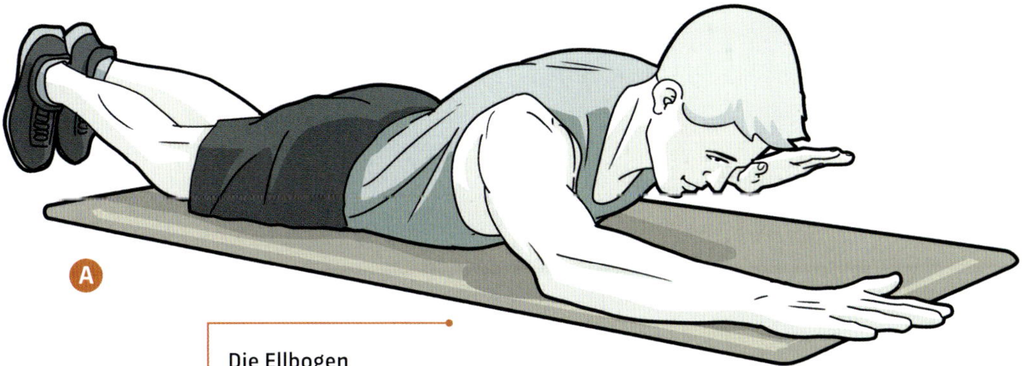

Die Ellbogen sind dem Boden etwas näher als die Hände, damit die Schultern sich leicht nach außen drehen können.

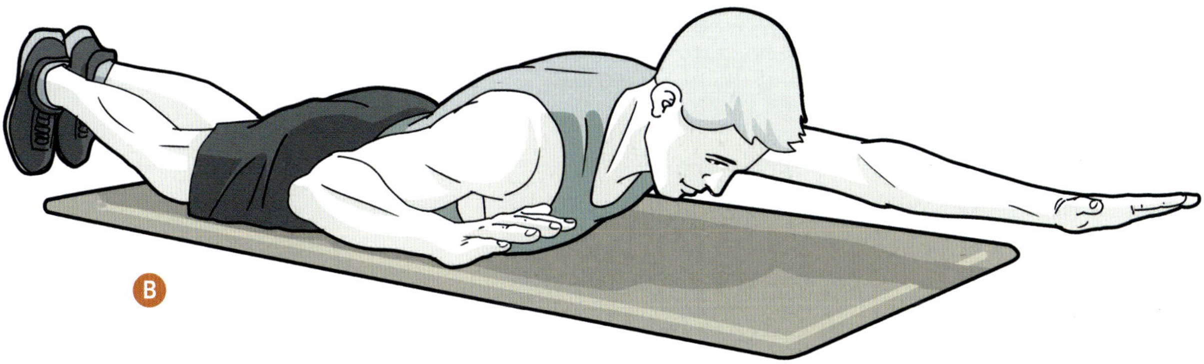

ZIEHEN

75 / SCHULTERDRÜCKEN IN BAUCHLAGE

Diese Übung ähnelt der vorigen, aber hier bewegen sich beide Schulterblätter gleichzeitig; daher kommt sie Ihnen vielleicht schwieriger vor. Denken Sie daran, die Arme nur so weit nach vorne zu schieben, wie Sie können, ohne die oberen Trapezmuskeln zu beteiligen. Die unteren und mittleren Trapezmuskeln sind immer aktiv, die oberen dürfen nicht überaktiv werden. Sie sollten kein Unbehagen im Hals spüren; falls doch, versuchen Sie, die unteren Trapezmuskeln stärker einzusetzen und Schultern und Arme mehr nach außen zu drehen. Nicht den Kopf heben, um nach vorne zu schauen.

ZIEL: 20 Wiederholungen

1 Sie liegen auf dem Bauch. Die Handflächen zeigen nach unten und sind etwas mehr als schulterbreit auseinander. Die Schulterblätter nach unten (Richtung Hüften) und ein wenig nach hinten ziehen.

2 Kopf, Schultern und Arme langsam als Einheit etwa 15 bis 20 cm anheben (A). Die Bewegung sollte von der Mitte der Wirbelsäule ausgehen; die untere Wirbelsäule bleibt entspannt.

3 Die Arme und Hände knapp über dem Boden lassen und langsam beide Arme nach vorne schieben; dabei die Ellbogen möglichst ganz strecken. (B)

4 In die Ausgangsstellung zurückkehren, sobald die oberen Trapezmuskeln anfangen, die Schultern nach oben an die Ohren zu ziehen, oder die Ellbogen sich heben.

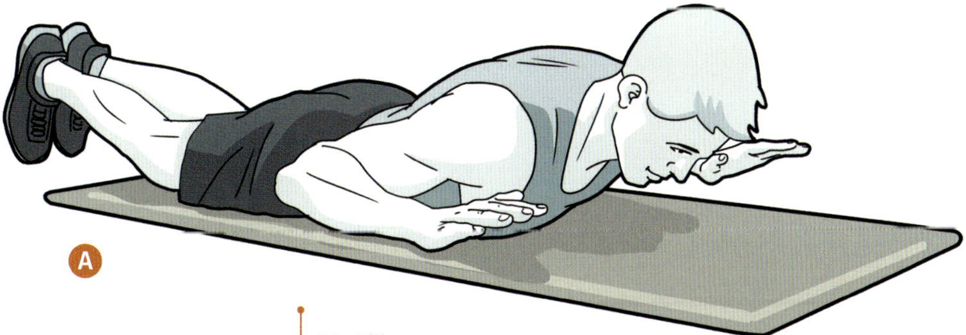

A

Die Ellbogen sind dem Boden etwas näher als die Hände, damit die Schultern sich leicht nach außen drehen können.

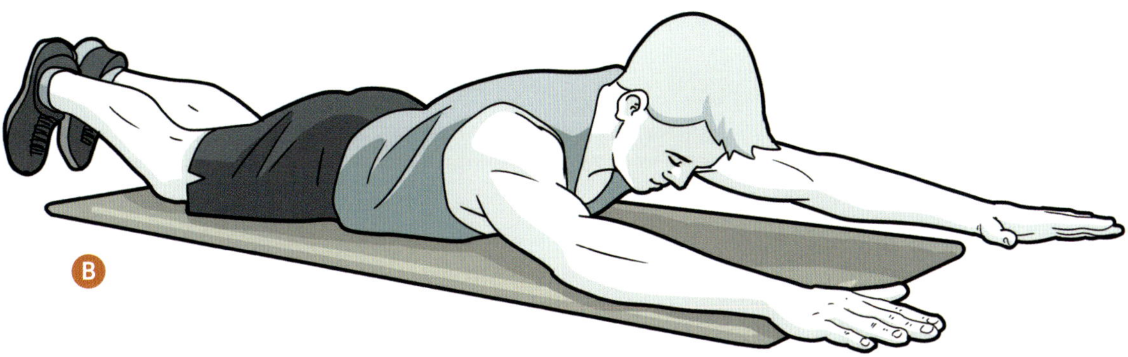

B

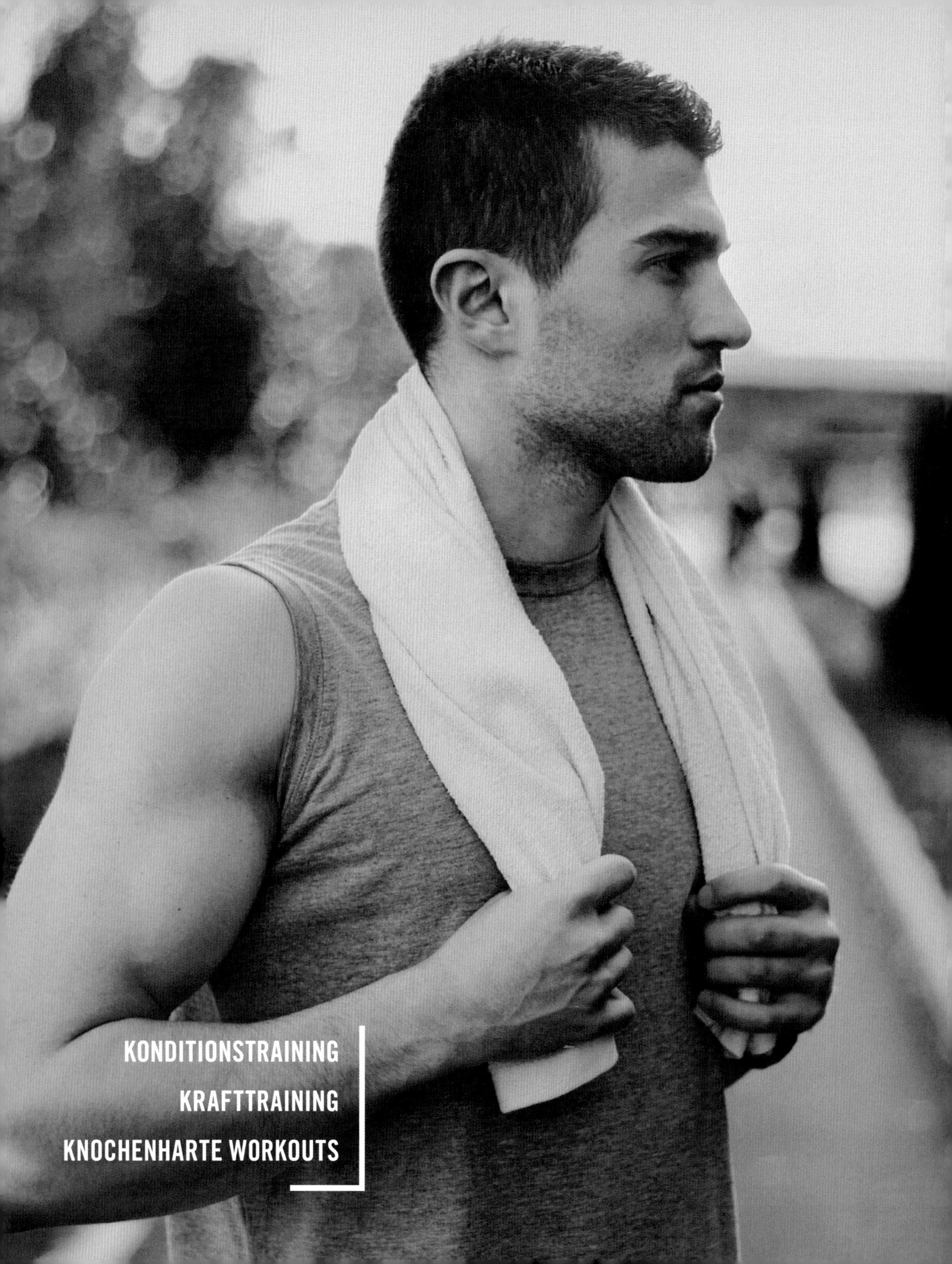

KONDITIONSTRAINING

KRAFTTRAINING

KNOCHENHARTE WORKOUTS

ACHT

DIE WORKOUT-PROGRAMME

Liegestütze, Klimmzüge, Ausfallschritte, Kniebeugen – diese Übungen sind wohl kaum überraschend oder neu für Sie. Trotzdem sind sie hochwirksam, wenn man sie in einem einzigen Workout kombiniert. Dann ermöglichen sie ein effizientes und intensives Training des ganzen Körpers und sind allen anderen Workouts überlegen. Und dieses Training beginnt jetzt.

In diesem Abschnitt des Buches finden Sie drei verschiedene Programme: ein Konditionstraining (4 Wochen), ein Krafttraining (8 Wochen) sowie knochenharte Workouts (12 Wochen).

Die Programme bestehen aus mehreren Workouts. Einige trainieren den ganzen Körper und jede Bewegungskategorie, andere ergänzen sich wie Yin und Yang und bieten ausgewogene Mischungen aus Stoß- und Zugübungen, horizontalen und vertikalen Bewegungen sowie Bewegungen, die von den Hüften oder den Sprunggelenken ausgehen. Diese sorgfältig zusammengestellten Workouts bilden ein ausgewogenes Gesamtprogramm und helfen Ihnen dabei, optimale Ergebnisse zu erzielen.

Und das finden Sie in jedem Workout:

FARBE: Jedem Workout ist eine Farbe (Violett, Blau oder Grün) zugeordnet, damit er leicht aufzufinden ist.

TEMPO: Die Schnelligkeit einer Wiederholung in Sekunden oder „auf und ab“. Bei einer Kniebeuge zum Beispiel bedeutet *1 Sekunde auf*, dass Sie 1 Sekunde brauchen, um aus der Hocke aufzustehen, und *1 Sekunde ab* bedeutet, dass Sie 1 Sekunde bis zum tiefsten Punkt der Hocke brauchen.

REPS: So oft müssen Sie die Übung ausführen, ehe Sie eine Pause machen.

Sie können immer zwischen 10, 15 oder 20 Reps (Wiederholungen) wählen, je nach Leistungsfähigkeit. Sie können sich also allmählich steigern. Bei einigen Übungen werden Ihnen 20 Reps schwerfallen; beginnen Sie daher mit 10 oder 15 Reps. Die Zahl der Übungen in einem Zirkel muss nicht gleich bleiben. Wenn Sie eine Übung nur 10 Mal schaffen, können Sie alle anderen 15 oder 20 Mal wiederholen.

PAUSENLÄNGE: Die Zeit zum Ausruhen zwischen den Übungen.

BELASTUNG/RUHE: Das Verhältnis zwischen Übungs- und Erholungszeit. 30:45 bedeutet zum Beispiel, dass auf 30 aktive Sekunden 45 Sekunden Pause kommen. Diese Ratio finden Sie nur bei den Workouts in Programm 3.

ZIRKEL: Eine Serie von Übungen, die Sie der Reihe nach absolvieren sollten, bevor Sie wieder von vorne anfangen. Einige Workouts umfassen einen langen Zirkel, andere zwei kurze. Die Zahl vor einem X gibt an, wie oft sie jeden Zirkel wiederholen sollten.

NAME DER ÜBUNG: Dem Namen der Übung folgt ihre Nummer im Buch (1 bis 75). Das ist *nicht* die Seitenzahl!

Verletzungen und Schiefstellungen des Körpers können den Erfolg eines Fitnessprogramms erschweren oder verhindern. Deswegen sind Beweglichkeitsübungen Teil jedes gut geplanten Workouts; sie sind notwendig, damit Sie Ihr Potenzial voll ausschöpfen können. Auf Seite 257 finden Sie 6 Aufwärmübungen. Wählen Sie am Ende jedes Workouts mindestens 3 davon aus und dehnen und entspannen Sie die Muskeln.

PROGRAMM EINS

KONDITIONSTRAINING

4 WOCHEN

Dieses Programm ist eine Einführung ins Eigengewichttraining und eignet sich sehr gut für Anfänger. Jeder Tag ist ein völlig ausgewogener Workout. Sie müssen einen Workout-Typ also nicht mit einem anderen Typ später in der Woche ausbalancieren. Anfangs konzentriert sich das Programm auf die Grundformen der einzelnen Übungen; später sind die fortgeschrittenen Versionen an der Reihe.

WORKOUT-WOCHE	MONTAG	DIENSTAG	MITTWOCH	DONNERSTAG	FREITAG	SAMSTAG	SONNTAG
1	A	*Pause*	B	*Pause*	A	*Pause*	B
2	*Pause*	C	D	*Pause*	C	D	*Pause*
3	A	D	*Pause*	B	C	*Pause*	D
4	C	B	*Pause*	D	A	B	*Pause*

PROGRAMM EINS: WORKOUTS FÜRS KONDITIONSTRAINING

A

Tempo
1 Sek ↑ und ↓

Reps
10/15/20

Pausenlänge
30 Sekunden

Zirkel
3 x

Kniebeuge (19)

Erhöhter Liegestütz (46)

Negativer Klimmzug (70)

Zweibeiniger Hip Hinge (43)

Bankstütz mit gebeugtem Knie (58)

Rudern mit Untergriff und gebeugtem Knie (61)

Bärengang vorwärts (04)

B

Tempo
1 Sek ↑ und ↓

Reps
10/15/20

Pausenlänge
30 Sekunden

Zirkel
3 x

Rückwärtiger Ausfallschritt (22)

Horizontaler gleitender Liegestütz auf den Knien (49)

Hängen mit gebeugten Armen (67)
30/60 Sekunden halten

Bodenbrücke (34)

Winkelliegestütz mit gebeugtem Knie (52)

Rudern mit Obergriff und gebeugtem Knie (64)

Klassischer Frontstütz (01)
30/60 Sekunden halten

C

Tempo
1 Sek ↑ und ↓

Reps
10/15/20

Pausenlänge
30 Sekunden

Zirkel
3 x

Aufsteiger vorwärts (25)

Erhöhter Liegestütz (46)

Negativer Klimmzug (70)

Vierfüßler gerade (41)

Bankstütz mit gebeugtem Knie (58)

Rudern mit Untergriff und gebeugtem Knie (61)

Beinheben in Rückenlage (13)

D

Tempo
1 Sek ↑ und ↓

Reps
10/15/20

Pausenlänge
30 Sekunden

Zirkel
3 x

Ausfallschritt beim Gehen (23)

Erhöhter Liegestütz (46)

Hängen mit gebeugten Armen (67)
30/60 Sekunden halten

Hip Hinge in Schrittstellung (44)

Winkelliegestütz mit gebeugtem Knie (52)

Rudern mit Obergriff und gebeugtem Knie (64)

Seitstütz (02)
30/60 Sekunden halten

PROGRAMM ZWEI

KRAFTTRAINING

8 WOCHEN

Mit diesem Programm bauen Sie Kraft auf. Anfänger beginnen damit erst, wenn sie Programm eins bewältigt haben. Wenn Sie bereits körperlich aktiv sind, können Sie es sofort versuchen. Es enthält weniger Ruhetage und das Tempo ist langsamer. Jeder Workout besteht aus zwei verschiedenen Zirkeln, die sich beide auf ähnliche Übungskategorien konzentrieren. Sie sollten Zirkel eins vier Mal vollendet haben, ehe Sie mit Zirkel zwei weitermachen.

WORKOUT-WOCHE	MONTAG	DIENSTAG	MITTWOCH	DONNERSTAG	FREITAG	SAMSTAG	SONNTAG
1	A	B	*Pause*	A	B	*Pause*	C
2	D	*Pause*	C	D	*Pause*	A	B
3	C	*Pause*	D	A	D	*Pause*	C
4	D	C	*Pause*	B	C	D	*Pause*
5	E	F	G	G	*Pause*	E	F
6	G	H	*Pause*	C	E	H	*Pause*
7	B	C	G	F	*Pause*	E	L
8	A	*Pause*	G	F	L	E	*Pause*

PROGRAMM ZWEI: WORKOUTS FÜRS KRAFTTRAINING

A

Tempo
2 Sek ↓ und 1 Sek ↑

Reps
10/15/20

Pausenlänge
30 Sekunden

Zirkel
je 4 x

ZIRKEL EINS

Kniebeuge (19)

Klassischer Liegestütz (47)

Negativer Klimmzug (70)

Bärengang vorwärts (04)

ZIRKEL ZWEI

Rückwärtiger Ausfallschritt (22)

T-Liegestütz (55)

Hängen mit gebeugten Armen (67)
30/60 Sekunden halten

Seitstütz (02)
30/60 Sekunden halten

B

Tempo
2 Sek ↓ und 1 Sek ↑

Reps
10/15/20

Pausenlänge
30 Sekunden

Zirkel
je 4 x

ZIRKEL EINS

Zweibeiniger Hip Hinge (43)

Winkelliegestütz mit gebeugtem Knie (52)

Rudern mit Obergriff und gebeugtem Knie (64)

Klassischer Frontstütz (01)
30/60 Sekunden halten

ZIRKEL ZWEI

Einbeinige Bodenbrücke (35)

Bankstütz mit gebeugtem Knie (58)

Rudern mit Untergriff und gebeugtem Knie (61)

Beinheben in Rückenlage (13)

C

Tempo
2 Sek ↓ und 1 Sek ↑

Reps
10/15/20

Pausenlänge
30 Sekunden

Zirkel
je 4 x

ZIRKEL EINS

Ausfallschritt beim Gehen (23)

Liegestütz mit Schulterklopfen (48)

Klimmzug mit Untergriff (68)

Fahrrad (10)

ZIRKEL ZWEI

Seitlicher Ausfallschritt (24)

Horizontaler gleitender Liegestütz auf den Knien (49)

Negativer Klimmzug (70)

Krebsgang seitwärts (05)

D

Tempo
2 Sek ↓ und 1 Sek ↑

Reps
10/15/20

Pausenlänge
30 Sekunden

Zirkel
je 4 x

ZIRKEL EINS

Brücke mit erhöhter Schulter (37)

Bankstütz mit gestrecktem Bein (59)

Rudern mit Untergriff und gestrecktem Bein (62)

Stufen-Frontstütz (03)

ZIRKEL ZWEI

Hip Hinge in Schrittstellung (44)

Winkelliegestütz mit gebeugtem Knie (52)

Rudern mit Obergriff und gebeugtem Knie (64)

Frontstütz mit gedrehtem Anziehen der Knie (15)

PROGRAMM ZWEI: WORKOUTS FÜRS KRAFTTRAINING

E

Tempo
2 Sek ↓ und 1 Sek ↑

Reps
10/15/20

Pausenlänge
30 Sekunden

Zirkel
je 4 x

ZIRKEL EINS

Aufsteiger vorwärts (25)

Bankstütz mit gestrecktem Bein (59)

Klimmzug mit Untergriff (68)

Scheibenwischer (11) (mit gebeugten Knien)

ZIRKEL ZWEI

Kniebeuge (19)

Winkelliegestütz mit gebeugtem Knie (52)

Schwimmen in Bauchlage (74)

Beinheben im Hang (14)

F

Tempo
2 Sek ↓ und 1 Sek ↑

Reps
10/15/20

Pausenlänge
30 Sekunden

Zirkel
je 4 x

ZIRKEL EINS

Einbeiniger Hip Hinge (45)

Vertikaler gleitender Liegestütz (51)

Rudern mit Untergriff und gebeugtem Knie (61)

Seitstütz (02)
30/60 Sek halten

ZIRKEL ZWEI

Vierfüßler gerade (41)

Seitlicher Liegestütz (56)

Einarmiges Rudern mit Obergriff (66)

Glentiergang (06)

G

Tempo
2 Sek ↓ und 1 Sek ↑

Reps
10/15/20

Pausenlänge
30 Sekunden

Zirkel
je 4 x

ZIRKEL EINS

Rückwärtiger Ausfallschritt (22)

Barrenstütz oder Bankstütz mit gestrecktem Bein (59-60)

Bergsteiger-Klimmzug (72)

Stufen-Frontstütz (03)

ZIRKEL ZWEI

Seitlicher Ausfallschritt (24)

Winkelliegestütz mit gebeugtem Knie (52)

Schwimmen in Bauchlage (74)

Scheibenwischer (11)

H

Tempo
2 Sek ↓ und 1 Sek ↑

Reps
10/15/20

Pausenlänge
30 Sekunden

Zirkel
je 4 x

ZIRKEL EINS

Einarmige Brücke mit erhöhter Schulter (39)

Schaufel-Liegestütz (57)

Rudern mit Griffwechsel (63)

Frontstütz mit gedrehtem Tritt (12)

ZIRKEL ZWEI

Einbeiniger Hip Hinge (45)

Liegestütz mit Schulterklopfen (48)

Einarmiges Rudern mit Obergriff (66)

Bärengang vorwärts (04)

PROGRAMM DREI

KNOCHENHARTE WORKOUTS

12 WOCHEN

Dieses Programm ist für Leute gedacht, die das Konditions- und Krafttraining gemeistert haben und mehr probieren wollen. Dabei wechseln sich Konditions-Workouts, die sich auf die Zeit statt auf Wiederholungen konzentrieren, und Kraft-Workouts mit eingebautem hochintensivem Intervalltraining ab. Ist ein Belastung/Ruhe-Verhältnis angegeben statt Reps, sollten Sie so viele Reps machen, wie Sie können, und sich in den Ruhephasen erholen. Angenommen, Sie haben Kniebeugen gemacht und Ihr Belastung/Ruhe-Verhältnis war 15:30. Dann haben Sie in 15 Sekunden möglichst viele Kniebeugen gemacht und sich dann vor der nächsten Übung 30 Sekunden ausgeruht.

WORKOUT-WOCHE	MONTAG	DIENSTAG	MITTWOCH	DONNERSTAG	FREITAG	SAMSTAG	SONNTAG
1	A	B	C	*Pause*	D	E	F
2	*Pause*	I	J	*Pause*	K	L	*Pause*
3	I	A	L	*Pause*	J	B	K
4	*Pause*	G	L	K	H	*Pause*	C
5	J	I	D	*Pause*	M	N	O
6	P	*Pause*	A	B	E	F	*Pause*
7	C	D	G	H	*Pause*	M	B
8	F	N	*Pause*	O	E	A	P
9	*Pause*	I	J	K	L	*Pause*	P
10	O	N	M	*Pause*	G	P	H
11	M	C	*Pause*	D	N	E	O
12	F	*Pause*	G	A	H	B	*Pause*

PROGRAMM DREI: KNOCHENHARTE WORKOUTS

A	B	C	D
Tempo 1 Sek ↑ und ↓	**Tempo** 1 Sek ↑ und ↓	**Tempo** 1 Sek ↑ und ↓	**Tempo** 1 Sek ↑ und ↓
Belastung : Ruhe 15:30, 30:45 oder 30:30	**Belastung : Ruhe** 15:30, 30:45 oder 30:30	**Belastung : Ruhe** 15:30, 30:45 oder 30:30	**Belastung : Ruhe** 15:30, 30:45 oder 30:30
Zirkel 4 x	**Zirkel** 4 x	**Zirkel** 4 x	**Zirkel** 4 x
Kniebeuge (19)	Zweibeiniger Hip Hinge (43)	Ausfallschritt beim Gehen (23)	Brücke mit erhöhter Schulter (37)
Klassischer Liegestütz (47)	Winkelliegestütz mit gebeugtem Knie (52)	Liegestütz mit Schulterklopfen (48)	Bankstütz mit gestrecktem Bein (59)
Negativer Klimmzug (70)	Rudern mit Obergriff und gebeugtem Knie (64)	Klimmzug mit Untergriff (68)	Rudern mit Untergriff und gestrecktem Bein (62)
Bärengang vorwärts (04)	Power-Sprung (33)	Klassischer Liegestützsprung (17)	Einbeiniger Power-Sprung (30)
Weitsprung (32)	Rückwärtiger Ausfallschritt (22)	Hip Hinge in Schrittstellung (44)	Seitlicher Ausfallschritt (24)
Bankstütz mit gebeugtem Knie (58)	T-Liegestütz (55)	Winkelliegestütz mit gebeugtem Knie (52)	Horizontaler gleitender Liegestütz auf den Füßen (50)
Rudern mit Untergriff und gebeugtem Knie (61)	Hängen mit gebeugten Armen (67)	Rudern mit Obergriff und gestrecktem Bein (65)	Negativer Klimmzug (70)
Beinheben in Rückenlage (13)	Seitstütz (02)	Frontstütz mit gedrehtem Anziehen der Knie (15)	Krebsgang seitwärts (05)

PROGRAMM DREI: KNOCHENHARTE WORKOUTS

E

Tempo
1 Sek ↑ und ↓

Belastung : Ruhe
15:30, 30:45
oder 30:30

Zirkel
4 x

Einbeinige Kniebeuge mit erhöhtem hinterem Bein (21)

Winkelliegestütz mit gebeugtem Knie (52)

Schwimmen in Bauchlage (74)

Erhöhter Liegestützsprung (16)

Einbeiniger Hip Hinge (45)

Klassischer Liegestütz (47)

Rudern mit Untergriff und gestrecktem Bein (62)

Stufen-Frontstütz (03)

F

Tempo
1 Sek ↑ und ↓

Belastung : Ruhe
15:30, 30:45
oder 30:30

Zirkel
4 x

Aufsteiger vorwärts (25)

Bankstütz mit gestrecktem Bein (59)

Klimmzug mit Untergriff (68)

Kastensprung (29)

Vierfüßler schräg (42)

Seitlicher Liegestütz (56)

Einarmiges Rudern mit Obergriff (66)

Glentiergang (06)

G

Tempo
1 Sek ↑ und ↓

Belastung : Ruhe
15:30, 30:45
oder 30:30

Zirkel
4 x

Rückwärtiger Ausfallschritt (22)

Bankstütz mit gestrecktem Bein oder Barrenstütz (59-60)

Bergsteiger-Klimmzug (72)

Power-Sprung (33)

Einbeiniger Hip Hinge (45)

Liegestütz mit Schulterklopfen (48)

Einarmiges Rudern mit Obergriff (66)

Scheibenwischer (11)

H

Tempo
1 Sek ↑ und ↓

Belastung : Ruhe
15:30, 30:45
oder 30:30

Zirkel
4 x

Seitlicher Ausfallschritt (24)

Winkelliegestütz mit gebeugtem Knie (52)

Schwimmen in Bauchlage (74)

Weitsprung (32)

Einarmige Brücke mit erhöhter Schulter (39)

Schaufel-Liegestütz (57)

Rudern mit Griffwechsel (63)

Frontstütz mit gedrehtem Tritt (12)

PROGRAMM DREI: KNOCHENHARTE WORKOUTS

I

Tempo
1 Sek ↑ und ↓

Belastung : Ruhe
15 : 30, 30 : 45 oder 30 : 30

Zirkel
3 x

Einbeinige Kniebeuge (20)

T-Liegestütz (55)

Klimmzug mit weitem Griff (71)

Eisläufer (31)

Rückwärtiger Ausfallschritt (22)

Vertikaler gleitender Liegestütz (51)

Hängen mit gebeugten Armen (67)
30/60 Sekunden halten

Krebsgang seitwärts (05)

J

Tempo
1 Sek ↑ und ↓

Reps
10/15/20

Pausenlänge
30 Sekunden

Zirkel
je 3 x

ZIRKEL EINS

Einbeiniger Hip Hinge (45)

Bankstütz mit gestrecktem Bein (59)
und erhöht gelagerten Füßen

Rudern mit Untergriff und gestrecktem Bein (62)

Bärengang vorwärts (04)

ZIRKEL ZWEI

Bodenbrücke (34)

Winkelliegestütz mit gestrecktem Bein (53)

Rudern mit Obergriff und gestrecktem Bein (65)

Bodensprung (28)

K

Tempo
1 Sek ↑ und ↓

Reps
10/15/20

Pausenlänge
30 Sekunden

Zirkel
je 3 x

ZIRKEL EINS

Schräger Aufsteiger (26)

Seitlicher Liegestütz (56)

Negativer Klimmzug (70)

Klassischer Liegestützsprung (17)

ZIRKEL ZWEI

Ausfallschritt beim Gehen (23)

Erhöhter Liegestütz (46)

Hängen mit gebeugten Armen (67)
30/60 Sekunden halten

Frontstütz mit gedrehtem Tritt (12)

L

Tempo
1 Sek ↑ und ↓

Reps
10/15/20

Pausenlänge
30 Sekunden

Zirkel
je 3 x

ZIRKEL EINS

Hip Hinge in Schrittstellung (44)

Winkelliegestütz mit gebeugtem Knie (52)

Rudern mit Obergriff und gestrecktem Bein (65)

Seitstütz (02)
30/60 Sekunden halten

ZIRKEL ZWEI

Vierfüßler schräg (42)

Bankdrücken mit gestrecktem Bein (59)

Rudern mit Untergriff und gebeugtem Knie (61)

Weitsprung (32)

PROGRAMM DREI: KNOCHENHARTE WORKOUTS

M

Tempo
1 Sek ↑ und ↓

Reps
10/15/20

Pausendauer
30 Sekunden

Zirkel
je 3 x

ZIRKEL EINS

Schräger Aufsteiger (26)

Winkelliegestütz mit gestrecktem Bein (53)

Schwimmen in Bauchlage (74)

Stufen-Frontstütz (03)

ZIRKEL ZWEI

Rückwärtiger Ausfallschritt (22)

Bankstütz mit gestrecktem Bein (59)

Klimmzug mit Untergriff (68)

Power-Sprung (33)

N

Tempo
1 Sek ↑ und ↓

Reps
10/15/20

Pausendauer
30 Sekunden

Zirkel
je 3 x

ZIRKEL EINS

Einbeiniger Hip Hinge (45)

Liegestütz mit Schulterklopfen (48)

Rudern mit Untergriff und gebeugtem Knie (61)

Bärengang vorwärts (04)

ZIRKEL ZWEI

Bodenbrücke (34)

T-Liegestütz (55)

Einarmiges Rudern mit Obergriff (66)

Eisläufer (31)

O

Tempo
1 Sek ↑ und ↓

Reps
10/15/20

Pausendauer
30 Sekunden

Zirkel
je 3 x

ZIRKEL EINS

Schräger Aufsteiger (26)

Handstand-Stütz (54)

Hängen mit gebeugten Armen (67)
30/60 Sekunden halten

Erhöhter Liegestützsprung (16)

ZIRKEL ZWEI

Ausfallschritt beim Gehen (23)

Schulterdrücken in Bauchlage (75)

Negativer Klimmzug (70)

Einbeiniger Power-Sprung (30)

P

Tempo
1 Sek ↑ und ↓

Reps
10/15/20

Pausendauer
30 Sekunden

Zirkel
je 3 x

ZIRKEL EINS

Hip Hinge in Schrittstellung (44)

Schaufel-Liegestütz (57)

Rudern mit Obergriff und gestrecktem Bein (65)

Seitstütz (02)
30/60 Sekunden halten

ZIRKEL ZWEI

Vierfüßler schräg (42)

Erhöhter Liegestütz (46)

Rudern mit Untergriff und gebeugtem Knie (61)

Einarmiger Liegestützsprung (18)

BEWEGLICHKEIT UND ABWÄRMEN

6 POSEN NACH DEM TRAINING

Nutzen Sie die folgenden Beweglichkeitsübungen zum Abwärmen, um sich zu entspannen – nicht um einen Muskel extrem zu strecken und die Streckung möglichst lange zu halten. Wenn Muskeln warm sind, sind sie geschmeidiger. Nach einem Workout fühlen sie sich an wie geschmolzener Stein. Mit den folgenden Posen können Sie die Muskeln nach der Arbeit abkühlen und „härten", während sie noch gedehnt sind. ■ Wählen Sie zwei oder drei Posen zum Abwärmen aus und versuchen Sie, jede zwei bis drei Minuten durchzuhalten (oder „je nach Bedarf"). Übertreiben Sie nicht, wenn Ihnen eine Pose schwerfällt. Hören Sie auf Ihren Körper und denken Sie daran, dass Ihr Ziel die Entspannung ist, nicht langes Unbehagen.

KNIEN MIT FUSSSOHLEN OBEN

Hilft, die funktionelle Beweglichkeit des Sprunggelenks zurückzuerlangen und zu bewahren. ■ Entspannt den unteren Rücken und das Becken in neutraler Stellung.

Die Fersen zeigen nach oben, das Sprunggelenk erlaubt dem Schienbein, sich nach außen zu drehen.

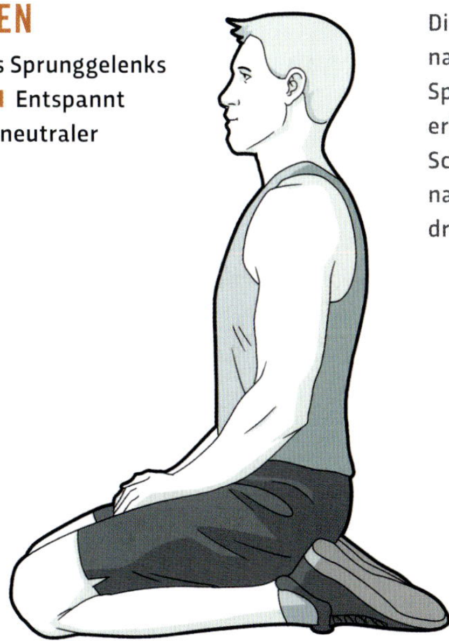

Wenn es den Sprunggelenken schwerfällt, das Körpergewicht allein zu tragen, können Sie sich nach vorne beugen, um einen Teil des Gewichts auf die Hände zu verlagern.

KNIEN MIT GEKRÜMMTEN ZEHEN

Dehnt die Plantaraponeurose und macht sie geschmeidiger; verbessert die Funktion des Fußes und des Fußgewölbes.

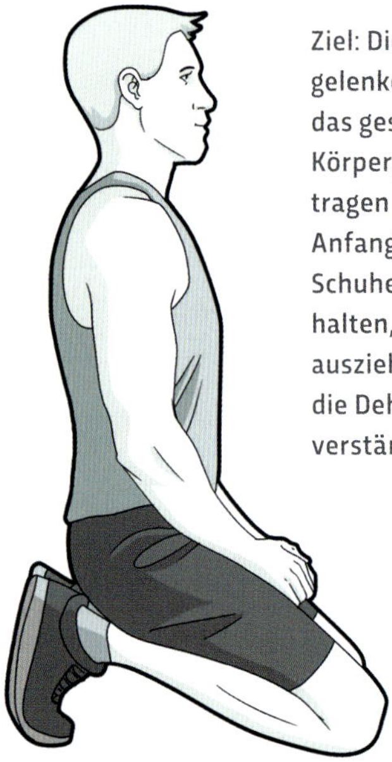

Ziel: Die Sprunggelenke sollten das gesamte Körpergewicht tragen können. Anfangs die Schuhe anbehalten, später ausziehen, um die Dehnung zu verstärken.

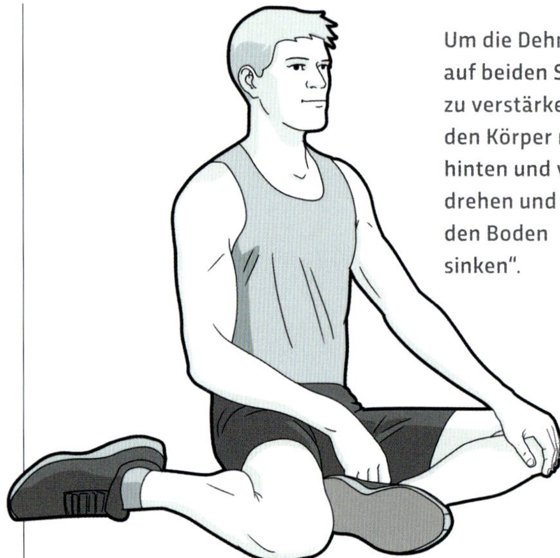

Um die Dehnung auf beiden Seiten zu verstärken, den Körper nach hinten und vorne drehen und „in den Boden sinken".

DAMENSATTEL

Hier drehen sich die Hüften innen und außen. Das sorgt für gesündere Bewegungsmuster und kann Beschwerden im unteren Rücken lindern. Wenn Sie so nicht bequem sitzen können, können Sie ein wenig Gewicht auf die Hände verlagern.

HALBE KNIEBEUGE

Die Hüften befinden sich hier in neutraler Position, weil der obere Teil des Beckens nach hinten geneigt ist. Dadurch werden die Hüftstrecker gedehnt und Sie bekommen die Beckenneigung mit der Zeit besser in den Griff. ■ Lassen Sie zu, dass das Schienbein sich nach außen dreht. Das fördert seine physiologische Bewegung nach vorne über den Fuß bei Übungen, die vom Sprunggelenk ausgehen.

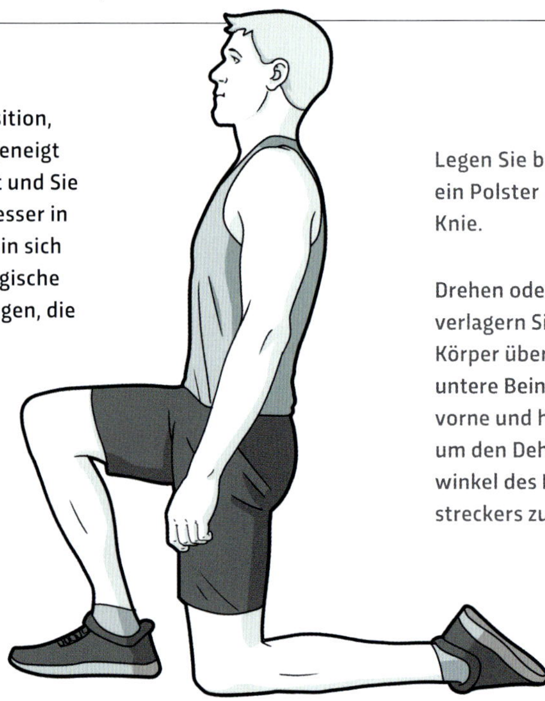

Legen Sie bei Bedarf ein Polster unters Knie.

Drehen oder verlagern Sie den Körper über das untere Bein nach vorne und hinten, um den Dehnungswinkel des Hüftstreckers zu ändern.

TIEFE KNIEBEUGE

Fördert die maximale Dehnung der Hüften und die physiologische Bewegung der Schienbeine nach vorne über den Fuß. Das Ziel sind parallele Füße, aber wenn das zu schwierig ist, dürfen Sie sie nach außen drehen, um stabiler zu sitzen. Nicht die Fußgewölbe absenken! ■ Für Fortgeschrittene: Richten Sie den Brustkorb stärker auf und legen Sie die Hände hinter den Kopf, um den mittleren Rücken noch mehr zu strecken.

Anfangs dürfen Sie sich irgendwo festhalten oder den Rücken an die Wand lehnen.

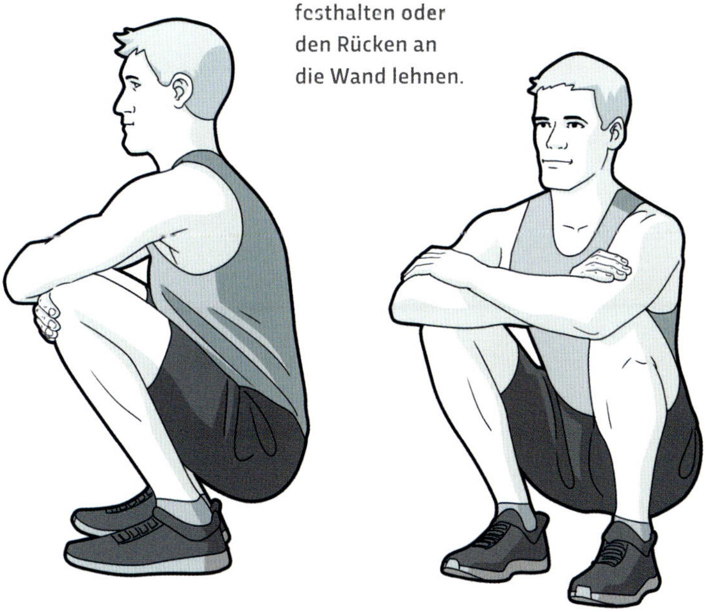

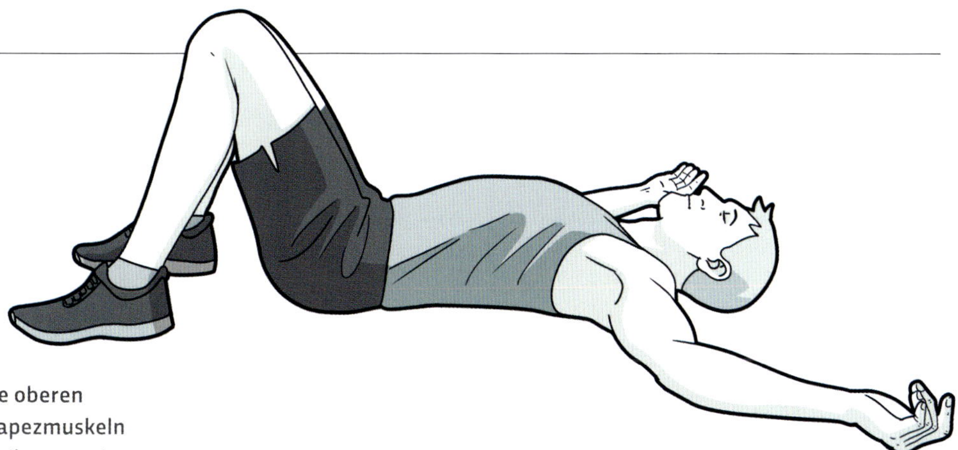

Die oberen Trapezmuskeln bleiben passiv.

Lassen Sie die Arme anfangs unten (näher an den Hüften) und führen Sie sie mit der Zeit immer höher.

DEHNUNG DER BRUSTMUSKELN IM LIEGEN

Sorgt für eine natürlichere Krümmung des mittleren Rückens und eine gute Schulterposition. ■ Dehnt verspannte Brustmuskeln und die Innenrotatoren der Arme und Schultern.

GLOSSAR

ABDUZIERT Bewegung von der Körpermittellinie weg.

ADDUZIERT Bewegung in Richtung Körpermittellinie.

BEWEGLICHKEIT oder FLEXIBILITÄT Der Bewegungsspielraum der Gelenke, wenn Sie passiv sind.

BEWEGUNGSSPIELRAUM Der Bewegungsumfang der Gelenke, wenn Sie aktiv sind.

BRUSTMUSKELN Die großen Muskeln, die den größten Teil der Brust bedecken und helfen, die Arme aneinander zu führen.

DELTAMUSKELN Große, dreieckige Muskeln, die die Schulter bedecken und beim Abduzieren, Beugen und Strecken des Arms helfen.

GESÄSSMUSKELN Eine Gruppe von drei Muskeln – Glutaeus maximus, medius und minimus –, aus denen die Pobacken bestehen. Sie helfen, die Hüften zu bewegen und zu stabilisieren.

GLYKOGEN Ein Einfachzucker, die gespeicherte Form der Kohlenhydrate, vom Körper als Energiequelle genutzt.

HÜFTEINSATZ Bewegungen mit Hüfteinsatz gehen von der Gelenkverbindung zwischen dem Oberschenkelknochen und dem Becken aus.

NEUTRAL Weder abduziert noch adduziert.

PLANTARAPONEUROSE Eine Sehnenplatte an der Unterseite des Fußes.

PRONATION Drehung der Fußsohlen nach außen, weg von der Körper-Mittellinie; oder Drehung der Handflächen zum Boden hin.

ROTATOREN Muskeln, die einen Körperteil drehen, zum Beispiel die mittlere oder obere Wirbelsäule. Die Muskeln der Körpermitte drehen den Rumpf.

SUPINATION Drehung der Fußsohlen nach innen, zur Körper-Mittellinie hin; oder Drehung der Handflächen nach oben.

QUELLEN

Behrens, M., A. Mau-Moeller, K. Mueller, S. Heise, M. Gube, N. Beuster, P. K. Herlyn et al. „Plyometric Training Improves Voluntary Activation and Strength during Isometric, Concentric, and Eccentric Contractions.“ Journal of Science and Medicine in Sport. 4. Februar 2015. DOI:10.1016/j.jsams.2015.01.011

Breslow, Rosalind A., Chiung M. Chen, Barry I. Graubard, Tova Jacobovitz und Ashima Kant. „Diets of Drinkers on Drinking and Nondrinking Days: NHANES 2003–2008.“ American Journal of Clinical Nutrition 97, Nr. 5 (Mai 2013), S. 1068–1075. DOI:10.3945/ajcn.112.050161

Guinness World Records. „Most Pull-Ups in One Minute.“ 15. Juni 2015. www.guinnessworldrecords.com/world-records/most-pull-ups-in-one-minute

Harper, Douglas. „Calisthenics.“ Online Etymology Dictionary. Abruf am 30. Oktober 2015. etymonline.com/index.php?allowed_in_frame=0&search=calisthenics&searchmode=none

International Olympic Committee. „Factsheet: The Olympic Games of Antiquity.“ Mai 2012. www.olympic.org/documents/reference_documents_factsheets/the_olympic_games_of_the_antiquity.pdf

Johansson, Scarlett. „The Skinny.“ Huffington Post. Zuletzt modifiziert am 25. Mai 2011. www.huffingtonpost.com/scarlett-johansson/theskinny_b_186233.html

MannyPacquiaoOfficial. „Manny Pacquiao Complete Ab Workout.“ YouTube. 7. April 2011. www.youtube.com/watch?v=0JN8Nque1Sc

Melina, Remy. „Man Sets Record for Most World Records.“ LiveScience. 13. Mai 2011. www.livescience.com/14160-holder-guinness-world-records.html

National Heart, Lung, and Blood Institute. „Larger Portion Sizes Contribute to U.S. Obesity Problem.“ National Institutes of Health. Zuletzt modifizert am 13. Februar 2013. www.nhlbi.nih.gov/health/educational/wecan/news-events/matte1.htm

Rodriguez-Rosell, D., F. Franco Marquez, F. Pareja-Blanco, R. Mora-Custodio, J. M. Yanez-Garcia, J. M. Gonzalez-Suarez und J. J. Gonzalez-Badillo. „Effects of 6-Weeks Resistance Training Combined with Plyometric and Speed Exercises on Physical Performance of Pre-peak Height Velocity Soccer Players." International Journal of Sports Physiology and Performance. 27. Juli 2015. www.ncbi.nlm.nih.gov/pubmed/26218231

Seidenberg, Casey. „Fermented Foods Bubble with Healthful Benefits." Washington Post. 19. November 2012. www.washingtonpost.com/blogs/on-parenting/post/fermented-foods-bubble-with-healthful-benefits/2012/11/19/db70ea76-329b-11e2-9cfa-e41bac906cc9_blog.html

Smith, Dave. „13 Legit Reasons to Start Bodyweight Training Today." Greatist.com. 12. August 2015. greatist.com/fitness/start-bodyweight-training

Thapoung, Kenny. „Cobie Smulders' 10 Smartest Quotes About Fit Living." Women's Health. 26. März 2014. www.womenshealthmag.com/fitness/cobie-smulders-fitness-tips

The Tallest Man. „Angus MacAskill—7 feet 9 inches (236.2 cm)." Aufruf am 8. Dezember 2015. www.thetallestman.com/angusmacaskill.htm

Thompson, Walter R. „Worldwide Survey of Fitness Trends for 2015: What's Driving the Market." ACSM's Health & Fitness Journal 18, Nr. 6 (November/Dezember 2014), S. 8–17. journals.lww.com/acsm-healthfitness/fulltext/2014/11000/worldwide_survey_of_fitness_trends_for_2015_.5.aspx

University of Maryland Medical Center. „Low Back Pain." Zuletzt modifiziert am 20. Januar 2012. umm.edu/health/medical/altmed/condition/low-back-pain

Van Luling, Todd. „‚American Ninja Warrior' Winner Challenges Show to Make Course Harder Next Time." Huffington Post. Zuletzt modifiziert am 18. September 2015. www.huffingtonpost.com/entry/american-ninja-warrior-winner_55fb0dd6e4b0fde8b0cd6d6c

VERZEICHNIS DER ÜBUNGEN

R

S

T

V

W

Z

INDEX

DANKSAGUNGEN

Ich danke allen meinen Klienten in all diesen Jahren. Sie waren stets eine Quelle der Freundschaft und Inspiration, sowohl mit ihren Leistungen beim Training als auch im Leben.
Ihre unterschiedlichen Bewegungseinschränkungen, Verletzungen und Fragen haben mich motiviert, ständig dazuzulernen, und das hat meine berufliche Entwicklung in Richtungen gelenkt, die ich mir selbst nicht besser hätte aussuchen können.

Die Lektoren und Grafiker bei Callisto Media waren äußerst professionell, und es war mir eine Freude, mit ihnen zusammenzuarbeiten. Ich danke euch dafür, dass ihr mir die Chance gegeben habt, dieses Buch zu realisieren.

Adam Schersten

ÜBER DIE AUTOREN

ADAM SCHERSTEN ist ein staatlich geprüfter Personal Trainer und im Fitness-Club Equinox Printing House in Manhattan zählt er zu den Top-Trainern. Er ist Experte für Eigengewichttraining und funktionelle Bewegung sowie Mitgründer von First Move Wellness, einer Wellness-Beratungsfirma, die ihren Kunden gesunde Bewegungsmuster beibringt, um alltäglichen Schmerzen und Verletzungen vorzubeugen. Mehr erfahren Sie unter: firstmovewellness.com

CHRIS KLIMEK ist ein Autor und lebt in Washington. Arbeiten von ihm erscheinen regelmäßig im *Washington City Paper*, in der *Washington Post* und auf der NPR-Website. Nebenberuflich trainiert er Boxer.